Homayun Gharavi-Nouri

Ambulanz live

D1723454

„… workin' hard and havin' fun!"
Zitat zur Umschreibung der Arbeit in der Klinik
(die Ambulanz kochte zu dem Zeitpunkt)

Dr. Eric Heiden, MD
5facher Goldmedallist im Eisschnelllauf,
XIII. Olympische Spiele 1980 in Lake Placid,
jetzt Oberarzt im Department for Orthopaedic Surgery,
Sportsmedicine, UCD Medical Center, Sacramento, USA.

Homayun Gharavi-Nouri

AMBULANZ live

98 neue Patienten und ich

1. Auflage

URBAN & FISCHER

Zuschriften und Kritik an:
Elsevier GmbH, Urban & Fischer Verlag, Lektorat Medizinstudium,
z. Hd. Nathalie Blanck, Karlstraße 45, 80333 München

Wichtiger Hinweis für den Benutzer:
Die Erkenntnisse in der Medizin unterliegen laufendem Wandel durch Forschung und klinische Erfahrungen. Herausgeber und Autoren dieses Werkes haben große Sorgfalt darauf verwendet, dass die in diesem Werk gemachten Angaben zu Therapie (insbesondere hinsichtlich Indikation, Dosierung und unerwünschten Wirkungen), Diagnostik und Verfahrensweise dem derzeitigen Wissensstand und Standard entsprechen. Das verleiht dem Buch keineswegs die Position eines Standardwerkes und entbindet den Nutzer dieses Werkes nicht von der Verpflichtung, anhand der Beipackzettel zu verschreibender Präparate zu überprüfen, ob die dort gemachten Angaben von denen in diesem Buch abweichen und seine Verordnung in eigener Verantwortung zu treffen. Dieses Buch ist keine Therapieanleitung, sondern soll dem Leser lediglich zur Schulung eines Denkmusters verhelfen. Wie allgemein üblich wurden Warenzeichen bzw. Namen (z.B. bei Pharmapräparaten) nicht besonders gekennzeichnet.

Bibliografische Information Der Deutschen Bibliothek
Die Deutsche Bibliothek verzeichnet diese Publikation in der Deutschen Nationalbibliografie; detaillierte bibliografische Daten sind im Internet über http://dnb.ddb.de abrufbar.

Programmleitung: Dr. med. Dorothea Hennessen
Teamleitung Klinik: Nathalie Blanck
Redaktion: Dr. Daniela Kandels, Nathalie Blanck
Herstellung: Dietmar Radünz, Kadja Gericke
Satz: Kadja Gericke, Arnstorf
Druck und Bindung: Krips b.v., Meppel, Niederlande
Umschlaggestaltung: SpieszDesign, Neu-Ulm
Umschlagbild: Rippenspreizer, Daniel Lüdeling, Essen

ISBN 3-437-43540-X

Aktuelle Informationen finden Sie im Internet unter **www.elsevier.de**

Vorwort

Liebe Leserin, lieber Leser!

In der Hand hältst Du den zweiten Streich aus der Serie „Ambulanz live". Der erste Band, den Du Dir vielleicht schon im vergangenen Semester angetan hast, hatte ja schon vor seinem Erscheinen eine Vorlesungstour entstehen lassen, die mich in zwei Monaten durch über 20 Unikliniken wandern ließ.

Im Verlauf der Tour habe ich sehr viel positive Resonanz zum ersten Band entgegennehmen können. Gerade der von uns anfangs mit zwiespältig betrachtete, umgangssprachliche Ton des Buches hat sich bei Euch als der „Hauptvorteil" des Werkes herausgestellt. Dies freut mich ganz besonders, da – und jeder, der mich bzw. meine Vorlesungen kennt, wird dies nachvollziehen können – ich ohne den natürlichen Ton nicht einmal halb so viel Spaß beim Schreiben hätte. Ferner habt Ihr es letztendlich mit Eurem Interesse ermöglicht, dass hoffentlich auch andere Autoren und Verlage den lockeren Stil als effektivere Lernhilfe erkennen und sich im angemessenen Rahmen für Euch geschmeidig machen.

In diesem Sinne möchte ich mich bei allen Beteiligten im Verlag, bei meiner Lektorin Nathalie Blanck, die damals dieses Projekt ins Boot geholt hat, bei allen Besuchern der Vorlesungstour 2004, bei all den Studentinnen und Studenten, die sich gemaildet haben, um an den nächsten Bänden mitzuwirken, aber ganz besonders jetzt bei Dir für dein Interesse an diesem Buch bedanken.

Ich bin sicher, dass Dir die folgenden Fälle als Gerüst dienen werden, in das Du dein Wissen füllen kannst, um es langfristig abzuspeichern.

Regensburg, im August 2004   Dr. Homayun Gharavi

P.S.: Hinten im Buch findest Du eine interaktive CD-ROM, auf der ich Dir die Kunst des Tapings bei Sportlern näherbringen möchte ... in dieser Ausgabe: das Sprunggelenks-Tape.

Danksagung

Kein Buch entsteht ohne Hilfe.

Ein fettes Dankeschön gilt den Studentinnen und Studenten, die schon in der Entstehungsphase dieses Buches Interesse für die Thematik gezeigt haben und durch Ihre schriftlichen Beiträge diesem Werk – in nicht unerheblichem Maße – eine natürliche Note verliehen haben. In alphabetischer Ordnung:

▶ Christoph Czernys, Frankfurt/Main.
▶ Urs Fritschi, Regensburg.
▶ Thomas Göttlicher, Regensburg.
▶ Anja Grethlein, München.
▶ Julia Anna Knöchel, Bochum.
▶ Martin Märkl, München.
▶ Mike Nolte, Göttingen.
▶ Hendrik Rüddel, Bochum.
▶ Stephen Schiele, Göttingen.
▶ Thomas Shiozawa, Bonn.
▶ Sina Kristin Schmidt, Witten-Herdecke.
▶ Tina Schweickert, München.
▶ Niels Wolter, Bochum.

Eine Sonderstellung nimmt der Dank an die Kollegin Dr. Daniela Kandels ein, die in unzähligen Tages- und Nachtstunden am Text und insbesondere an der Rahmenhandlung gehämmert und gemeißelt hat. Dank auch an Deine geduldige Familie!

Editorial

Ein besonderer Dank gilt den Kolleginnen und Kollegen, die die jeweiligen Fälle aus ihrem Fachgebiet rein inhaltlich editiert haben. Für die hier erschienene Endfassung der Fälle übernehmen die gelisteten Kolleginnen und Kollegen keine Verantwortung. In alphabetischer Ordnung:

Dr. med. A. Arzt, Regensburg
T. Bals, Hannover
Dres. med. A. und A. Beham, Regensburg
Dr. med. Chr. Bodlaj, Deggendorf
Dr. med. R. Bodlaj, Regensburg
Dr. med. G. Bonnländer, Regensburg
Dr. med. N. Borisch, Regensburg
R. Bücherl, Weiden
Dr. med. R. Dieckmann, Regensburg
Dr. med. F. Diesner, Essen
Dr. med. S. Farkas, Regensburg
Dr. med. T. Filbeck, Regensburg
Dr. med. U. Glöckel, Bamberg
Dr. med. M. Goeckenjahn, Berlin
Dr. med. D. Griese, Regensburg
Dr. med. W. Hartung, Bad Abbach
Dr. med. L. Hutzel, Regensburg
Dr. med. G. Ickenstein, Regensburg
Dr. med. W. Jakob, Regensburg
Dr. med. T. Kalteis, Regensburg
PD Dr. med. C. Keyl, Regensburg
Dr. med. M. Kieninger, Regensburg
Dr. V. Kirchlechner, Wien
Dr. med. M. Köhler, Regensburg
Dr. med. V. Köhler, Regensburg

Dr. med. J. Koppenberg, Regensburg
Dr. med. S. Kost, Passau
Dr. med. A. Leven, Witten
Dr. T. Lœve, Oslo
Prof. Dr. med.T. Loew, Regensburg
Dr. med. S. Manns, Heidelberg
Dr. med. Chr. Mathes, Siegburg
Dr. Dr. W. Maurer, Wien
Chr. Mayer, Regensburg
Dr. med. A. Mietens, Regensburg
Dr. med. L. Nellessen, Kassel
Dr. med. S. Ostermann, Hamburg-Eppendorf
Dr. med. H. Paulus, Regensburg
Dr. med. M. Pihusch, Regensburg
Dr. med. A. Plentz, Regensburg
Dr. A. Rømcke, Oslo
Dr. med. G. Schoenecker, Regensburg
Dr. med. A. Schreyer, Regensburg
S. Schroll, Regensburg
K. Schubert, Siegburg
Dr. med. U. Thalmaier, Regensburg
Chr. Thumann, Regensburg
Dr. med. W. Ullrich, Regensburg
Dr. med. K. Wild, Regensburg
Dr. med. K. Wonneberger, Regensburg

Inhaltsübersicht nach Tagen

Inhaltsverzeichnis nach Diagnosen

Abkürzungsverzeichnis

γ-GT	γ-Glutamyltransferase
a.p.	anterior-posteriorer (Strahlengang)
ACh	Acetylcholin
AFP	α-Fetoprotein
ALP	alkalische Leukozytenphosphatase
ALT	Alanin-Aminotransferase (= GPT)
ASL	Antistreptolysin-Titer
ASR	Achillessehnenreflex
AST	Aspartat-Aminotransferase (= GOT)
AVK	arterielle Verschlusskrankheit
BB	Blutbild
BGA	Blutgasanalyse
BKS	Blutkörperchensenkungsgeschindigkeit, auch BSG abgekürzt
BSG	Blutsenkung (oder ganz ausführlich: Blutkörperchensenkungsgeschwindigkeit), Syn. BKS
CCT	kraniales Computertomogramm/-tomographie
CMV	Zytomegalievirus
CT	Computertomogramm/-tomographie
CTG	Kardiotokogramm
CTS	Karpaltunnelsyndrom
DIC	disseminierte intravasale Koagulation
DIP	distales Interphalangealgelenk
EBV	Epstein-Barr-Virus
EEG	Elektroenzephalogramm
EHEC	enterohämorrhagische E. coli
EIEC	enteroinvasive E. coli
EKG	Elektrokardiogramm
EMG	Elektromyogramm
EPEC	enteropathogene E. coli
ERCP	endoskopische retrograde Cholangiopankreatikographie
ETEC	enterotoxische E. coli
EU	Extrauteringravidität
FTA-Abs-Test	Fluoreszenz-Treponemen-Antikörper-Absorptions-Test
FTA-Test	Fluoreszenz-Treponemen-Antikörper-Test
GOT	Glutamat-oxalacetat-Transaminase (= AST)
GPT	Glutamat-pyruvat-Transaminase (= ALT)
H.p.	Helicobacter pylori
Hb	Hämoglobin

HCG	humanes Choriongonadotropin
HCl	Salzsäure
Hkt	Hämatokrit
HUS	hämolytisch-urämisches Syndrom
IF	Intrinsic factor
ISG	Ileosakralgelenk
KHK	koronare Herzkrankheit
KTS	Karpaltunnelsyndrom
LDH	Laktat-Dehydrogenase
LOQ	linker oberer Quadrant
LP	Liquorpunktion
LuFu	Lungenfunktionsuntersuchung
LUQ	linker unterer Quadrant
LV	linksventrikulär
MCHC	mittlerer zellulärer Hämoglobingehalt
MCV	mittleres zelluläres Volumen
MEG	Magnetenzephalographie
MESAM	Gerät, das kontinuierlich Schnarchgeräusche, Herzfrequenz, O_2-Sättigung und die Lage des Patienten während des Schlafs aufzeichnet
MRT	Magnetresonanztomographe, Kernspin
MS	Multiple Sklerose
NSAID	Non-Steroidal Anti-Inflammatory Drug (= NSAR = ASS, Ibuprofen, Diclofenac, etc.)
NLG	Nervenleitgeschwindigkeit
NNM	Nebennierenmark
NNR	Nebennierenrinde
NSAR	nicht-steroidale Antirheumatika
P	Puls
PCR	Polymerase Chain Reaction
PEEP	positiver endexspiratorischer Druck
PET	Positronenemissionstomographie
PSK	Polysaccharidkapsel
PSR	Patellarsehnenreflex
PT	Prothrombinzeit (= Quickwert)
PTCA	perkutane transluminale Koronarangioplastie
PTT	partielle Thromboplastinzeit
RA	rheumatoide Arthritis
RCA	Ramus communicans anterior
Rö	Röntgen
ROQ	rechter oberer Quadrant

RR	Blutdruck
RSV	respiratory syncytial virus
rtPA	rekombinanter Gewebeplasminogenaktivator
RTW	Rettungswagen
RUQ	rechter unterer Quadrant
SEP	somatosensorisch evozierte Potenziale (syn. somato-sensibel evozierte Potenziale)
SHF	Schenkelhalsfraktur
SHT	Schädel-Hirn-Trauma
SSRI	Serotonin-Wiederaufnahmehemmer
SSW	Schwangerschaftswoche
STD	sexually transmitted disease, Geschlechtskrankheit
Szinti	Szintigramm/Szintigraphie
TCA	trizyklische Antidepressiva
TEE	transösophageales Echo
TEP	totale Endoprothese
TPH(A)-Test	Treponema-pallidum-Hämagglutinationstest
TRALI	transfusionsinduziertes Lungenversagen
VC	Vitalkapazität
VDRL-Test	veneral disease research laboratory test
VEP	visuell evozierte Potenziale
ZVD	zentraler Venendruck
ZVK	Zentralvenenkatheter

Montagmorgen! Noch reichlich übernächtigt (bin erst vor ein paar Stunden mit dem letzten Zug vom Wochenendtrip zurückgekommen) und etwas Muskelkater-geschunden, trabe ich zum Dienst. Klasse war's, nur leider ein bisschen kurz. Na, was soll's, jetzt wird erst mal wieder ein Weilchen geheilt ...

In der Ambulanz ist das gesamte Team schon vollzählig versammelt: die Schwestern Uschi, Irmgard, unsere geschätzte PJlerin Mahatma, mein Mit-AiP August und Robert, der Dienstälteste in der Runde, sind noch allesamt beim Kaffeetrinken. Lasst mir auch noch'n Schluck! Sie stehen alle um Paul, den Assi, der endlich aus seinem Urlaub zurück ist und gerade Fotos herumzeigt.

Aber das Kaffeekränzchen ist schon in Auflösung begriffen – nach und nach trollen sich alle an die Arbeit. Was Dringendes (in diesem Sanitäterkrimi von diesem Österreicher Wolf Haas nannten sie es immer „notfallmäßig unterwegs", war nicht schlecht, der Schinken ...) liegt nicht an. Also schlürfe ich mein Tässchen erst mal in Ruhe leer, wer weiß, was einen noch erwartet. Dabei werfe ich schon mal einen Blick in die erste Akte:

Patientin 1

Eine 32-jährige Frau aus Weißrussland klagt über ausgeprägte Beschwerden während ihrer Regel, welche über die Jahre immer schlimmer geworden sind.

RR 110/75, P 76, Temp. 36,8 °C.

DD-Vorüberlegungen

Da scheint mich wohl was Gynäkologisches zu erwarten. Was gäb's denn da:

Eine **Endometriose** könnte passen. Dabei werden die Symptome

1

durch endometriales Gewebe verursacht, das an Orten auftaucht, wo es nicht hingehört, angefangen von den Adnexen über das Peritoneum bis zum Darm. Auch außerhalb des Uterus ist das Gewebe natürlich dem Hormonzyklus unterworfen, das heißt, die Schleimhaut baut sich zyklisch auf und blutet dann auch wieder ab. Wichtiger ist jedoch das invasive Wachstum dieser Gewebsinseln. Dadurch sind die Symptome, wie Dysmenorrhö mit starken Menstruationsschmerzen, Schmerzen bei der Defäkation und beim Wasserlassen, erklärbar. Hat man den Herd per Laparoskopie, Zystoskopie oder auch Rektoskopie entdeckt, gehört es zum guten Ton, ihn zu biopsieren (um eine definitive Diagnose zu bekommen) und dann komplett „wegzubrennen".

Eine ebenfalls nicht ganz seltene Alternative wäre ein **Leiomyoma uteri,** ein Tumor der glatten Muskelfasern im Uterus – deshalb nennt man ihn auch einfach **Uterusmyom.** Das ist der häufigste Tumor des Uterus überhaupt, und er entartet glücklicherweise nur extrem selten maligne. Rund 30 % aller Frauen haben Myome, von denen wiederum machen sich nur ca. 30 % durch Symptome wie Schmerzen bei der Regel oder beim Sex bzw. verlängerte und verstärkte Blutung bemerkbar.

Denkbar wäre auch eine so genannte **Adenomyose.** Hierbei kommt es zu diffusen oder umschriebenen Ansammlungen endometrialer Drüsen an einem ihnen nicht zugedachten Ort, nämlich dem Myometrium. Dieses reagiert mit Hypertrophie (= Uterusvergrößerung) und legt als kleine Zugabe die Dysmenorrhöen gratis obendrauf. Therapeutisch ist man mit der Hysterektomie auf der sicheren Seite – allerdings für eine 32-Jährige sicher nicht die erste Wahl ... Die Adenomyosis uteri stellt sich meist durch die typische Klinik und einen deutlich vergrößerten Uterus mit etwas verändertem Schallmuster dar, lässt sich aber letzendlich nur durch den Pathologen nachweisen.

Anamnese & Befund

Im Untersuchungszimmer klagt mir die Frau in mittelschlechtem Deutsch ihr Leid. Mittlerweile habe sie fast ständig Schmerzen, allerdings unterschiedlich stark. Etwas verschämt fügt sie hinzu, dass auch der Geschlechtsverkehr für sie überaus schmerzhaft sei. Dabei wünsche sie sich so sehr ein Baby, aber trotz wiederholter Versuche will es einfach nicht klappen. Bei der körperlichen Untersuchung ist auf der Bauchdecke im linken unteren Quadranten eine etwa daumennagelgroße indolente Erhebung sicht-

und tastbar (Endometriosis extragenitalis?). Mensch, was ist denn das? Ein Befund in der Bauchdecke ist nur dann erklärbar, wenn die Frau schon mal laparoskopiert wurde. Dann ist es ein durch den Trokareinstich verschleppter Herd. Sonst ist es so unwahrscheinlich wie den Milliarden-Euro-Jackpot zu knacken.

Bei der bimanuellen Untersuchung lassen sich retrozervikal mehrere Knoten entlang des sakrouterinen Ligamentes tasten. Der Uterus ist in Retroflexion fixiert.

Von dem Knötchen auf der Bauchdecke hätte ich gerne eine Biopsie, vorher aber noch eine Sono von Bauch und Becken.

Dann sollte man schleunigst eine diagnostische und auch gleichzeitig therapeutische Laparoskopie planen. Das ist der einzige Weg, der Frau zu helfen! Bei Verdacht auf eine extragenitale Endometriose hätte ich außerdem gerne noch einen Rö.-Thorax zum Ausschluss von weiteren extragenitalen Herden in der Lunge. Das ist zwar super selten, aber bei dieser Frau müssen wir uns darauf einstellen, Endometrium-Gewebe überall zu finden.

Untersuchung & Ergebnisse

Der Röntgen-Thorax ist frei. In der Vaginalsonographie zeigt sich auch eine Veränderung des Ovars, das eine Ovar ist auffallend groß und weist eine 6–7 cm große Zyste mit homogenem Inhalt auf. Die Zyste ist glatt begrenzt und für den Ultraschaller eigentlich klar als „Schokoladenzyste" bei Endometriose zu erkennen. So steht schon vor der Laparoskopie die Diagnose. Auf die Hautbiopsie kann man nun eigentlich verzichten, der Herd sollte besser bei der Operation in Narkose mit exzidiert werden. Die Histologie des Hautknötchens präsentiert Endometrialgewebe. Die Laparoskopie bestätigt dann endgültig den Verdacht der Endometriose: Man findet lauter rotbraune „Häufchenimplantate", welche im Douglas-Raum, über den Ovarien (Schokoladenzyste), entlang der Tuben, des Ligamentum latum uteri und des Sakrouterinligamentes Adhäsionen verursachen. Die Laparoskopie dauert Stunden und manchmal kann man froh sein, in der Aufnahme zu arbeiten ...

Diagnose

Therapie & Komplikationen

Noch in der laparoskopischen Sitzung werden mit Laserkoagulation und einfacher chirurgischer Abtragung so weit es geht die Endometrioseherde entfernt und die Verklebungen gelöst. Abhängig vom Kinderwunsch der Frau ist die Behandlung auszuwählen. Prinzipiell hat sie die besten Chancen, gleich im Anschluss nach der Operation (mit Adhäsiolyse insbesondere der Tuben) schwanger zu werden. Insgesamt stehen die Aussichten der Patientin auf eine Schwangerschaft jedoch trotzdem noch reichlich mies.

Würden die Beschwerden nach Laparoskopie wieder auftreten oder hätte die Frau aktuell keinen Kinderwunsch, dann könnte man medikamentös versuchen, die Proliferation des Endometrialgewebes zu unterbinden. Im Einzelnen heißt das, dass man mit einer Gestagen-betonten Pille oder Gestagen-Dauertherapie die Beschwerden zu senken versucht. Ansonsten bleibt die Therapie mit GnRH-Analoga.

Weitere Infos

Laut Statistik entwickelt fast jede zehnte Frau eine Endometriose. Häufig ist der Befall beidseits und diffus. Es kommt manchmal sogar zur Hämaturie bzw. Blutstuhl (Hämatochezie), weil die Rektal- und/oder Blasenwand so stark befallen sind. Viele Ursachen macht man für diesen Zustand verantwortlich: Wie immer spielen auch die Gene eine Rolle; wenn man die betroffenen Frauen fragt, geben viele an, dass Mutter und Schwestern auch die gleiche Symptomatik haben. Möglich ist, dass während der Periodenblutung Endometriumsgewebe retrograd bis ins Peritoneum versprengt wird.

Wie bei der unglücklichen Frau ist die Kombination von Kinderwunsch und Endometriose nicht selten. Fast 50% aller ungewollt kinderlosen Frauen haben Endometriose und fast 50% der Frauen mit Endometriose sind ungewollt kinderlos. Das ist in den meisten Fällen auf einen Befall der Tuben mit Verwachsungen und Verklebungen des Fimbrientrichters zurückzuführen. Daher haben diese Frauen nach Tubenchirurgie mit Öffnung und Vernähung des Fimbrientrichters nach außen bessere Chancen, schwanger zu werden – aber auch ein höheres Risiko einer Eilei-

---

Diagnose Patientin 1: Ausgeprägte Endometriose extragenitalis mit Befall der Ovarien, der Tuben, des Douglas-Raums und einem Hautherd. Nach WHO-Klassifikation entspricht das einer Endometriose im Stadium IV.

terschwangerschaft. Nach einer Schwangerschaft verschwindet die Endometriose übrigens nicht selten völlig.

Der Nächste, bitte! Voller Tatendrang schnappe ich mir gleich die nächste Patientenkarte und husche ins nächste Untersuchungszimmer. Dort sitzt mir ein reichlich stämmiger 42-Jähriger gegenüber, der irgendwie noch so was Milchbübchenhaftes an sich hat ... weiß nicht, wie ich das beschreiben soll.

Patient 2

Anamnese & Befund

Was ihn reichlich besorgt in die Notaufnahme treibt, ist die Tatsache, dass er seit ungefähr zwei Stunden alles doppelt sieht. Beim Trinken verschlucke er sich laufend und inzwischen würden auch die Arme irgendwie immer schlapper und schwächer. Ein bisschen schwierig, den Mann zu verstehen – er ist stockheiser. Das hätte sich aber auch erst seit dem Frühstück so entwickelt, sagt er.

Mmmh, mysteriös. Erst mal Blutdruck messen, dabei heimlich überlegen, ein bewährtes Verfahren!

RR sitzend 110/70, RR stehend 90/60, P 96, Temp. 37,0 °C.

DD-Vorüberlegungen

Die Diplopie (zu deutsch: das Doppeltsehen) ist ein ganz häufiges Erstsymptom der **Multiplen Sklerose.** Mit schubförmigem und meist langsamem Verlauf tritt diese Krankheit bevorzugt zwischen dem 20. und 40. Lebensjahr auf und befällt fast doppelt so viele Frauen wie Männer. Aus bislang nicht geklärten Gründen (heiß gehandelt wird zurzeit eine Infektion mit Epstein-Barr-Virus) werden dabei die Markscheiden der Nervenzellen zersetzt; das Gewebe sklerosiert. Dadurch ist die Informationsweiterleitung in den betroffenen Nerven gestört. Da verschiedenste Nerven befallen sein können, kann die Symptomatik sehr unterschiedlich ausfallen: Hirnnervensymptome (oft ist zuerst der N. opticus betroffen), Kleinhirnbefall, spastische Paresen, Pyramidenbahn-Symptome, vegetative Störungen (Blase). Nach einem Schub bilden sich die meisten Symptome oft wieder zurück. Tödlich ist die MS nur selten, einige landen früher oder später im Rollstuhl.

Diagnostisch wegweisend sind neben dem klinischen Bild (z.B. mehrmals auftretende Sensibilitätsstörung) und dem meist schubförmigen Verlauf die Liquordiagnostik und neurophysiologische Untersuchungen (visuell evozierte Potenziale) sowie ein pathologischer MRT-Befund.

Beim **Guillain-Barré-Syndrom** handelt es sich um eine Entzündung der Spinalwurzeln, Spinalganglien und peripheren Nerven, bei denen wahrscheinlich Viren oder Bakterien ihre Finger im Spiel haben. Auch hier werden die Markscheiden der Nerven zerstört, was sich als Polyradikulitis äußert. Es gibt da eine Sonderform der Radikulitis, das sog. **Miller-Fisher-Syndrom,** das sich am häufigsten als Erstes mit Diplopie manifestiert. Ansonsten bemerken die Patienten zunächst schlaffe Lähmungen an den Beinen, zusammen mit Reflexabschwächung, Schmerzen, Parästhesien und Sensibilitätsstörungen, die sich schon nach kurzer Zeit bis hin zur Tetraplegie verschlechtern. Infolge der Lähmung atrophieren im weiteren Verlauf die betroffenen Muskelgruppen. Liquoruntersuchung, Elektroneurographie und Biopsie sichern die Diagnose.

Autoimmunantikörpern verdanken Patienten mit **Myasthenia gravis** ihre Beschwerden. Die blockieren nämlich die Acetylcholinrezeptoren der motorischen Endplatten an der Muskulatur. Ein böses Eigentor, denn dadurch sind die Muskeln weniger leistungsfähig und ermüden schneller, was zu gefährlichen Schluck- und Atemlähmungen führen kann. Hat man die Krankheit durch Nachweis der Antikörper im Blut oder durch ein Stimulations-Elektromyogramm diagnostiziert, kann man sie mit Cholinesterasehemmern, Immunsuppressiva, Immunglobulinen oder durch das chirurgische Entfernen der Thymusdrüse behandeln – dort findet man nämlich häufig eine Hyperplasie oder ein Thymom, das fleißig für Antikörpernachschub sorgt.

Wenn die Beschwerden nicht so plötzlich eingesetzt hätten, könnte man auch an eine **faszioscapulohumerale Dystrophie** denken. Die FSHD ist eine autosomal dominant vererbte Muskelerkrankung. Wie der Name schon verrät, verursacht die Krankheit eine Muskelschwäche im Gesicht, im Schultergürtel und an den Oberarmen. Betroffene berichten, z.B. niemals pfeifen zu können. Aber das ist meistens nicht ihr Hauptproblem. Schwierigkeiten haben sie bei Arbeiten über dem Kopf: Haarekämmen, beispielsweise, oder Wäscheaufhängen. Nur bei etwa 10 bis 30% der Betroffenen manifestiert sich die Krankheit bereits im Kindesalter, die übrigen werden so mit 20, 30 Jahren symptomatisch; von da an geht's bergab: Der Verlauf ist progredient. Zweifelsfrei nachweisen kann man die Erkrankung per DNA-Untersuchung und Muskelbiopsie.

Dass sich die Beschwerden des Mannes so akut entwickelt haben, könnte aber auch für was ganz Fieses sprechen: **Botulismus,** eine meldepflichtige bakterielle Lebensmittelvergiftung, die durch das anaerobe Clostridium botulinum hervorgerufen wird. In Fleisch- oder Gemüsekonserven findet das anaerobe Bakterium exzellente Wachstumsbedingungen und gibt sich dann seinem liebsten Hobby hin: der Toxinproduktion. Botulinumtoxin ist ein äußerst gefährliches Nervengift, das lähmend wirkt. Ist übrigens gerade ziemlich hipp, sich das Zeug in die Stirnmuskeln spritzen zu lassen, ein gelähmter Muskel macht nämlich keine Falten – na, wer's braucht … Nicht so spaßig ist es, wenn das Toxin den Körper systemisch überschwemmt: Übelkeit, Erbrechen, Schluckstörungen und zentralnervöse Störungen sind erst der Anfang. Über Tage schreiten die Lähmungen von kopfwärts zu den Füßen immer weiter fort. Unbehandelt endet das Ganze nach ca. einer Woche mit Atemlähmung. Bei dem leisesten Verdacht heißt es handeln: Schließlich können ja von den verdorbenen Sachen auch noch andere gegessen haben, zum Beispiel wenn es sich um Konserven in einem Supermarkt handelt. Also: Kontaktaufnahme mit einem Vergiftungszentrum, Meldung ans Gesundheitsamt. Der Nachweis des Giftes im Blut dauert ein paar Tage. Steht die Diagnose klinisch, kann man Antitoxin (Gegengift) geben. Sind die Nerven aber schon voll damit, hilft es nichts mehr, dann muss der Patient manchmal über Wochen beatmet werden, bis es wieder besser wird!

Anamnese & Befund – Fortsetzung

Der Mann ist Junggeselle und lebt noch bei Muttern, die auch für ihn kocht. Scheint eine von der rationelleren Sorte zu sein, denn sie fabriziert bevorzugt große Portionen auf Vorrat. In tellerfertigen Portiönchen eingemacht, kann Sohnemann sich das Zeug dann zu Gemüte führen, wenn ihn der Appetit überkommt. Gestern Abend stand Chili con Carne auf dem mit Liebe zubereiteten Konservenmenü. Seit den frühen Morgenstunden hat er nun Bauchschmerzen. Die Darmgeräusche sind herabgesetzt. Neurologisch fallen erweiterte Pupillen mit träger Reaktion auf Licht sowie verlangsamte und abgeschwächte extraokuläre Muskelaktivität auf. Die Muskeleigenreflexe an den Armen sind stark abgeschwächt, während sie sich an den Beinen gut auslösen lassen. Über Ort und Zeit und so ist er voll orientiert.

Die deszendierende Paralyse ohne Fieber lenkt den Verdacht stark auf Botulismus. Deshalb muss – im Hinblick auf eine drohende Atemlähmung – die Funktion der Zwerchfellmuskulatur per LuFu abgeklärt werden. Neben Blut für's Labor sollte deshalb auch noch ein Röhrchen an die Mikrobio zur Toxinbestimmung gehen. Dann lass ich ihn vorsichtshalber mal auf die Intensivstation zur Überwachung fahren. Man weiß nie, wie schnell so etwas umschlägt und der Companiero beatmungspflichtig wird. Von dort kann dann die weitere Diagnostik, wie Physostigmin-Test, CT Thorax, Muskelreizleitungsgeschwindigkeit etc., laufen.

Untersuchung & Ergebnisse

Bei eingangs noch normaler LuFu und unauffälliger Vitalkapazität ist der Patient tatsächlich intubationspflichtig geworden. MS, Myasthenie und die übrigen DDs haben sich nicht bestätigt. Die Mikrobio ruft nach einigen Tagen an und bestätigt einen Toxintiter von Clostridium botulinum im Blut des Patienten.

Diagnose

Therapie & Komplikationen

Zur Erinnerung: Am Werk ist hier das Toxin, das schon im Einmachglas gebildet wurde! Deshalb wäre Antibiose ein sinnloser Ansatz. Polyvalentes Antitoxin muss her, aber schnell! Die Clostridien selbst fallen der Magensäure zum Opfer. Engmaschige Beobachtung und Kontrolle aller Vitalfunktionen ggf. mit Intubation und Beatmung sind wichtig. Magenspülen hilft nichts mehr, wenn das Gift schon wirkt! Ist man mit der Behandlung nicht auf Zack, drohen wahlweise der Tod durch Atemlähmung oder durch Aspiration.

Weitere Infos

Das Botulinumtoxin wird vom Clostridium botulinum gebildet und verhindert die Ausschüttung von Acetylcholin an den cholinergen (parasympathischen) Synapsen. Daher die parasympatholytischen Symptome des autonomen Nervensystems. Motorisch kommt es zur schlaffen Paralyse, weil ja an den motorischen Endplatten kein oder kaum ACh ausgeschüttet wird. Typischerweise beginnen die Symptome oben an den Kranialnerven und deszendieren dann, wobei sie auch das Zwerchfell befallen.

Wär ich gehässig, würd ich jetzt denken, das wär dem Muttersöhnchen nicht passiert, hätt er sich mal früher auf eigene Füße gestellt. Aber das kann man wohl nicht so verallgemeinern ...

Im Gang treffe ich auf Robert. „Hey, ich hab hier 'ne Patientin mit Ullrich-Turner-Syndrom, die ständig Nasenbluten kriegt und dauernd heftige Kopfschmerzen hat. Beides ist in den letzten Jahren immer schlimmer geworden. Wollen wir uns die Frau mal zusammen anschauen?" Ullrich-Turner, die Sache mit dem X0-Chromosomenmuster, davon hab ich bisher immer nur gelesen. Klar komm ich mit!

Patientin 3

Anamnese & Befund

An Vorerkrankungen gibt die 19-Jährige lediglich an, dass ihr Blutdruck zwar erhöht sei, aber behandelt werde das bislang nicht. Außerdem hätte sie von Zeit zu Zeit so anfallsartiges Herzstolpern und Schwindelattacken. Besonders sportlich ist sie nicht. Im Gegenteil: Ihre Kondition sei so schlecht, dass ihr immer gleich die Puste ausgehe, meint sie.

RR obere Extremität 210/100, RR untere Extremität 80/50, P 76, Temp. 37,1 °C.

Bei der körperlichen Untersuchung fällt auf, dass die Füße ganz kalt sind, während Hände und Kopf regelrecht glühen. Die Radialispulse sind sehr deutlich tastbar, die Pulse an Füßen und Kniekehlen dagegen nur ganz schwach ausgeprägt. Zwischen den Rippen kann man sogar Pulsationen erkennen, die auf interkostale Kollateralarterien hindeuten. Bei der Auskultation fällt ein systolisches Auswurfgeräusch auf, das besonders laut hinten zwischen den Schulterblättern zu hören ist. Abgesehen von den „Turner-typischen" Merkmalen (Kleinwuchs, tiefer Haaransatz, fehlende

9

Mammaentwicklung, primäre Amenorrhö) war's das auch schon an Auffälligkeiten: keine Zyanose, keine Hepato- oder Splenomegalie, kein Ikterus.

DD-Überlegungen

Der deutliche Druckunterschied zwischen oberer und unterer Extremität macht die Sache vergleichsweise eindeutig, da sind Robert und ich uns einig: Hier haben wir's mit irgendeiner Art von Abflussstörung in der Aorta zu tun, die sich distal des Abgangs aller Arterien der oberen Extremität befinden muss. Die passende Diagnose lautet: **Aortenisthmusstenose.** Diese angeborene Verengung der Aorta befindet sich meist zwischen Aortenbogen und absteigender Aorta. Hauptmerkmale sind arterieller Hochdruck der oberen und Hypotonus der unteren Extremität, die sich bereits im Kindesalter bemerkbar machen. Kollateralkreisläufe, v. a. der A. mammaria interna und der Interkostalarterien, halten die Blutversorgung der unteren Extremitäten aufrecht. Durch ihre unnatürlich starke Pulsation scheuern sie sich regelrechte Rillen in die Rippen, die auf dem Röntgenbild als so genannte Usuren in Erscheinung treten. Außerdem findet man im EKG Zeichen der Linksherzhypertrophie. Per Echokardiographie kann man den Druckgradienten abschätzen, und endgültige Klarheit verschafft dann die Aortographie. Im Langzeitverlauf blühen den Patienten alle Probleme, die so mit arterieller Hypertonie einhergehen ...

So, jetzt ist Teamwork angesagt: Robert nimmt Blut ab für's Labor (Krea und sonstige Nierenfunktionswerte) und ich schließ das EKG an. Außerdem ordnen wir noch einen Röntgenthorax und eine Angiographie zur Darstellung der Aorta an.

Untersuchung & Ergebnisse

Auf dem EKG erkennt man eine deutliche Linksherzhypertrophie (tiefe S-Welle in V_1 und V_2 mit hohen R-Wellen in V_5 und V_6).

Das EKG kann, besonders in frühen Stadien, auch noch unauffällig sein. Der Hämatokrit protzt mit fetten 56 %, das verdankt er dem verminderten Druck in den Nierenarterien: Die fühlen sich dadurch bemüßigt, Erythropoetin auszuschütten, was das Zeug hält. Der Rö.-Thorax enthüllt keine Überraschungen: Linksherz-

---

Diagnose Patient 2: Botulismus.

hypertrophie mit unregelmäßigen unteren Rippenrändern, sprich: Usuren durch die übermäßigen Kollateralpulsationen.

Diagnose

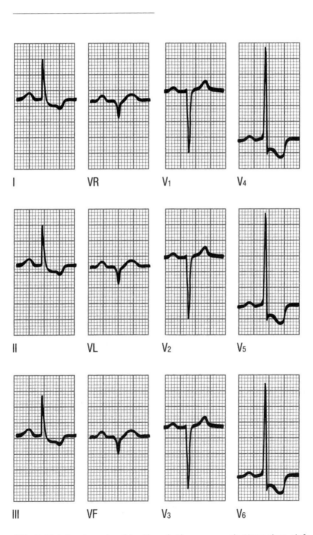

Abb. 1: Linksherzhypertrophie, Sinusrhythmus, normale Herzachse, tiefe S-Zacken in V_1 und V_2.

Therapie & Komplikationen

Bei sämtlichen kardiovaskulären Erkrankungen muss an die erhöhte Gefahr einer infektiösen Endokarditis gedacht werden – also besonders vor chirurgischen Eingriffen an antibiotische Prophylaxe denken! Der Hypertonus sollte medikamentös gut eingestellt werden, was aber in diesem Fall nicht ganz einfach ist: ACE-Hemmer sind tabu, weil sie den Nieren den Rest geben könnten, die Nachlast zu senken ist auch nur mit größter Vorsicht geraten, weil sonst der Blutdruck für die untere Körperhälfte nicht mehr ausreicht. Deshalb sind wohl in dem Fall am ehesten Substanzen gefragt, die die Vorlast senken, also Diuretika, Nitrate.

Na, aber wenn man ehrlich ist, sind Internisten hier nicht wirklich gefragt – die Frau ist ein Fall für den Herzchirurgen. Mit der Diagnose ist die OP-Indikation schon gegeben, alles konservative Rumpusseln hilft ihr da nicht wirklich weiter. Also: Resektion des stenotischen Abschnittes mit Ersatz bzw. End-zu-End-Plastik.

Versäumt man diesen Eingriff, sorgt die mechanische Überbelastung im Bereich des hypertonen Gefäßsystems für reichlich Komplikationen: Ruptur, Aneurysma, Dissektion, kardiale Überlastung mit Dekompensation und Herzversagen.

Weitere Infos

Keiner weiß genau, wie und warum diese Erkrankung eigentlich entsteht. Dank epidemiologischer Daten kann man die ISTA aber nun wenigstens in eine infantile und eine adulte Form unterteilen. Erstere haben die Stenose proximal, letztere distal des Ligamentum arteriosum. Die Patientin hier hat, wie drei Viertel der Patienten, eine distale, also adulte ISTA. Kommt übrigens bei Frauen mit Ullrich-Turner-Syndrom gehäuft vor. Ansonsten kriegen's Männleins jedoch rund doppelt so häufig wie Weibleins.

Bei der präduktalen ISTA bleibt der Ductus Botalli immer offen; daher kommt es zu schwerer pulmonaler Hypertension mit Rechts-Links-Shunt und Zyanose. Häufig liegt diese Form auch mit weiteren Fehlbildungen des Herzens wie VSD, ASD, Transposition der Pulmonalarterie/Aorta, bikuspidale Aortenklappe, Mitralinsuffizienz vor.

So, da haben wir doch jetzt beide wieder was gelernt. Befriedigt machen Robert und ich uns auf den Weg zur Kaffeemaschine. Dabei

---

Diagnose Patientin 3: Aortenisthmusstenose (ISTA).

werden wir Zeuge, wie ein älterer Herr von einem Pfleger in die Am-
bulanz begleitet wird. Das ist auch besser so, der Mann ist sichtlich
wackelig auf den Beinen, das Paradebild für eine Ataxie.
Beim Kaffee knobeln wir drum, wer sich gleich um den alten Herrn
kümmern muss. Aber bei so was hab ich noch nie Sonne gehabt! Also,
dann mach ich mich mal auf den Weg.

Patient 4

Anamnese & Befund

Der 68-jährige Mann tschechischer Abstammung leidet seit einigen Wochen unter Sehstörungen, hat Probleme, sich zu konzentrieren, und kann sich einfach nichts mehr merken. Außerdem,
funkt der Zivi dazwischen, sei er einfach nicht mehr der Alte, er
habe sich völlig verändert. Etwas leiser flüstert er mir zu: „So tran-
tütig war der früher echt nicht, der hatte richtig Hummeln im
Hintern!"
RR 150/90, P 82, Temp. 36,9 °C.
Der Mann wirkt etwas abwesend und muss wiederholt angerüttelt
werden, um dem Gespräch zu folgen (Somnolenz). Über Raum
und Zeit ist er zwar orientiert, kann sich aber nix merken. Sprachstörung hat er aber nicht. Die Kranialnerven sind alle symmetrisch
intakt, da finde ich so auf den ersten Blick nichts, was die Sehstörungen erklären könnte. Eine Stauungspapille hat er auch nicht.
Die oberen Extremitäten sind spastisch verkrampft und zeigen
choreoathetotische Bewegungen und Myoklonien – Muskeleigenreflexe jedoch seitengleich gut auslösbar. Keine Megalie der
Bauchorgane und auch sonst ist der weitere körperliche Befund
unauffällig.

DD-Überlegungen

Gut passen würden die geschilderten Beschwerden zur **Alzheimer-
Demenz**. Bei dieser degenerativen Hirnerkrankung kommt es zur
kortikalen Atrophie. Erstes Symptom ist häufig eine Gedächtnis-
störung, die von den Betroffenen durch eine anfänglich aggressive
Abwehrhaltung und schlichtes Leugnen quittiert werden kann.
Hinzu kommen Unruhe, Aphasie, Apraxie und nicht selten auch
Persönlichkeitsveränderungen. Typischerweise können – natür-

13

lich erst post mortem – histologisch Drusen (Amyloidplaques) und sog. Alzheimer-Degenerationsfibrillen in der Hirnsubstanz nachgewiesen werden. Bei der Erkrankung ist die Synthese von Acetylcholin in der Hirnrinde vermindert, weil zu wenig von dem verantwortlichen Enzym Cholinacetylase vorhanden ist. Genetische Faktoren werden angenommen. Diagnose: Klinik (Anamnese mit Verlauf der Symptomatik), Schädel-CT (evtl. generalisierte Hirnatrophie mit Vergrößerung der Ventrikel).

Ein bisschen weiter hergeholt, aber nicht ausgeschlossen wäre eine **Chorea Huntington.** Das ist eine Störung im extrapyramidalen System, die zu unwillkürlichen choreoathetotischen Bewegungen führt, in der Regel sind davon Arme und Beine betroffen. Auch dabei kommt's zur Persönlichkeitsveränderung.

Yellow-Press-mäßig ziemlich aktuell wären auch die **Prionkrankheiten.** Die umfassen übrigens ein wesentlich breiteres Spektrum als nur die allseits zitierte bovine spongiforme Enzephalopathie und ihre Abkömmlinge. Mit von der Partie sind außerdem Kuru, die klassische Creutzfeldt-Jakob-Krankheit (CJD), Gerstmann-Sträussler-Scheinker(GSS)-Syndrom und die tödliche familiäre Schlaflosigkeit (FFI, fatal familiar insomnia). Allen gemeinsam ist die spongiöse (schwammige) Degeneration des Hirngewebes und dass sie nach langer Latenzzeit ein böses Ende nehmen. Manche werden durch die Nahrung oder auf anderem Weg übertragen, andere wie die FFI sind ererbt. Mit der Diagnose ist das Schicksal dann so ziemlich besiegelt, ein echter kurativer Ansatz ist nicht in Sicht.

Die Ataxie ist übrigens auch ein Leitsymptom einer wesentlich stärker verbreiteten Erkrankung: der **Morbus Parkinson.** Die extrapyramidale Symptomatik mit der berühmten Trias Rigor, Tremor und Akinese beruht auf dem Dopaminmangel in der Substantia nigra. Kleine Merkhilfe: In „Parkinson" steckt das Wort „parken", ergo in Ruhe besteht bei der Erkrankung der Tremor, im Gegensatz zur zerebellären Ataxie, wo der Tremor während zielgerichteter, willkürlicher (pyramidaler) Bewegung auftritt. Klinisch auffällig sind neben dem Ruhetremor die Ataxie mit kleinschrittigem, unsicherem Gang, die eingeschränkte Mimik und das sog. Salbengesicht.

Denkbar wäre auch eine **subakute sklerosierende Panenzephalitis,** kurz **SSPE,** die als Spätkomplikation (mit bis zu 30 Jahren Latenz) der Maserninfektion auftritt. Seit sich die Masernimpfung weitgehend durchgesetzt hat, ist die SSPE ziemlich selten geworden, aber unser Kandidat hier stammt ja eher noch aus der Vor-Impf-Ära. Verursacht ebenfalls einen progredienden Zerfall der Persönlichkeit, epileptische Anfälle und Myoklonien, während das kortikale Hirn allmählich atrophiert.

Hoffentlich sehe ich nach folgenden Untersuchungen klarer: Blutbild mit E'lyten, Leber- und Schilddrüsenprofil, selbstverständlich 'ne Liquorpunktion mit all den üblichen Parametern wie Zucker, Protein, Enzyme. Ach ja – von den Proteinen hätte ich gerne noch 'ne quantitative Bestimmung der einzelnen Fraktionen, beim CJD ist nämlich typischerweise das sog. 14-3-3-Protein im Liquor erhöht. Außerdem ein EEG und ein kraniales CT und/oder MRT.

Untersuchung & Ergebnisse

Laborwerte alle normal. Nur im Liquor sind die 14-3-3-Fraktion und die Enolase (spezifisch für Nervenzellen) erhöht. Das wäre mal ein Indiz für Nervenzelluntergang. Das EEG zeigt regelmäßig die für CJD so typischen Sharp-Wave-Komplexe und im CCT sieht man eine allgemeine Rindenatrophie.

Diagnose

Therapie & Komplikationen

Leider gibt es keine kurative Therapie und die Prognose ist einfach nur schlecht: Die Symptomatik schreitet immer weiter fort und kann zu Dezerebrationsstarre und Koma führen. Am Ende steht immer der Tod. Im Schnitt leben die Leute nur noch rund ein dreiviertel Jahr nach Auftreten der ersten Symptome – was man so leben nennt ...

Weitere Infos

Die CJD wird mit einer Inkubationszeit von bis zu 30 Jahren auch als Slow-virus-Erkrankung bezeichnet, ein Begriff, der noch aus einer Ära stammt, wo man von Prionen nicht einmal geträumt hat. Es kommt dabei zur schwammigen (spongiformen) Degeneration der grauen Substanz. Sekundär lagert sich Amyloid ab, ohne Entzündungsreaktion. In ca. 10 % aller Fälle wird CJD autosomal dominant vererbt. Ansonsten kann sie übertragen werden bei neurochirurgischen Eingriffen, durch Korneatransplantate, durch aus Leichenhypophysen gewonnene Hormone etc. Die definitive Diagnose wird durch Biopsie der Hirnsubstanz gestellt. Die meisten Patienten befinden sich in der siebten Dekade.

Seit Mitte der 90er wird eine neue Form der CJD beschrieben, die keine EEG-Veränderungen aufweist und bevorzugt wesentlich jüngere Leute, so um die 30 'rum, befällt. Muss ich wohl nicht viel zu erzählen, BSE und Co. halt ...

Wow, dass ich so einen Patienten mal in echt vor die Augen kriegen würde! Das nächste Mal sollte sich Robert gut überlegen, ob er tatsächlich knobeln will! Während ich noch auf der Suche nach ihm bin, um ihm von diesem Patienten zu erzählen, laufe ich dem Pfleger der Uro-Station in die Arme. „Hi, Homa, gut dass ich dich treffe", begrüßt er mich so leutselig, dass mir schon ganz mulmig im Bauch wird. Wenn dieser Typ hier zu nett wird, dann will er irgendwas, das weiß ich aus leidvoller Erfahrung. Und so ist es auch.

Patient 5

Anamnese & Befund

Diesmal will er, dass ich ihm Blut abnehme, weil er seinen fPSA/tPSA-Quotienten wissen will. (f steht für frei, fPSA bezeichnet also das freie PSA, tPSA entspricht dem Gesamt-PSA. Ein Quotient von über 0,15 könnte Hinweis auf ein Prostata-Ca geben.) 36 Jahre ist er alt und hat sich innerhalb der letzten vier Monate schon jeweils vom Hausarzt, vom Urologen, vom Internisten und natürlich auf seiner eigenen Station hinsichtlich eines Prostatakarzinoms durchchecken lassen, das aber jedes Mal souverän ausgeschlossen werden konnte. Trotzdem: Er ist überzeugt davon, dass da ein Karzinom lauert, das von den schlamperten Docs immer wieder übersehen wurde. Diesen Verdacht begründet er damit, dass er manchmal am Pissoir ziemlich lange warten müsse, „bis es läuft".

RR 120/, P 72, Temp. 37,1 °C.

Diagnose Patient 4: V. a. Creutzfeldt-Jakob-Krankheit – letzendlich gesichert werden kann die Diagnose erst durch die Histopathologie post mortem.

DD-Vorüberlegungen

Nichts ist 100%ig ... im Leben nicht und schon gar nicht in der Medizin. So unwahrscheinlich es auch sein mag, wenn sein Harnfluss verzögert ist, kann das vielleicht tatsächlich auf ein **Prostata-Ca** deuten. Die ersten Symptome könnten Rückenbeschwerden sein, aber auch eine Hämaturie bzw. eine Harnabflussstörung. Bei der rektalen Palpation muss einen eine besonders harte, mitunter höckrige Prostataoberfläche stutzig machen, außerdem erhöhte PSA-Spiegel (s.o.), ansonsten wird die Diagnose gestellt durch Ultraschall und Biopsie. Die Therapie erfolgt je nach Stadium und Differenzierung durch Prostatektomie, Radiotherapie und/oder Hormonbehandlung.

Wahrscheinlicher ist meiner Ansicht nach allerdings, dass der Mann ganz einfach einen an der Waffel hat ... und das ganz schön ordentlich! Zur Wahrung der Professionalität wird ein „Waffelschaden" aber nicht als offizielles Krankheitsbild geführt. Dieser spezielle Fall käme einer **Hypochondrie** am nächsten. Anflüge davon hat wohl jeder gesunde Medizinstudent schon mal verspürt beim Lesen über all die Krankheitsbilder ... ich wette, auch beim Schmökern in diesem Buch! Das ist dann schon wieder eine Sonderform der Hypochondrie, bekannt unter dem malerischen Namen **Morbus clinicus.** Aber zurück zur Hypochondrie ganz allgemein: Sie beruht auf einer Fehldeutung der eigenen Körpersignale und wird so richtig auf Touren gebracht durch Phobien, Depressionen und so was. 'ne Nummer härter sind der **hypochondrische Wahn** – die Betroffenen lassen sich von nix und niemanden mehr runterbringen – oder die **hypochondrische Depression.**

Und da wäre natürlich noch das lange und traurige Lied der Prostata: „Von der spritzigen Spermienschleuder zur klobigen Pipibremse" ... die **benigne Prostatahyperplasie.** Auch bekannt als Prostatadenom wird sie zum Leid von Männern im 5. und 6. Lebensjahrzehnt. Abnahme des Androgenspiegels gegenüber den Östrogenen ist nur eine von mehreren postulierten Gründen für die Hyperplasie. Schwierigkeiten beim Wasserlassen, im Sinne von Verzögerung und Nachtröpfeln, sind die Hauptsymptome. Diagnose: Klinik, Palpation (prall-elastisch ohne Höckerung), Restharnbestimmung, Ultraschall, Biopsie. Therapie: konservativ (5α-Reduktase-Hemmer, α-1-Rezeptorenblocker, Sitosterol etc.), operativ (transurethrale Resektion [TUR] bzw. Ablation oder Einbringen eines Stents in die prostatische Urethra).

Anamnese & Befund – Fortsetzung

Also dann wollen wir mal nix dem Zufall und schon gar nicht dem Vorurteil überlassen: Die Familienanamnese ist leer, die digital-rektale Untersuchung und der Ultraschall sind genau wie der übrige körperliche Status o.B. Dann zieht er eine Pappröhre aus seinem Rucksack ... CT-Bilder des kleinen Beckens von vor drei Wochen. Er glaubt, hier und dort etwas Auffälliges zu sehen. Es zeigen sich normale anatomische Verhältnisse ohne jegliche Organvergrößerung.

Nun, wo die Differenzialdiagnose Hypochondrie im Raume steht, sind weitere Untersuchungen hinsichtlich Tumormarker etc. sicherlich kontraindiziert.

Untersuchung & Ergebnisse

Fehlanzeige. Wie erwartet ist auch das abgenommene Labor völlig unauffällig. Trotz eingehender Erklärungen und Deutungen der Labor- und Untersuchungsergebnisse lässt sich der Mann nicht wirklich zufrieden stellen. Er ist überzeugt davon, dass in seinem Becken etwas wächst. Oft verspüre er ein schmerzhaftes oder zumindest unangenehmes Ziehen.

Diagnose

Therapie & Komplikationen

Da hierbei oft eine andere psychische Erkrankung zugrunde liegt, lohnt es sich, dieser auf die Spur zu kommen. Depressionen sollten entsprechend behandelt werden. In diesem Rahmen ist der Einsatz von SSRI (zu deutsch: Serotonin-Wiederaufnahmehemmer) und Psychotherapie empfehlenswert.

Weitere Infos

Hypochondrie ist eine vorurteilsfreie Störung und bevorzugt kein Geschlecht. In den USA werden bis zu 10% der Arztbesuche auf Hypochondrie zurückgeführt. Aufgrund des dortigen Gesundheitssystems überlegen es sich die meisten gut, bevor sie zum Arzt gehen, kann schließlich ganz schön teuer werden. Insofern kann man hier in Deutschland wohl sogar von einem wesentlich höheren Anteil ausgehen.

Aber es gibt sogar einen richtigen pathophysiologischen Erklärungsansatz: Störungen in der Neurotransmitterphysiologie nämlich können für eine Subgruppe der Hypochondrie herangezogen werden; daraus eine generelle Indikation für eine pharmakologische antidepressive Therapie abzuleiten ist aber nicht statthaft. Psychotherapie hat sich bei der hypochondrischen Störung bewährt. Häufig findet sich eine Selbstwertproblematik oder bei näherem Hinsehen andere unbewusste Konflikte. Daran muss insbesondere gedacht werden, wenn der Beginn der Symptome in eine Phase des Umbruchs im Leben fällt oder Kindheitsbelastungsfaktoren vorliegen, speziell dann, wenn es um Krankheiten bei wichtigen Bezugspersonen oder Verlustereignisse geht.

So, vor lauter Prostatabeschwerden muss ich jetzt erst mal 'ne Runde pinkeln. Gleich geht's weiter ...

Patient 6

... und zwar mit einem 45-jährigen Nachtpförtner, der klagt, dass er seine Bewegungen nicht mehr recht unter Kontrolle habe. Das ginge noch nicht lange, erst ein paar Tage, aber seither hätte er immer wieder so komische Muskelzuckungen, vor allem in den Armen, aber auch im Gesicht: Er schneide unwillkürlich die abgefahrensten Grimassen, sogar seine Zunge schnalze los, ohne dass er es im Griff habe.
RR 130/80, P 78, Temp. 37,1 °C.

DD-Vorüberlegungen

Bei der **Chorea Huntington** ist die Muskulatur generell hypoton, unterbrochen von plötzlich einschießenden Hyperkinesien. Im Klartext heißt das, dass die Leute durch ihre unwillkürlichen, überschießenden Zuckungen der Extremitäten auffallen. Es gibt verschiedene Formen. Am bekanntesten ist wohl die autosomal dominant vererbte, aber auch Infektionen, z.B. bakterielle durch Streptokokken, die Syphilis oder ischämische Genesen kommen vor. Die Diagnose ergibt sich meist aus Klinik und Anamnese.
Mit 45 Jahren altersmäßig noch nicht so ganz passend ist die **Chorea senilis,** aber wer weiß? Dabei handelt es sich um ein durch

zerebrale Ischämie bedingtes, choreatisches Syndrom mit Beteiligung der mimischen Muskulatur. Diese zuckt zeitweise unwillkürlich und lässt sich vom Betroffenen partout nicht kontrollieren. Sie wird auch als Hemichorea bezeichnet und tritt besonders nach Apoplex auf. Diagnose auch hier durch genaue Anamnese und Klinik.

Nach langem Gebrauch von Neuroleptika, besonders in hohen Dosen (Morbus Parkinson!), muss man mit einer **Dyskinesia tarda** rechnen. Sie ist in der Regel, aber nicht immer, irreversibel und äußert sich durch dyskinetische Bewegungen wie Grimassenschneiden, Schnalzen, Zucken der Hände und Füße. Von der Symptomatik her würde es ganz gut passen, jetzt kommt's auf die Medikamentenanamnese an. Übrigens: Wer sich mal den Film „Zeit des Erwachens" angeschaut hat, der vergisst die Dyskinesia tarda so schnell nicht mehr.

Beim **dystonen Syndrom** sind durch fehlerhaften Muskeltonus Agonist und Antagonist aus dem Gleichgewicht geraten und verhalten sich nicht mehr so, wie man es gerne hätte. Beispielsweise befindet sich ein in Ruhe hängender Arm nicht mehr in leichter Beugestellung. Der gestörte Spannungszustand der sich antagonisierenden Muskeln bewirkt eine eher verkrampfte Haltung. Die Gefäßmuskulatur ist ebenfalls davon betroffen. Im Vordergrund stehen hier aber eher länger anhaltende Muskelkontraktionen, die zu ungewöhnlichen, ja bizarren Körperhaltungen führen können. Natürlich unterscheidet man auch bei dieser Krankheit unterschiedliche Formen, deren Ursachen nicht alle bekannt sind. Dazu zählt auch das **Gilles-de-la-Tourette-Syndrom**, verdammte Sch...

Anamnese & Befund

Auf die harmlose Frage nach Medikamenten, die er einnimmt, berichtet mir der Patient, dass er seit nunmehr über zehn Jahren seine Schizophrenie mit Neuroleptika im Griff behalte. Vor zwei Jahren hat sein Neurologe ihn auf Benperidol sehr gut eingestellt. Na, da drängelt doch mein diagnostischer Spürsinn ganz heftig in Richtung Dyskinesia tarda! Trotzdem: erst mal weiterschauen. Die körperliche Untersuchung hält aber ansonsten keinerlei Überraschungen bereit.

Diagnose Patient 5: Hypochondrie/hypochondrischer Wahn.

Im Labor bestelle ich ein Routinelabor mit BB, E'lyten und Tests auf abgelaufene Infektionen (z. B. VDRL), Schilddrüsenwerte und ein CCT zum Ausschluss von Hirninsulten. Den Benperidol-Spiegel lasse ich mitbestimmen, um einen Ausgangswert zu erhalten.

Untersuchung & Ergebnisse

Benperidol-Spiegel erhöht. Ansonsten sämtliche Untersuchungen unauffällig mit normalem Befund.

Diagnose

Therapie & Komplikationen

Heikle Kiste! Hier muss man sehr kritisch abwägen, ob das Benperidol abgesetzt, reduziert oder ersetzt werden soll. Beim Ausschleichen kommt es oft initial zu einer Verschlechterung der Dyskinesie. Erst im weiteren Verlauf können sich die Symptome verbessern. Eine weitere Option bietet die adjuvante Therapie mit Benzodiazepinen, Vitamin E, Clonidin, mit denen man die Dyskinesie etwas abmildern kann. Es gibt aber einen ganzen Haufen Neuroleptika neuerer Generation mit deutlich geringeren unerwünschten Nebenwirkungen. Wo ist denn nur Mahatma? Das ist doch eine Superaufgabe für sie: Sie darf rumtelefonieren und mit den Jungs von der Neurologie einen Termin machen zur Neueinstellung...

Weitere Infos

„Tarda" bedeutet spät und beschreibt, dass die Dyskinesien erst nach vergleichsweise langer Einnahme der Neuroleptika auftreten. Was sie genau auslöst, weiß man nicht so recht. Wahrscheinlich erhöhen die Neuroleptika die Empfindlichkeit der Dopaminrezeptoren im Striatum und schädigen irreversibel die Neuronen. Circa jeder vierte mit Neuroleptika versorgte Patient entwickelt diese Spätdyskinesie. Die Prognose hängt ganz vom Stadium ab, in dem die Therapie eingeleitet wurde.

Weiter geht's. Als Nächstes erwartet mich ein 62-jähriger ehemaliger Fluglehrer, der von seinem Sohn in die Notaufnahme begleitet wird.

Patient 7

Vor etwa einer dreiviertel Stunde hat er plötzlich partout kein Wort mehr sprechen können, seine Muskeln haben nicht gewollt. Außerdem war seine gesamte rechte Seite gelähmt. Inzwischen geht's eigentlich wieder, meint er, bis auf so ein penetrantes Kribbeln im rechten Arm – und den tüchtigen Schreck, der ihm noch in den Gliedern sitzt.

RR 170/90, P 74, Temp. 37,0 °C.

DD-Vorüberlegungen

Na, also das klingt mir aber verdammt nach einer **transitorischen ischämischen Attacke** oder auch kurz TIA. Sie werden durch embolisches Material verursacht, beispielsweise aus arteriosklerotisch veränderten Gefäßen oder flimmernden Vorhöfen. Die Mini-Insulte treten urplötzlich mit relativ geringgradigen neurologischen Störungen in Erscheinung (Amaurosis fugax, kurze Aphasie oder Arm-/Beinparese), die sich innerhalb von 24 Stunden vollständig zurückbilden. Leider halten sie's aber wie Paulchen Panther: Sie kommen wieder, keine Frage. Und mit ein bisschen Pech sogar richtig kräftig, TIAs gehören zu den bedrohlichsten Vorboten eines Apoplexes. Deshalb sollte man hier an der Diagnostik nicht sparen: zunächst Echokardiographie, aber am besten transösophageal, um den linken Vorhof besser beurteilen zu können. Zudem natürlich als generelle Diagnostik des Schlaganfalles RR- und Augenhintergrundkontrolle, Gefäßstatus mit Dopplersonographie der Halsgefäße und zerebrale Angiographie (CT-Angio oder MR-Angio).

Ausschließen muss man auch den großen Bruder der TIA, den **Apoplex**. Der kann auf zwei Weisen zuschlagen: als ischämischer oder als hämorrhagischer Hirninfarkt.

▶ Der ischämische Infarkt ist am häufigsten im Bereich der A. cerebri media lokalisiert, wo sich Embolien (siehe TIA, nur „a weng" größer) festsetzen. Selten sind Stenosen oder Mikroangiopathien die Ursache. Die akut einsetzende Symptomatik besteht klassischerweise in Hemiparesen, Sensibilitätsstörungen und Aphasie.

▶ Beim hämorrhagischen Infarkt haben die intrazerebralen Gefäße einen Sprung; es kommt zu massiven Einblutungen mit Ver-

---

Diagnose Patient 6: Dyskinesia tarda.

drängung und Hirndrucksymptomatik. Gründe dafür sind Hypertonie, Arteriolosklerose, Gefäßfehlbildungen (Aneurysma). Meist ist so eine Hämorrhagie im Bereich der Stammganglien angesiedelt und verursacht Bewusstseinsstörungen und motorische Lähmungen (Babinski positiv). Anders als bei der subarachnoidalen Blutung (SAB) steht bei der intrazerebralen Blutung nur selten das Symptom Kopfschmerz im Vordergrund, da der Patient aufgrund der Hirndrucksymptomatik rasch eintrübt.

Allerdings war der Mann Fluglehrer, da hat er die Fliegerei sicher noch nicht ganz an den Nagel gehängt. Das heißt, er schwingt sich vielleicht schon mal ziemlich rasch in beachtliche Höhen, wer weiß? Da muss man auch die **Bergkrankheit** im Hinterkopf behalten, auch bekannt als Druckfallkrankheit bei Tauchern, die zu rasch wieder an die Wasseroberfläche kommen. Mit dem raschen Druckabfall kann der Körper nämlich nicht so recht umgehen, sondern wehrt sich mit Bewusstseinsstörungen, Atemnot, Kopfschmerzen etc. Während der Körper noch damit zu Gange ist, alle Soll- und Ist-Werte wieder abzugleichen, können ein paar Schwankungen ihn kurzzeitig aus dem grünen Bereich bringen. Prinzipiell sollte man hier auch als Minimalprogramm eine Augenhintergrunduntersuchung und bei anhaltender Symptomatik eine Kernspintomographie des Kopfes (MRT) durchführen (Frage: metabolischer ischämischer Hirninfarkt?). Die Therapie ist einfach: Abstieg in Richtung Meereshöhe, O_2 oder abwarten und akklimatisieren (Letzteres gilt natürlich nur für Bergsteiger; Piloten hätten da vielleicht ein kleines Treibstoffproblem ...).

Ebenfalls ein Höhenproblem ist die **respiratorische Alkalose** – in luftigen Höhen (Gebirge, Sportfliegerei) sinkt der O_2-Partialdruck und damit die Leichtigkeit, mit der O_2 aus den Alveolen in die Blutbahn übertritt. Um diese eingeschränkte O_2-Aufnahme zu kompensieren, hyperventilieren wir automatisch. Selten kann man's damit übertreiben und riskiert eine respiratorische Alkalose mit Kribbelparästhesien bis hin zur Hyperventilationstetanie.

Anamnese & Befund

Am wichtigsten in der Schlaganfallprävention sind die Einstellung des arteriellen Hypertonus und die richtige Ernährung. Meist bleibt der Bluthochdruck wie bei unserem Flieger hier bis zum ersten Ereignis unbemerkt und unbehandelt. Seit ca. vier Jahren weiß der Mann, dass er mit Hypercholesterinämie und fortgeschrittenen atherosklerotischen Gefäßveränderungen geschlagen ist, und entsagt seither dem Rauchen. Bis dahin hat er aber satte zwei bis drei Schachteln pro Tag verqualmt, und das fast 40 Jahre lang. Bei der Untersuchung ist er wach, ansprechbar und orientiert. Die gesamte Neurologie ist unauffällig. Bei der Thoraxauskultation hört man ein fortgeleitetes systolisches Herzgeräusch in die Karotiden, rechts deutlich, links eher schwach.

Nu aber: Blut für's Labor (Routinelabor), EKG, Augenhintergrund, CCT, Herzsono, Karotisdoppler und einen Blutzuckertest.

Untersuchung & Ergebnisse

Der Blutzucker liegt bei 254 mg/dl, dabei ist es schon fast fünf Stunden her, seit dieser Mensch das letzte Mal was gegessen hat. Blutbild und die E'lyte sind im grünen Bereich. Das EKG schließt eine Vorhoftachykardie aus, eine leichte Linksherzhypertrophie ist alles, was die Ableitungen an Auffälligkeiten zu bieten haben. Der Augenhintergrund zeigt keine Stauungspapille und im CCT kann man eine Blutung ausschließen. Im Herzecho sieht man weder Vorhofthromben noch Klappenläsionen. Aber beim Karotisdoppler werden wir gründlich fündig: Rechts beträgt die Stenose 65, links 55 %. Die Blutfette hätte man jetzt gerne, das dauert aber meist ein paar Tage, bis die Werte aus dem Labor da sind.

Diagnose

Therapie & Komplikationen

Der Patient wird mit 100 mg ASS einmal täglich und Ticlopidin (auch so ein Thrombozytenaggregationshemmer) wieder freigelassen. Aber nur vorläufig. Langfristig muss das zugrunde liegende und die TIA triggernde Leiden behandelt werden. In diesem Fall läuft das wohl am ehesten auf eine operative Thrombendarteriektomie raus. Eine ausführliche Beratung dazu gibt's bei den Kollegen in der Gefäßchirurgie oder heutzutage von der Neurologie, die zusammen mit den Neuroradiologen auch eine Stent-Implantation der Karotiden durchführen.

Bei rezidivierenden TIAs sollte man eine stationäre Antikoagulationsbehandlung in Erwägung ziehen! Bei inoperablen Lokalisationen in den zum Hirn führenden Gefäßen werden die Patienten langfristig markumarisiert. Ganz wichtig zur Sekundärprophylaxe des ischämischen Hirninfarktes ist aber auch die Einstellung der Gefäßrisikofaktoren wie Hypertonus (z. B. ACE-Hemmer, Sartane), Diabetes (z. B. Diät, Insulin) und Blutfette (z. B. Diät, Cholesterinsenker).

Weitere Infos

Die TIA ist das Stadium IIa der zerebralen Durchblutungsstörungen. Charakteristisch für die TIA ist das komplette Verschwinden der Symptome innerhalb von 24 h! Bleiben danach noch Defizite bestehen, war es keine TIA! Nikotinabusus, die Pille, Diabetes mellitus, Hypertonie, Hypercholesterinämie, Atherosklerose, Herzmuskelerkrankungen gehören zu den Risikofaktoren für das Auftreten einer TIA.

Ganz langsam macht sich da so ein Loch in der Magengegend bei mir bemerkbar. Aber noch ist in der Ambulanz wohl zu viel los, um sich unauffällig in Richtung Kantine aufzumachen. Da bringen die Sanis gerade schon wieder Nachschub. Sie begleiten nämlich einen 33-jährigen Mann in die Ambulanz, der seinen rechten Arm mit dem Gegenarm vor seinem Körper stützt. Ich strecke ihm meine Rechte zur Begrüßung und er reicht mir seine Linke, zieht sie aber gleich reflexartig wieder zurück, um seinen Arm weiter zu stützen.

Patient 8

Anamnese & Befund

Er sei beim Radeln mit einem anderen Radfahrer zusammengestoßen und bäuchlings zuerst auf den ausgestreckten rechten Arm gestürzt. So ganz genau kann er's nicht sagen, es sei alles viel zu schnell gegangen. Jedenfalls hat er seither tierische Schmerzen in der rechten Schulter. Die Beweglichkeit ist in allen Ebenen schmerzhaft eingeschränkt.
RR 110/75, P 56, Temp. 37,3 °C.
Die Inspektion der Schulter zeigt zunächst keinen eindeutigen Befund. Schrammen oder Hämatome sind nicht zu sehen. Erst im Seitenvergleich fällt eine deutliche Schwellung der rechten Schul-

ter auf, die sich nach dorsal breit macht. Auffällig ist bei näherer Betrachtung auch die Einsenkung der Haut unterhalb des rechten Akromions. Das Ganze zu palpieren ist eine schmerzhafte Quälerei, also lieber gleich ab zum Röntgen!

DD-Überlegungen

Obwohl Klinik und Verletzungsmechanismus eindeutig für eine Schulterluxation sprechen, muss auch an eine u.U. begleitende **Fraktur** gedacht werden! Das Röntgenbild schafft hier aber rasch Klarheit.

Schulterluxationen gibt es viele unterschiedliche! Außer gerade nach oben – da ist das Akromion im Weg –, kann der Humeruskopf im Grunde je nach Verletzungsmechanismus in jede Richtung luxieren. Am häufigsten ist die vordere Luxation, bei gleichzeitiger Abduktion und ruckartiger Retroversion des Armes. Hintere Luxationen sind verdammt selten, was wahrscheinlich mit ein Grund dafür ist, warum sie so häufig übersehen werden. Und nach unten geht sie fast nie. Eine geduldige und genaue Anamnese ist hier Gold wert! Besonders genau sollte man sich die Konturen der nackten Schultern im Vergleich zueinander anschauen! Immer beide Seiten betrachten! Wenn's Zweifel gibt, ordnen manche Kollegen auch ein Röntgenbild der gesunden Gegenseite an.

Untersuchungen & Befunde

Das Röntgenbild gab in diesem Fall keinen eindeutigen Befund her. Mehr Klarheit schafft die daraufhin angeordnete MRT-Aufnahme.

Darauf sind zu erkennen (von links unten nach rechts oben): ganz in Weiß die Haut (H) mit dünnem subkutanem Fettgewebe. Dann der M. deltoideus (D) – genau überm Humeruskopf etwas schmaler. Jetzt der Humeruskopf im Querschnitt, davor und dahinter ist ein fetter Erguss (E) als weiße Seen erkennbar (übrigens – ventral ist oben, dorsal ist unten). Man erkennt auch schön den Subscapularis (SSc, davor) und Infraspinatus (ISp, dahinter). Ventral sieht man eine deftige Einkerbung des Humeruskopfes; die sog. reverse Hill-Sachs-Delle (Pfeile, die normale Hill-Sachs entsteht dorsal am Humeruskopf bei vorderer Luxation. Hill-Sachs-Dellen verhaken sich gerne mal wieder am Glenoidrand und verursachen Reluxationen). Dann kommt auch schon das Glenoid (GL), das

---

Diagnose Patient 7: Transitorische ischämische Attacke.

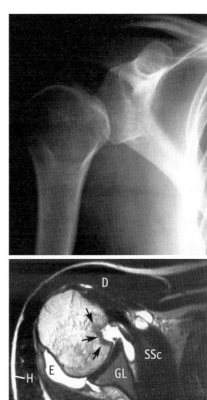

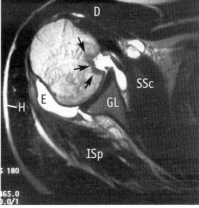

Abb. 2: Röntgen- und MRT-Aufnahme der rechten Schulter.

ausschaut wie eine Zwergenmütze (der dunkle Saum an der Basis ist der Knorpel). Dorsal und ventral sieht man auch noch mit Erguss gefüllte Taschen; die gehören normalerweise aber nicht dahin! Hier liegt ein Abriss des Labrums vor! Das knöcherne Glenoid ist unversehrt.

Diagnose

Therapie & Komplikationen

Grundsätzlich sollte man alle Schulterluxationen schnellstmöglich reponieren! Im Gegensatz zu so mancher Hollywood-Produktion, wo die Helden das mit einmal Atemanhalten so eben hinter sich bringen, wird das in echt idealerweise in Kurznarkose gemacht. Weil dann der Patient so „unheimlich logger" wird und seine Muckis nicht gegenspannen ...

Die Schulter ist das am häufigsten luxierte Gelenk (ist ja auch ein komisches Gelenk, wenn man sich das Größenverhältnis des Humeruskopfes zum Glenoid betrachtet). Nachdem die periphere DMS (Durchblutung-Motorik-Sensibilität) bei diesem Patienten intakt war (Brachialplexus in unmittelbarer Nachbarschaft zum Gelenk!), unternimmt man hier einfach nur eine diagnostische Gelenkarthroskopie. Dabei kann man den Erguss abziehen und den Knorpelstatus erheben. Bei Manschettendefekt kann man in gleicher Sitzung offen refixieren. Ansonsten braucht man in der Regel nichts zu tun. Das Labrum heilt mit guter Wahrscheinlichkeit von selbst besser an, als wenn man da noch groß rumschneidert. Im Vordergrund steht hier die Stabilität des Gelenkes.

Die Chance, dass diese Lux noch mal passiert, ist sehr gering (trotz der Delle). Gewöhnlich ist die Kapsel jedoch auch nach vorne hin ausgeleiert. Das bedeutet: Bei erneuter Luxation ist eine Reparatur der Rotatorenmanschette doch angesagt! Wenn der Typ aber in Zukunft beschwerdefrei bleibt, dann bleibt's dabei. Krankengymnastik, Kühlung und Schmerztherapie nach Bedarf bis zum Abschluss der Reha-Phase.

Weitere Infos

Besonders weit kommt so ein luxierter Humeruskopf ja eigentlich nicht. Das liegt auch an der dicken Kapsel. Diese wird durch die enormen Kräfte eines solchen Traumas extrem gezerrt, was manchmal zum Riss führen kann. Da diese Kapsel praktisch mit der sog. Rotatorenmanschette (so 'ne Art derb-sehnige Kapuze über dem Humeruskopf) verwachsen ist, hat ein Riss der Kapsel eigentlich immer einen Funktionsschaden der Muskulatur der Rotatorenmanschette (Supraspinatus, Infraspinatus, Subscapularis, Teres minor) zufolge. Röntgenbilder sind zwar geil, aber nicht geil genug, um so einen Weichteilschaden aufdecken zu können!

Diagnose Patient 8: Hintere Schulterluxation mit umgekehrter Hill-Sachs-Delle.

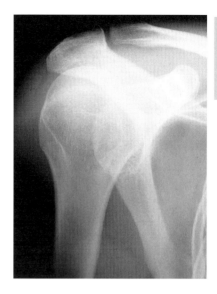

Abb. 3: Rö.-Bild der reponier-
ten Schulter: ... und so sieht
ein Humeruskopf aus, der
wieder schön brav in seinem
Glenoid steckt.

Also ... Magnetic Resonance Imaging – auf deutsch: Magnetresonanztomographie, MRT.

*Wir hatten mal einen chinesischen Chirurgen als Gast in unserer Klinik.
Der legte immer großen Wert auf die warme Mittagsmahlzeit. Selbst
wenn wir mitten in einer Operation zugange waren und kein schnelles
Ende abzusehen war, wurde er gegen 12 Uhr mittags immer etwas nervös: „Lunch time, lunch time...", hieß es dann. Seither wird der nette Kollege von mir zitiert, wenn es auf high noon zugeht ... LUNCH
TIME!*

*Kaum aus der Kantine zurück, drückt mir Schwester Irmgard mit Nachdruck eine neue Akte in die Hand. Sie ist ein bisschen genervt, weil sie
in dem Untersuchungszimmer, in dem die Patientin sitzt, zu der die
Akte gehört, gerade den halben Boden hat aufwischen müssen ...*

Patientin 9

Die 68-jährige Bewohnerin eines Seniorenheims leidet nämlich seit nunmehr fünf Tagen unter hartnäckiger Konstipation, zu der sich seit ein paar Stunden auch noch Übelkeit und Erbrechen gesellt haben. Leider war Schwester Irmgard nicht schnell genug mit ihrer Nierenschale zugegen ... in dem Räumchen muffelt's immer noch anständig.

RR 130/90, P 115, Temp. 38,7 °C.

DD-Vorüberlegungen

Wenn da hinten so gar nichts mehr rauskommen will, liegt der erste Teil der Diagnose ziemlich auf der Hand: Ileus. Fragt sich nur, was für einer? Die Auswahl ist nicht schlampig. Der häufigste Ileus ist der **Bridenileus** bei Verengung von Darmabschnitten durch Narbenstränge im Bauchraum nach vorangegangenen Operationen oder peritonealen Entzündungen. Ansonsten wäre da der **Okklusionsileus.**

Wie man dem Namen schon anhört, wird da das Darmlumen durch irgendwas verlegt, sei es Tumor, Gallenstein, Striktur oder sonst so was. Ist der Übeltäter ein Gallenstein, der sich durch Penetration in den Darm geschafft hat, findet man freie Luft in der Abdomenübersichtsaufnahme. Ob er akut oder schleichend beginnt, hängt von der Ursache ab. Beim Stein geht's rasch, ein Tumor lässt sich etwas mehr Zeit, meist gibt's bei dem auch als Vorstufe einen inkompletten Ileus.

An Symptomatik hat so ein mechanischer Ileus ganz schön was zu bieten: Gemeinsam mit dem Stuhl können auch die Winde stecken bleiben. Als täten diese Mordsblähungen nicht schon weh genug, kommen kolikartige Schmerzen hinzu, weil die Darm-Muckis sich offenbar in ihrer Ehre gekränkt fühlen und kontrahieren wie blöd. Als Krönung kann es dann passieren, dass sich der Kot vor lauter Verzweiflung den entgegengesetzten Weg nach draußen sucht: Vornehm nennt man das Kopremesis oder Miserere, so unter uns kann man aber auch schlicht Koterbrechen dazu sagen. Ach ja, und perforieren kann der Darm natürlich auch. Das sind wohl Gründe genug, im Zweifelsfall rechtzeitig zum Skalpell zu greifen und das Hindernis auf die harte Tour auszuräumen, oder?

Eine Variante, die dem Alter der Dame nicht so ganz angemessen ist, ist die **Invagination,** auch Volvulus genannt. Wenn ein Darmabschnitt in einen anderen Abschnitt rutscht und ihn verstopft, stört das natürlich auch die normale Darmpassage erheblich, et voilà der **Invaginationsileus.** Beliebt ist dieses Spiel beim terminalen Ileum, das sich ins Kolon hineinstülpt. So was kommt bevorzugt bei Kindern bis so um die vier Jahre rum vor; bei älteren Leuten ist es seltener. Wenn es im Alter auftritt, besteht dringender Tumorverdacht! Meistens ist die Diagnostik hier auch die Therapie: Beim Kolonkontrasteinlauf gelingt es oft, den Darm durch den mechanischen Druck des Kontrastmittels wieder dahin zurückzuschieben, wo er hingehört. Klappt das nicht, kommt man an der Op. auch hier nicht vorbei.

Doch damit nicht genug, kann es auch zur Verdrehung des Darmes um sich selbst kommen – mit nachfolgender Unterbrechung der Blutversorgung und Passagestopp (**Strangulationsileus**).

Und dann gäb's da noch den **paralytischen Ileus.** Diese funktionelle Motilitätsstörung des Darmes unterteilt man je nach Herkunft in primären und sekundären paralytischen Ileus. Beim primären liegt die Ursache im Darm selbst: Myopathien, Neuropathien, beim sekundären eben nicht. Der kann stattdessen toxisch, medikamentös, metabolisch, reflektorisch (z.B. nach operativen Eingriffen am Darm) oder entzündlich bedingt sein. Entscheidend ist auch hier: Beseitigung der Ursache und Wiederherstellung der Passage.

Anamnese & Befund

Die Frau ist bestens orientiert, aber sie hat eindeutig Schmerzen. Seit Monaten nimmt sie Antazida gegen ihre Magenbeschwerden. Die Mundschleimhäute sind sichtlich trocken. Thorax unauffällig. Ihr etwas molliger Bauch erscheint aufgetrieben, zeigt aber keine Narben von irgendwelchen chirurgischen Eingriffen. Das gesamte Abdomen ist diffus schmerzhaft und die Darmgeräusche sind das, was man so „überlebhaft" nennt.

Und so sieht nun mein Wunschzettel aus: Labor mit BB, E'lyte, BGA, Gerinnung, Retentionswerte, Abdomen-Sono und Abdomenleeraufnahme bzw. Abdomen in Linksseitenlage.

Untersuchung & Ergebnisse

Hb 12,4 g/dl, Leukos 13 200/µl, davon 86% Granulozyten, Cl^- 92 mmol/l, Na^+ 127 mmol/l. Die BGA zeigt eine metabolische Alkalose, die wahrscheinlich durch das Erbrechen verursacht ist: pH > 7,4, pCO_2 > 40 mmHg. Auf der Abdomenübersichtsaufnahme sieht man „stehende Darmschlingen", das kommt durch

Luft-Flüssigkeits-Spiegel, die sich vor der Stenose ausbilden. Außerdem sieht man luftgefüllte Gallengänge, was mit dem schicken Begriff „Aerobilie" bezeichnet wird.

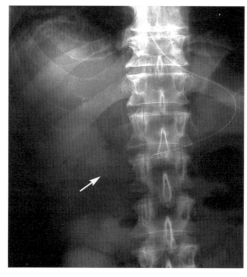

Abb. 4: Luft in Gallengängen.

Gerade steckt der Pfleger Moss (offenbar war gerade Schichtwechsel) den Kopf zur Tür herein: „Die ham uns grad ne dringende Lieferung über Funk angekündigt. Mach mal hinne, Junge." Ist schon klar, ich mach ja schon!

Diagnose

Therapie & Komplikationen

Es drohen eine Durchwanderungsperitonitis, Darmwandnekrose und -perforation und Sepsis! Deshalb muss hier umgehend chirurgisch interveniert und der (oder die) Stein(e) entfernt werden. Sollten sich da irgendwelche bilio-enteralen Verbindungen zeigen, muss man die natürlich auch sanieren bzw. die Fistel verschließen.

Weitere Infos

Bei einer chronischen Cholezystolithiasis kann diese andauernd schwelende Entzündung der Gallenblase mit der Zeit auf den Darm übergreifen. Dabei können Strukturen befallen werden, die zwar im Verlauf weit distal liegen, topographisch aber der Gallenblase benachbart sind, wie die linke Kolonflexur. Es kommt zu Adhäsionen und schließlich zur Fistelbildung mit Übertritt des/der Gallensteine(s) in den Darm. Die „Überläufer" können echt beachtliche Größen annehmen und entsprechenden Ärger machen. Typischerweise ist dies eine Erkrankung des älteren Menschen.

Gespannt warte ich auf den angekündigten Notfall. Moss informiert mich schonmal vorab:

Patient 10

Der 52-jährige Mann hat sich mit seinem 17-jährigen Sohn ein Basketball-Duell geliefert, als ein plötzlich einsetzender, retrosternaler, beklemmender Schmerz mit Ausstrahlung nach links in Arm und Hals dem Wettstreit ein Ende bereitet. Schwindel, Übelkeit und Atemnot kommen hinzu, woraufhin der Sohn sofort den Notarzt verständigt. Als der eine halbe Stunde später am Ort eintrifft, besteht die Symptomatik unverändert. Wie der Patient angibt, ist bei ihm Bluthochdruck bereits seit längerem bekannt, von dem die Sanis aber nichts mehr feststellen können:
RR 80/40, P 105, Temp. 36,8 °C.

DD-Vorüberlegungen

Die Geschichte riecht ja ziemlich nach einem Koronarsyndrom. Zur Auswahl stehen da einmal die **Angina pectoris** – typisch sind die retrosternalen beklemmenden Schmerzen mit oder ohne linksseitige Ausstrahlung, meist in den Kiefer und Arm. Ursache ist eine relative Ischämie des Myokards (erhöhter O_2-Bedarf und/oder verminderte Perfusion). Die Schmerzen können Sekunden bis Minuten andauern und sind gemeinhin eine Vorstufe zum Myokardinfarkt. Im EKG sieht man die berühmte ST-Senkung (oder T-Negativierung).

Liegt dagegen ein **Myokardinfarkt** vor, ist dieses ST-Segment typischerweise erhöht; allerdings darf man sich nicht nur aufs Ruhe-EKG verlassen, das kann auch ganz unauffällig sein. Außerdem kann eine pathologische Q-Zacke auftreten. Beim Infarkt liegt ein kompletter Verschluss einer oder mehrerer Koronararterien (bei mehr als einem gehen in der Regel die Lichter aus), vor, meist durch einen Thrombus. Schmerzen, Ausstrahlung, Atembeschwerden und vegetative Symptomatik ähneln der Angina pectoris, können aber noch deutlich heftiger ausgeprägt sein und halten vor allem auch länger an. Wichtigster und vor allem auch per Schnelltest sehr früh nachweisbarer Laborparameter ist das Troponin, das CK-MB steigt etwas später an.

Spätestens seit „Pulp fiction" wissen wir, dass auch Koks ähnliche Herzbeschwerden machen kann. Also gehört eigentlich auch der **Kokainabusus** auf die DD-Liste. Neben den psychischen Effekten ist der Koks auch vegetativ am Herzen sehr potent wirksam: Hypertonie bis zur hypertonen Krise, Herzinfarkt, Tachykardie mit möglichen Rhythmusstörungen bis hin zum Kammerflimmern. Auch Angina-pectoris-Beschwerden können durch den erhöhten O_2-Bedarf auftreten.

Ebenfalls ein Gefäßverschluss ist die Ursache der **Lungenembolie.** Da macht sich ein Thrombus, dessen Wiege in den meisten Fällen in den tiefen Beinvenen stand, auf den Weg in die weite Welt. Zuerst wandert er zum Herzen und krabbelt von da ganz abenteuerlustig in die Pulmonalarterie. Meistens entscheidet er sich übrigens für die rechte, weil die den ergonomischeren Abgangswinkel hat. Je nachdem, wie groß der Thrombus ist, geht der Ausflug noch so lange weiter, bis der Ausreißer in einem Gefäß seines Kalibers stecken bleibt und nicht mehr vor oder zurück kann. Darüber mag er sich ja ärgern, richtig schlimm ist es aber für die Lunge, deren Perfusion im dahinter liegenden Abschnitt natürlich auch blockiert ist. Sie wehrt sich zwar mit Dyspnoe, Brustschmerz, Schweißausbruch, Fieber, niedrigem Blutdruck, arterieller Hypoxie und gleichzeitiger Hyperkapnie (erhöhtes CO_2), aber das hilft ihr alles nicht wirklich. Typischerweise sind die Jugularvenen erweitert und das Herz galoppiert mit weit gespaltenem S2-Rhythmus dahin. Die wichtigste Notfallmaßnahme ist hier die Sauerstoffgabe.

Diagnose Patientin 9: Gallenstein-Ileus.

Möglich wäre natürlich auch, besonders angesichts der sportlichen Hochleistungen des Herrn, dass er sich einen **Pneumothorax** zugezogen hat. Schon klar: die Sache mit der Luft zwischen den Pleurablättern und der kollabierten Lunge.

Was die Angina-pectoris-Symptomatik angeht, kann die auch mal durch eine **Refluxösophagitis** kopiert werden, aber mit der Heftigkeit, mit der es diesen Patienten hier umgehauen hat, ist das eher eine unwahrscheinliche Diagnose. Ursache wäre die Insuffizienz des unteren Ösophagussphinkters, der immer wieder sauren Mageninhalt in die Speiseröhre zurückschwappen lässt. Das empfindet man dann häufig als unangenehmes retrosternales Brennen. Tritt gerne im Liegen auf, ist häufig Folge einer axialen Hiatushernie und gehört – wenn es häufiger auftritt – unbedingt endoskopisch abgeklärt.

Anamnese & Befund

Mittlerweile sind die Sanis eingetroffen und bringen auf der Rollliege und im Eilschritt einen stark schwitzenden, adipösen, sichtlich gestressten Mann. Seine Atmung ist schwer und schnell (36/min), der Radialispuls nur schwach tastbar (spricht für Hypotonie) und die Jugularvenen sind prominent. Beim Abhorchen der Lungen fallen beidseits Rasselgeräusche auf. Medikamente nimmt er nur gegen seine Hypercholesterinämie und seinen Bluthochdruck ein, an den Namen kann er sich aber nicht erinnern. Die Frage nach dem Koks verneint er etwas pikiert. Okay, okay, hätte ich mir wahrscheinlich auch schenken können, da sieht der Typ echt nicht nach aus.

Die Sanis haben ratzfatz ein EKG angeschlossen und man erkennt gehäufte ventrikuläre Extrasystolen und deutlich eine ST-Hebung in den Ableitungen II, III und aVF. Kombiniere: inferiorer Infarkt. Für die EKG-Futzis zur Lokalisation:

▶ Vorderwand (Versorgungsgebiet RIVA) aVL, I, V_1–V_4
▶ lateral (RCX) V_5–V_6
▶ inferior (RCA) II, III, aVF.

Über die Zugänge ziehe ich Blut ab für's Labor: Troponin T (oder Troponin I) ist ein spezifischer Herzmarker, der als Erstes innerhalb der ersten Stunden post Infarkt im Blut hochgeht. Und genau das will ich bestätigt wissen. Das CK-MB steigt nach Troponin T während der ersten 24 Stunden an. Ab jetzt keine Zeit mit unnötiger weiterer Diagnostik verlieren, da die Diagnose durch Klinik und EKG inzwischen gestellt ist. Die Leute von der kardiologischen Intensiv sind verständigt und es wird die unverzügliche Reperfusion durch systemische Lyse oder die Herzkatheterisierung vorbereitet. Schadensbegrenzung ist nun oberste Devise.

Untersuchung & Ergebnisse

Der EKG-Befund ist ja schon keine Überraschung mehr.

Im hier nicht durchgeführten Echo würde man sehen, dass die linksventrikuläre Funktion abgeschwächt, die Hinterwand akinetisch und die Auswurffraktion (EF) beträchtlich vermindert ist (< 40%). Im Rö.-Thorax könnte man Stauungszeichen sehen, die auch die Rasselgeräusche in der Auskultation erklären.

Vom Labor wird eine Troponin-Erhöhung gemeldet bei geringgradiger Leukozytose und Erhöhung des CRP. CK ist (noch) normal.

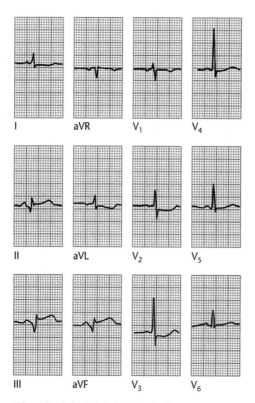

Abb. 5: (Pathologische) Q-Zacken in den Ableitungen II, III und aVF; ST-Streckenhebungen in den Ableitungen II, III und aVF.

Therapie & Komplikationen

Zugänge gelegt, eine O_2-Maske übergezogen und dann i.v. ASS, Heparin als Bolus und ein Opiat zur Analgesie und Sedierung, bei pulmonaler Stauung Furosemid i.v.

β-Blocker und Nitro sind bei dem niedrigen RR mit hoher HF kontraindiziert! Diese würden die kardiogen labile Lage noch weiter verschlechtern! Ziel ist die Schadensbegrenzung. Der Herzmuskel soll so schnell wie möglich wieder mit Blut (sprich Sauerstoff) versorgt werden. Das Morphin soll Schmerz und Stress lindern und die Wirkung der anderen Maßnahmen somit unterstützen. Die Leute von der kardiologischen Intensiv wissen schon Bescheid, dass wir unterwegs sind. Im Herzkatheter erkennt man ein frisch thrombotisch verschlossenes Herzkranzgefäß, das per PTCA wieder geöffnet werden kann. In derselben Sitzung kann auch gleich ein Stent gesetzt werden. Anschließend kommt der Mann zur Überwachung auf Intensivstation.

Nur bei Patienten, die nicht rasch, das heißt innerhalb von maximal sechs Stunden nach Schmerzbeginn, im Herzkatheter-Labor landen, macht man stattdessen eine systemische Lyse, z. B. mit rtPA.

Weitere Infos

In den meisten Fällen ist ein Gefäßverschluss durch Ruptur einer atherosklerotischen Plaque die Ursache für die Minderdurchblutung des Myokards. Daher entsprechen die Risikofaktoren denen für Atherosklerose, sprich: familiäre Belastung, Diabetes mellitus, arterielle Hypertonie, Rauchen, Hypercholesterinämie etc. Weitere, allerdings extrem seltene Varianten sind eine Kokainüberdosis, Gefäßspasmen, CO- oder Zyanatvergiftungen. Letztendlich führt ein anhaltendes Missverhältnis zwischen O_2-Versorgung und Bedarf zum Untergang des Muskelgewebes, wobei man wieder unterscheiden kann zwischen transmuralen und nicht-transmuralen Infarkten, je nachdem, ob die gesamte Wanddicke betroffen ist oder bloß die Innenschicht. Klar geht so eine heftige Herzmuskelschädigung nicht ohne Komplikationen ab. Akut können Arrhythmien, Kreislaufversagen durch kardiogenen Schock, Herzwandruptur mit Tamponade, Papillarmuskelabriss und Perikarditis auftreten, zu den Spätkomplikationen gehört beispielsweise das Dressler-Syndrom. Dabei handelt es sich um eine Postinfarkt-Perikarditis, die zwar in Prüfungen ganz gern gefragt wird, insgesamt aber sehr selten ist.

Nicht jeder Infarkt macht sich so heftig bemerkbar. Heimtückisch sind vor allem die asymptomatischen, stummen Verläufe, für die besonders Diabetiker mit Neuropathie prädisponiert sind. Da bemerkt man es oft erst zufällig bei einem Routine-EKG, dass sich da was abgespielt hat. Und die richtig fetten Infarkte, bei denen ist dann oft gar nichts mehr zu machen: sofortiger Herztod. Generell am häufigsten betroffen sind übrigens laut Statistik Männer über 50. Allerdings holen Frauen nach den Wechseljahren ganz schnell auf. Östrogene haben nämlich einen cholesterin- und triglyzerid-senkenden Effekt.

Schwitz. Was 'nen Stress! In dem Fall lohnt sich der Stress: Das Zeit-fenster beim akuten Koronarsyndrom zur vollständigen Wiederherstel-lung der Herzmuskelfunktion beträgt so über den Daumen drei Stun-den. Nachdem der Rettungsdienst ja ganz zügig bestellt und auch flott da war, liegt der Mann jetzt ziemlich gut im Rennen, dass er völlig wiederhergestellt wird. Hoch befriedigt mache ich mich auf die Suche nach was Süßem zur Belohnung. Aber ich habe den frisch aus dem Schwesternzimmer geklauten Schokoriegel noch kaum angebissen, als Irmgard hysterisch kreischt – wieso ist die überhaupt noch da?? Gela-den kommt sie um die Ecke gebogen, den weißen Kittel unappetitlich besprenkelt. „Jetzt hat mir schon wieder einer vor die Füße gekotzt, jetzt reicht's!" Die Putzfrau hat das Drama mitgekriegt und wischt gerade die Reste auf.

Patient 11

Auf der Liege finde ich einen 43 Jahre alten Fußballtrainer, dem das Ganze ziemlich peinlich ist. Brav hält er seine Nierenschale zwischen den Händen und erzählt mir, dass er seit ungefähr zwei Stunden plötzlich von kurz anhaltendem Schwindel heimgesucht wurde. Mmmh.

RR 135/80, P 72, Temp. 37,2 °C.

Diagnose Patient 10: Akuter Myokardinfarkt.

DD-Vorüberlegungen

Fußballtrainer – ob der wohl einen Ball bisschen doller an die Birne gekriegt hat? Dann könnte es ja eine ganz banale Gehirnerschütterung sein: Auf Schlau heißt das natürlich **Commotio cerebri.** Schwindel und Erbrechen könnten passen, und wer weiß, wie heftig diese Jungs da so trainieren?

Ansonsten gibt es natürlich einen Haufen verschiedene Formen von Schwindel, die man da abklären muss: Schwindel ist ja immer eine subjektive Störung der Orientierung des Körpers im Raum. Geht die auf eine Ursache im Ohr oder genauer im Vestibularorgan zurück, spricht man konsequenterweise von **Vestibularschwindel, Ohrschwindel** oder auch **systematischem Schwindel.** Vom Patienten wird er, je nach genauer Ursache, als Dreh-, Schwank- oder Liftschwindel beschrieben. Es gibt viele verschiedene Ursachen, wie Morbus Menière oder der benigne paroxysmale Lagerungsschwindel, aber auch eine Neuritis vestibularis könnte sich so äußern. Klassische Untersuchungsmethoden zur Objektivierung sind der Romberg-Versuch, der Tretversuch nach Unterberger, die Gangabweichung mit geschlossenen Augen. Wichtigstes Untersuchungsinstrument ist die Frenzelbrille!

▶ **Benigner paroxysmaler Lagerungsschwindel:** anfallsartiger Drehschwindel, der durch kleine Partikel ausgelöst wird, die sich von den Otholiten im Utriculus abgelöst haben. Die schwirren da so rum im hinteren Bogengang, und sobald man sich bewegt, verändern sie ihre Position und gaukeln dem Gleichgewichtsorgan mordsmäßige Bewegungen vor. Deshalb tritt er auch besonders ausgeprägt morgens beim Aufrichten auf. Der benigne Lagerungsschwindel ist übrigens immer von einem Provokationsnystagmus begleitet, der die Seitenbestimmung zulässt und differentialdiagnostisch wichtig ist.

▶ **Morbus Menière:** Hätte der Mann neben seiner (Dreh-)Schwindelattacke auch noch einen Tinnitus mit Hörverlust, wäre das die klassische Symptomen-Trias. Zusätzlich leiden die Patienten im Anfall unter Nausea und Hyperhidrosis, außerdem kann man gelegentlich einen horizontal rotierenden Spontannystagmus beobachten. Die Ursache dieser Labyrintherkrankung ist nicht wirklich erklärt.

Aber es gibt natürlich auch noch den **zentralen, asystematischen Schwindel,** den man sich beispielsweise durch Läsionen oder Durchblutungsstörungen (z.B. TIA) im Hirnstamm oder Kleinhirn einhandeln kann. Bei jüngeren Patienten muss man auch immer an eine Multiple Sklerose denken, die ist in zarterem Alter die häufigste Ursache; und auch die Migräne kann einem schwindelig machen. Geh-, Steh-, Sitzschwindel und Schwarzwerden vor den Augen sind mögliche Ausprägungen, Ursachen können neben den genannten auch bilaterale Vestibularisschädigung, Akustikusneurinom, Hirnstammsyndrome, Enzephalitis, Meningitis, Hirntumoren oder Hirnabszess sein.

▶ **Akustikusneurinom:** Tumor des N. vestibularis am Kleinhirnbrückenwinkel oder im inneren Gehörgang. Der Patient leidet unter zunehmender Schwerhörigkeit, Ohrensausen, später auch Schwindel und Gleichgewichtsstörung. Die Abgrenzung zum M. Menière ist mittels otoneurologischer Tests (z.B. brainstem electric response audiometry, Fowler-Test) möglich. Zum definitiven Nachweis oder Ausschluss eines Akustikusneurinoms ist ein MRT des Hirnstammes und des Kleinhirnbrückenwinkels mit Kontrastmittel heranzuziehen.

▶ **Akute Labyrinthitis:** durch gute Behandlungsmöglichkeiten selten gewordene Komplikation der klassischen Mittelohrentzündung oder des Cholesteatoms. Symptome sind Drehschwindel, Erbrechen und Spontannystagmus zur kranken Seite (Reiznystagmus).

Außerdem kann so ein zentraler oder vestibulärer Schwindel auch **toxisch** hervorgerufen sein, beispielsweise durch verschiedene Medikamente wie Streptomycin, ASS, β-Blocker, Diuretika.

Anamnese & Befund

Die erste DD, von der ich mich im Untersuchungszimmer verabschieden muss, ist die Commotio. Der Mann schildert mir nämlich den Hergang seiner Beschwerden, und siehe da, so ein Trainer treibt sich mitnichten ständig auf dem Platz rum und schindet seine Leute: Er saß ganz harmlos an seinem Schreibtisch, als es ganz plötzlich losging. Er kann sich genau erinnern: Ihm war der Bleistiftspitzer runtergefallen, deshalb hat er sich runtergebeugt, um das Ding aufzuheben, und – zack! – dreht sich alles. So was habe er vorher noch nie gehabt. Er hat auch keine Ohrenschmerzen, kein Pfeifen oder Brummen im Ohr; Seh- und Hörleistung waren – und sind auch jetzt – nicht eingeschränkt. An ein Trauma kann er sich nicht erinnern. Die Untersuchung der Hirnnerven ist unauffällig. Ich bitte ihn, sich auf die Liege zu setzen und seinen Kopf etwa 45° zu einer Seite zu drehen. Dann soll er sich so zurück auf die Liege legen. Beim nach links gedrehten Kopf löst dieses Manöver (Hallpike-Test) sowohl Schwindel als auch Nystagmus aus, sprich: Der Test ist positiv für einen benignen paroxysmalen Lagerungsschwindel, bedingt durch Erkrankung des linken Vestibularapparats. Neben den Routinelabors ordne ich noch ein CCT an, um tumoröse Veränderungen auszuschließen.

Untersuchung & Ergebnisse

Labor und CCT sind ohne auffälligen Befund.

Diagnose

Therapie & Komplikationen

Durch wiederholte Lagerungsübungen kann man versuchen, die Otolithen wieder aus dem hinteren Bogengang, wo sie ja nicht hineingehören, hinauszuschaukeln. Bei den wenigen therapieresistenten Fällen kann man sich ggf. chirurgisch der lästigen Impulse aus dem betroffenen Bogengang entledigen.

Weitere Infos

Wenn man ein Anatomiebuch aufschlägt, dann sieht man da die Otolithen – manchmal werden sie auch Statolithen genannt – in so 'nem Gallertkissen im Utriculus eingebettet. Sie dienen als „Beschwerer" und verformen, wenn sie beschleunigt werden, durch ihre Trägheit das Kissen, auf dem sie sitzen. Das wiederum verbiegt Rezeptorhärchen, auf denen dieser Gallertpfropf aufsitzt. Aus welchen Gründen auch immer können sich nun Otolithen von ihrer gallertigen Unterlage lösen und in einen der Bogengänge (gewöhnlich den hinteren) verirren. Unser Hirn interpretiert Reizunterschiede zwischen den beiden Seiten als Drehung! So kommt's dann zum lagerungsbedingten Drehschwindel.

So mittlerweile hat Irmgard sich auch frisch geduscht in ihren wohlverdienten Feierabend abgesetzt. Inzwischen ist nämlich endlich – mit gehöriger Verspätung – Steffen eingetroffen und hat sie abgelöst. Und ihre schlechte Laune in vollen Zügen abgekriegt, was er aber ziemlich gelassen wegsteckt. Murmelt was von „Das war's mir wert, mich nicht vollkotzen zu lassen . . . "
Mahatma steht nebendran und hat den Mund schon auf, um sich über

Männer und Machos aufzuregen, da falle ich ihr ins Wort: „Hi, Mahatma! Ich glaube, das hier ist ein Fall für dich, hör doch mal: 52-jährige Frau mit zunehmend unangenehmen Hitzewallungen und verstärktem Schwitzen, besonders nachts. Außerdem hat sie zu nichts mehr so richtig Lust und wird von ihren Launen gebeutelt."

„Und wieso soll das nun ausgerechnet ein Fall für mich sein?"

„Klingt doch nach einem Blick in die Zukunft, oder? Hör dich an, zänkisches Weib, was war das denn schon wieder für ein Ton? Klingt doch, als hättest du deine Laune auch nicht so ganz im Griff?" Mahatmas Blicke können töten, ich wusste es schon lange. Sie schnappt sich die Akte, stürzt ihren Kaffee herunter und zischt: „Nur, wenn du mitkommst. Das willst du dir doch nicht entgehen lassen? Schwiegermutter-Feeling gratis?" Okay, das ist fair. Also auf ...

Patientin 12

Übrigens, die Vitalzeichen verraten nichts: RR 130/80, P 76, Temp. 37,1 °C.

DD-Vorüberlegungen

Offenbar hat Mahatma bei den geschilderten Beschwerden dieselbe Assoziation wie ich: **Menopause.** Die Ovarien spendieren jeden Monat mal rechts, mal links ein bis drei Eizellen, wovon in den meisten Zyklen dann eine in Zyklusmitte springt. Wenn die Ovarien aber irgendwann dieses Hobby aufgeben, lassen sie auch damit nach, Östrogene und Progesterone zu produzieren. Diese Umstellung der Hormonspiegel zu Beginn des Klimateriums kann zu einem heillosen psycho-vegetativen Durcheinander führen. Ist doch nichts Neues bei den Mädels, könnte ein eingefleischter Macho jetzt einwenden. Mag ja sein, aber hier ist es jetzt nicht nach einigen Tagen wieder vorüber: Emotionale Labilität, Hitzewallungen, Schweißausbrüche, Kopfschmerzen, schwindende Libido können länger anhalten und die Lebensqualität beeinflussen.

Na, trotz allem: Gerade das starke nächtliche Schwitzen sollte einen auch immer an einen **malignen Prozess** denken lassen. Weitere Warnzeichen sind ungewollter Gewichtsverlust, Abgeschla-

---

Diagnose Patient 11: Benigner paroxysmaler Lagerungsschwindel.

genheit, lokale oder generalisierte Lymphknotenschwellung oder Schmerzen. Diagnose wie immer per Anamnese, Tumormarker, bildgebende Verfahren etc.

Anamnese & Befund

Ihre letzte Periode war vor ca. sieben Monaten. Sie ist zwar ein bisschen mollig um die Hüften, aber definitiv nicht im siebten Monat schwanger. Was ihr neben den Stimmungsschwankungen und der Schwitzerei zu schaffen macht, ist der zunehmende Libidoverlust. Etwas verschämt fügt sie hinzu, dass sie nun auch immer auf Gleitcremes zurückgreifen müsste, weil irgendwie „alles so trocken" sei. Na, das treibt die sexuelle Laune sicher auch nicht gerade in die Höhe. Außerdem klagt sie über häufiges Brennen beim Wasserlassen.

Wir fragen sie, wann sie das letzte Mal zur jährlichen Vorsorgeuntersuchung beim Frauenarzt war, daran kann sie sich nicht erinnern …

Die körperliche Untersuchung überlasse ich Mahatma: Alles unauffällig bis auf den Gyn-Befund: eine atrophierte, gereizte Vagina (Colpitis senilis) ohne Zeichen einer akuten Infektion, z.B. durch Candida. Da schon lange kein zytologischer Abstrich gemacht wurde, schicken wir Material von Portio und Zervixkanal für den PAP-Abstrich ein (Vorsorgeuntersuchung auf Zervixkarzinom). Eine einfache (und billige!) Methode, den Hormonstatus im Klimakterium zu ermitteln, ist ein Abstrich von der seitlichen Vaginalwand. Dabei werden die Epithelzellen der Scheide auf ihren Reifegrad hin untersucht.

Also dann: Die Hormonspiegel von FSH und LH sind sicherlich deutlich erhöht, als Zeichen der peripheren Minderproduktion von Östrogen und Progesteron. Ist das zirkulierende Östradiol auf weniger als 20 pg/ml abgefallen, so ist nicht zu erwarten, dass nochmals vaginale Blutungen auftreten.

Untersuchung & Ergebnisse

FSH, LH, Cholesterin- und Blutfettwerte sind deutlich erhöht.

Diagnose

Therapie & Komplikationen

Hormonersatztherapie zur Behandlung der klimakterischen Beschwerden mit Progesteron/Östrogen-Kombi nach Aufklärung über die Risiken (Thrombose, Embolie, kein Schutz vor Herzinfarkt, Mamma- und Korpuskarzinom), außerdem Kalzium und Vitamin D zur Prävention der Osteoporose. Außerdem sollte die Gute ein bisschen Bewegung in ihr Leben bringen: Das stärkt die Knochen und die Waage freut sich auch.

Weitere Infos

Patientinnen mit Zustand nach Hysterektomie kann man Östrogene ohne Progesteron geben, da sie ja kein Endometrium mehr haben, das bei alleiniger Östrogen-Gabe entarten könnte. In den letzten Jahren sind bei groß angelegten Studien die Hoffnungen auf eine Primär- und Sekundärprävention von Herzinfarkten durch Hormonsubstitution nicht bestätigt worden – im Gegenteil, wie die WHO-Studie (2000) und die Nurses Health Study (2002) zum Entsetzen der Pharmaindustrie offenbart haben. Auch die Vorstellung, mit Hormonersatztherapie z. B. Alzheimer zu bändigen, hat sich nicht bestätigt. Heute werden in Deutschland deshalb mit den Frauen sehr vorsichtig individuelle Indikationen und Risiken besprochen. Außerdem sollte nach einer gewissen Zeit ein Auslassversuch gemacht werden, um zu schauen, ob die klimakterischen Beschwerden weiterhin bestehen.

Nach der Menopause wird die Östrogenproduktion durch die Umwandlung des adrenalen Androstendion in den peripheren Fettzellen übernommen. In westlichen Nationen tritt das Klimakterium (= Menopause) im Durchschnitt mit 51 Jahren ein.

Wer kommt denn da: Auf den ersten Blick sieht der aus wie Karl der PJler von der Chirurgie. Aber ein bisschen blass um die Nase ist er, und auch der Gang ist nicht mehr annähernd so forsch-großkotzig wie sonst. Er kommt eher leicht gekrümmt dahergeschlichen. Die Aura der Arroganz, die ihn sonst umwehte, hat sich auf wundersame Weise verflüchtigt – das sollte einem echt Sorgen machen: Der sieht wirklich krank aus.

Diagnose Patientin 12: Menopause.

Patient 13

Anamnese & Befund

Wie sich rasch herausstellt, kommt er diesmal nicht in seiner Eigenschaft als nerviger PJ, sondern als Kunde in die Notaufnahme. Er wird nämlich von abdominellen Krämpfen geschüttelt, ergänzt von wässrig-schleimigen Durchfällen, Übelkeit und Erbrechen.

RR 110/70, P 104, Temp. 39,2 °C.

Auf Nachfrage gesteht er leicht zerknirscht, dass er in der vergangenen Woche an einer eitrigen Sinusitis laboriert habe. Die habe er durch Selbstbedienung am Medikamentenschrank der Station in den Griff kriegen wollen. Drei 300-mg-Kapseln Clindamycin pro Tag hat er sich selbst verordnet.

Der Bauch des jungen Kollegen ist in allen vier Quadranten diffus druckschmerzhaft; die Darmgeräusche sind sehr schwach. Der sonstige körperliche Befund ist unauffällig.

DD-Überlegungen

Eines steht fest: Hier tobt 'ne Enterokolitis. Fragt sich nur, auf wessen Konto die geht. Ich persönlich halte bei dieser Vorgeschichte eine **Antibiotika-assoziierte Kolitis** für den heißesten Favoriten. Wie der Name schon sagt, sind bei der Genese Antibiotika im Spiel. Die metzeln schließlich meist auch die natürliche Darmflora hin. Clostridium difficile hat unter diesen Bedingungen leichtes Spiel und macht sich breit. Im schlimmsten Fall tut er das in Form der so genannten **pseudomembranösen Kolitis,** bei der es zu schleimigen und blutigen Durchfällen kommt. Das Ganze ist toxinvermittelt: Toxin A verursacht einen vermehrten Flüssigkeitsaustritt in den Darm (= Enterotoxin); Toxin B ist ein Zytotoxin und zerstört die Darmmukosa. Beide zusammen wirken hämorrhagisch. Hat man die Clostridien – bzw. ihr Toxin – im Stuhl mittels ELISA nachgewiesen, kann man der Infektion mit Hilfe von Metronidazol oder Vancomycin Herr werden. Das verursachende Antibiotikum wird natürlich abgesetzt.

Dann also jetzt mal Nägel mit Köpfen: Blutbild, Stuhluntersuchung auf pathogene Darmkeime und ELISA zum Nachweis von Clostridium-difficile-Toxin A im Stuhl. Ansonsten ist die beste Untersuchung die direkte Aufsicht: Rektoskopie/Sigmoidoskopie, die kommt also auch noch ins Programm.

Untersuchung & Ergebnisse

Volltreffer! Im Stuhl macht der ELISA Toxin A von Clostridium difficile dingfest, außerdem gibt's da massig Erys und Leukos. Blutbild: Leukos 16 400 mit 88 % Granulozyten. Und der Blick durch die Röhre zeigt weißgelbe Plaques auf einer ödematös-entzündlich gereizten Mukosa. Sozusagen Pseudomembranen aus dem Bilderbuch.

Diagnose

Therapie & Komplikationen

Clindamycin absetzen! (Und in diesem speziellen Fall vielleicht noch eins auf die Finger?) Dann eine erneute Antibiose – diesmal mit Metronidazol – einleiten. In Einzelfällen wird auch auf Vancomycin gesetzt, allerdings besteht dabei die Chance, dass man sich damit Vancomycin-resistente Enterokokken heranzüchtet. Das ist deshalb problematisch, weil es für Vancomycin – im Gegensatz zu Metronidazol – kein Alternativ-Antibiotikum gibt; Resistenzen können hier lebensbedrohlich werden! Und nicht vergessen: ordentlich E'lyte und Flüssigkeit substituieren!

Weitere Infos

Immerhin 3–10 % aller Erwachsenen beherbergen Clostridium difficile in ihrem Darm; die werden aber problemlos von der gesunden Darmflora in Schach gehalten. Deshalb fällt auch deren Produktion von Toxin A und B nicht ins Gewicht. Anders sieht das aus, wenn diese Normalflora antibiotisch abgeschlachtet wird. Am häufigsten führen Antibiotika wie Clindamycin, Ampicillin, Cephalosporine zu dieser „Entgleisung". Es kommt dann zur Bildung einer Pseudomembran aus Lymphozyten, Fibrin, Mukosa und nekrotischen Zellen auf einer sehr hyperämischen und entzündlich geschwollenen Darmschleimhaut. Unbehandelt drohen schwere Komplikationen wie Sepsis, Kolonperforation, toxisches Megakolon.

Und weiter im Text ...

In dem Untersuchungszimmer, das ich als nächstes betrete, nimmt mich erst mal keiner wahr. Der Achtjährige und seine Mutter sind gerade in eine hitzige Diskussion vertieft, bei der es offenbar darum geht, dass der Filius sauer ist, dass seine Mutter ihn am Nachmittag zu uns schleppt, statt ihn zum Fußballtraining zu lassen. Offenbar wäre ihm ein schulfreier Vormittag hier bei uns lieber gewesen. Na, daraus schließe ich doch jetzt messerscharf, dass hier wohl kein ganz lebensbedrohlicher Notfall vorliegt. Ein Blick ins Aufnahmeblatt verrät, dass es perianaler Juckreiz ist, der das Kind hertreibt (oder die Mutter zum Hertreiben motiviert, je nachdem, wie man es betrachtet). Nachts übrigens stärker als tagsüber. Vitalzeichen sind unauffällig.

DD-Vorüberlegungen

Dieser nächtlich verstärkte perianale Juckreiz würde ganz gut zu einer Infektion mit **Enterobius vermicularis** oder Oxyuris passen; seine Freunde dürfen auch Madenwurm zu ihm sagen. Das Kerlchen ist als Darmparasit gerade bei den Kleineren ganz schön weit verbreitet. Man fängt ihn sich ein, indem man erst mal seine Eier verschluckt. Die Larven nisten sich dann in der Schleimhaut von Dünn- und Dickdarm ein und wachsen dort zu Würmern heran. Die Weibchen wandern in Richtung After und legen dort ihre Eier ab – das ist es, was diesen unangenehmen Juckreiz verursacht. Aus unerfindlichen Gründen tun sie das wohl bevorzugt nachts. Ansonsten kann einem die Infektion noch Durchfall und nervöse Störungen bescheren. Die Diagnose stellt man übrigens ganz elegant: mit einem über den Anus geklebten Tesastreifen nämlich, an dem die Eier kleben bleiben.

Natürlich könnte auch ein popeliges **Analekzem** die Ursache für den Juckreiz sein. Ursachen sind unterschiedlich und reichen von Hämorrhoiden über Mykosen bis hin zu Morbus Crohn. In der Öffentlichkeit suchen Betroffene oft eine unbeobachtete Gelegenheit, sich durch die Kleidung hindurch ordentlich hinten die Kimme zu kratzen. Die akute Form zeigt Rötungen, Kratzspuren und oft eine sekundäre Superinfektion mit Schuppung. Bei der chronischen Variante kommt es oft zur Verdickung der Haut und tiefen Ulzerationen.

Sitzt eine Entzündung etwas höher, in der Mastdarmwand, nennt man das **Proktitis**. Sie kann unterschiedliche Ursachen haben, wie

Colitis ulcerosa, Strahlenbehandlung, Abführ- und Nahrungsmittel. Sie kann bei Kindern auch ein Zeichen der Penetration bei sexuellem Missbrauch sein. Der Patient klagt über Durchfall mit Blut und Schleim.

Außerdem ist die Analfalte eine der Prädilektionsstellen der Schuppenflechte, **Psoriasis**. Die Erkrankung ist charakterisiert durch überschießende Proliferation der Epidermis. Die typischen Herde sind gerötet, mit weißen Schuppen, die sich abziehen lassen. Diagnostisches Phänomen der Altvordern ist das Zeichen des „blutigen Taus": Zupft man die Schuppen bis zum letzten Häutchen ab, evoziert man damit eine punktförmige Blutung darunter. Dieser Test ist heute aber eher von historischem Interesse. Da die Hautläsionen mechanisch getriggert werden können, ist klar, weshalb sie sich bevorzugt an Ellbogen, Knien, behaartem Kopf, Handteller, Fußsohlen und Körperfalten ausbreiten. Juckreiz gehört zwar nicht zu den obligatorischen Zeichen, kommt aber vor. Das Ganze gibt es in akut und chronisch, und zumindest die Prädisposition wird vererbt. Kommen dann Trigger wie Infekte, Stoffwechselstörungen, Irritation, Klimaveränderungen oder so dazu, geht's los.

Anamnese & Befund

Das Kind ist altersentprechend entwickelt und sämtliche Impfungen sind „up to date". Der Anus sowie die perianale Haut sind gereizt und leicht aufgeschürft.

Also, zunächst vom jungen Patienten eine Stuhlprobe anfordern und auf Parasiten/Würmer untersuchen. Dann noch einen Streifen Tesafilm auf den Anus, wieder abziehen und auf einen Objektträger kleben.

Untersuchung & Ergebnisse

Die Stuhluntersuchung ist negativ auf Parasiten und ihre Eier, kleine weiße Würmer sind auch nicht zu sehen. Aber am Klebestreifen, der in der Mikrobio mikroskopiert wird, hängen Eier von Enterobius vermicularis. Na also.

Diagnose Patient 13: Pseudomembranöse (Antibiotika-assoziierte) Kolitis.

Therapie & Komplikationen

Den Würmern kann man mit Albendazol, Mebendazol oder Pyrantel den Garaus machen. Weitere Bedingung ist absolute strikte Hygiene, das heißt, nicht mit den Fingern kratzen, Unter-, Nacht- und Bettwäsche sofort in die Kochwäsche geben, damit die noch ausgeschiedenen Eier nicht wieder zur Reinfektion führen können! Außerdem muss die Therapie nach zwei Wochen wiederholt werden, weil bis dahin die nächste Generation von Würmern herangewachsen ist, die sich beim ersten Therapiezyklus noch sicher verwahrt in ihren Eiern befunden hatten. Auch wichtig: Alle Familienmitglieder sollten einen Tesafilmtest machen, denn häufig ist der Madenwurm gleich in der ganzen Familie zu Hause, und dann können von anderen (auch asymptomatischen) Personen wieder Reinfektionen ausgehen.

Weitere Infos

Die Wurm-Muttis, die ihr Lager hauptsächlich im Rektalbereich aufgeschlagen haben (da hamses schließlich nicht so weit bis zum Ausgang!), machen sich nachts auf den Weg und legen ihre Eier draußen vor der Rosette ab. Der Wirt registriert das als Juckreiz, dem er sich – je nach Selbstdisziplin – mehr oder weniger ungebremst hingibt. Der Effekt sind Wurmeier an den Fingern und unter den Nägeln, die er, wenn er's mit der Hygiene nicht wirklich supergenau nimmt, mit dem Frühstücksbrötchen gleich wieder verspeist. Der Infektionsmechanismus erklärt, warum die Würmchen sich besonders gern bei kleineren Kindern verbreiten: Fassen alles an, stecken's in den Mund, für die Wurmeier quasi der Hauptbahnhof, so kommen sie dann auch zu neuen Wirten. Ein Zyklus dauert etwa sechs Wochen. Ohne suffiziente Therapie kann die Infektion chronisch werden, das kann extrem unangenehm sein. Wenn man Glück hat, verziehen sich die Würmer aber von selber wieder.

So, allmählich leert sich das Wartezimmer. Drei Patienten kann ich darin noch ausmachen, von denen sich Robert den einen, Paul mit Mahatma im Schlepptau den anderen schnappt. Bleibt das Ehepaar mit der kleinen Tochter für mich.

Patientin 15

Anamnese & Befund

Zweieinhalb Jahre ist die junge Dame alt. Ihre Eltern sind sehr besorgt, weil sie hellrotes Blut in der Windel der Kleinen festgestellt haben. Krankheiten oder sonstige Auffälligkeiten wissen die beiden nicht zu berichten.

Das Mädchen scheint zwar ein bisschen schüchtern, aber beim besten Willen nicht von Schmerzen geplagt. Palpation, Perkussion und Auskultation des Abdomens bringen sie zum Lachen und sind absolut unauffällig. Auskultatorisch vielleicht allenfalls eine erhöhte Peristaltik. Aber sie wirkt insgesamt etwas blass.
RR 80/55, Puls 160, Temp. 37,2 °C.

DD-Überlegungen

Diagnostisch wichtig ist, dass die kleine Patientin keinerlei Schmerzen verspürt! **Leistenhernien, Malrotation mit Darmverschlingung (Volvulus), hypertrophische Pylorusstenose** oder **nekrotisierende Enterokolitis** gehen alle mit massiven gastrointestinalen Beschwerden und/oder Schmerzen einher.

Typisch für eine schmerzlose rektale Blutung im präsentierten Alter ist und bleibt das **Meckel-Divertikel!** (Allerdings kann so ein Meckel-Divertikel auch die typischen Unterbauchbeschwerden einer Appendizitis imitieren. Deshalb muss bei jeder Appendektomie, vor allem im Kindesalter, ein Meckel-Divertikel ausgeschlossen, d. h. der Dünndarm inspiziert werden – echte Chirurgen nennen das „meckeln".)

Folgende Untersuchungen sollten zum Abklären reichen: Labor mit BB, Hämoccult und Dünndarmkontrastaufnahme. Zum Abrunden noch ein Tc-Scan, bei dem sich das Technecium in der gastrischen Mukosa anreichert. Da so ein Meckel-Divertikel gerne mal in Kombination mit entero-ureteralen Fisteln auftritt, ist auch ein Pyelogramm sinnvoll. Wichtig ist jedoch immer die klinische Untersuchung.

Diagnose Patient 14: Infektion mit Enterobius vermicularis, dem Madenwurm.

Untersuchungen & Ergebnisse

	Befund	Normwerte
Leukos/µl	14 000	4300–10 000
Granulos (%)	84	42,0–75,0
Hb (g/dl)	6,2	12,0–16,0
Hkt (%)	26	37,0–46,0
Erys/nl	3,4	4,4–6,0
Stuhl	häm (+)	–

Die Dünndarmkontrastdarstellung lässt das Divertikel als solches gut erkennen. Im Tc-Scan sieht man ganz deutlich die pathologische Anreicherung im Bereich des Ileums, das heißt, dass sich dort Magengewebe befindet, wo es definitiv nicht hingehört. Das Pyelogramm ist aber unauffällig.

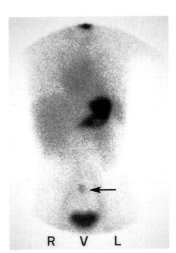

Abb. 6: Tc-Scan. Der Pfeil zeigt auf einen Herd, der neben Magenschleimhaut und Harnblase eine Mehranreicherung aufweist.

Diagnose

Therapie & Komplikationen

Chirurgische Entfernung ist angesagt! Nix tun is nich, denn als mögliche Komplikation winken einem fiese Geschichten wie

51

Darmblutung (mitunter massiv), Darmperforation, Invagination, Obstruktion, omphaloenterische Fistelbildung (dann nimmt ein Teil vom Darminhalt die Abkürzung zum Nabel raus), Volvulus, Divertikulitis (akut oder chronisch). In sehr seltenen Fällen können sogar Adenokarzinome, Leiomyome oder Karzinoide entstehen.

Intraoperativ lassen sich Meckel-Divertikel leicht von Doppelfalten der Mukosa und Pseudodivertikeln dadurch unterscheiden, dass sie ausnahmslos antimesenterial, also gegenüber der mesenterischen Schleimhautseite, lokalisiert sind. Kein Wunder, wenn man sich die embryologische Entwicklung des Divertikels mal anschaut.

Da die Meckel-Schleimhaut, wie es sich für Magengewebe gehört, fleißig Salzsäure sezerniert, für die die Ileumschleimhaut definitiv nicht gerüstet ist, kommt es gleich gegenüber der Öffnung dieser Fehlbildung gewöhnlich zu Ulzerationen. Sind Ulzera vorhanden, werden diese mitreseziert.

Weitere Infos

Das Meckel-Divertikel ist auch als Ductus vitellinus oder als Ductus omphaloetericus bekannt. Da gab's doch mal so was in der Embryovorlesung … Richtig: Die Verbindung zwischen embryonaler Darmanlage und Nabelschnur schließt sich gewöhnlich so um die sechste Woche in der Embryonalentwicklung rum. Oder sollte das zumindest, nur manchmal läuft da halt ein bisschen was schief, genau betrachtet ist das gar nicht mal so selten: Das Meckel-Divertikel ist so ziemlich die häufigste angeborene Fehlbildung des Verdauungstraktes. In dem Fall produziert das Teil dann fleißig Magensäure, die auf Dauer zum Ulkus im Ileum führt.

Die Angelsachsen haben übrigens eine leicht zu merkende Faustregel, die so genannte „Rule of 2's":

▶ betrifft 2 % der Population
▶ befindet sich durchschnittlich etwa 2 Fuß (ca. 0,6 m) proximal der Ileozökalklappe (im Ileum also!)
▶ ist etwa 2 Inches (ca. 6 cm) lang
▶ trägt 2 unterschiedliche Arten Mukosa (pankreatisch und gastrisch)

Und noch was für's Vokabelheft: Falls sich diese Struktur als Hernie verfängt, wird sie als Littré-Hernie bezeichnet.

Diagnose Patientin 15: Meckel-Divertikel mit begleitender Anämie wegen des chronischen Blutverlusts.

In voller Feierabendlaune trete ich auf den Gang, aber Moss entgeht nichts. Souverän nimmt er mich in Empfang mit: „Nee, nee, so ganz fertig sind wir hier noch nicht. Zimmer drei, der Herr ..." Na gut, überredet.

Patientin 16

28-jährige Wirtschaftsberaterin klagt über ein Druckgefühl, das sie seit ein paar Monaten mit zunehmender Stärke in ihrem Unterbauch spürt. Seither kämen ihre Regelblutungen ganz unregelmäßig, zuletzt vor zehn Tagen.

RR 120/80, P 64, Temp. 36,8 °C. Ziemlich schlank ist sie auch: 174 cm bei 55 kg.

DD-Vorüberlegungen

Druckgefühl im Unterbauch und unregelmäßige Periode, da wäre eine **Schwangerschaft** nicht ausgeschlossen. Die Blutung schließt diese Diagnose nicht aus: Es kommen häufiger mal zu Beginn der Schwangerschaft noch Schmierblutungen vor, die den Frauen eine Regelblutung vorgaukeln.

Entsprechend wäre natürlich auch eine **Extrauteringravidität** im Angebot, also eine Schwangerschaft, bei der sich das Ei außerhalb des Uterus eingenistet hat.

Möglicherweise macht sich hier aber auch eine **Ovarialzyste** bemerkbar. Je nachdem, aus welchem Gewebe sie entstehen, unterscheidet man Follikelepithelzysten (aus einem Follikel, der nicht geplatzt ist) und Corpus-luteum-Zysten (aus einem zystisch umgewandelten Corpus luteum). Mit ca. 70 % sind diese funktionellen Zysten die häufigsten Ovarialtumoren und machen sich mit Druck und Völlegefühl im Unterleib, häufig auch mit Blutungsstörungen bemerkbar. Gelegentliches Ziehen oder Stechen kann auch vorkommen. Die Symptome würden hier also ganz gut passen. Die Diagnose kann man per Sonographie dingfest machen. Da sieht man glattwandige monozystische Gebilde mit echoleerem oder echoarmem Binnenecho. Die Dinger sind im Grunde harmlos, wichtig jedoch ist die Abgrenzung zu bösartigen Neubildungen des Ovars. Das ist manchmal schwierig, aber der Ultraschall und bei Bedarf die Bestimmung der Tumormarker CEA und CA 12-5 helfen weiter.

Eine weitere Möglichkeit wäre ein **Teratom.** Von denen gibt es reife und unreife. Unreife Teratome bestehen aus Zellen niederer Differenzierung. Niedrig differenziert bedeutet, dass sie sich sehr weit entdifferenziert haben und in Richtung Malignität gehen. Natürlich können sie sich nicht mehr hochdifferenzieren! Wie im echten Leben spielt dabei die Herkunft kaum eine Rolle: embryonal, mesenchymal, epithelial – alles kommt vor. Prinzipiell können sie überall auftreten, an den Ovarien respektive den Hoden, vom Nasen-Rachen-Raum über den Steiß (als Steißteratom) bis hin zum Gehirn. Die Symptomatik hängt davon ab, wo die Kerle ihr Lager aufgeschlagen haben: Im weiblichen Unterleib würden die geschilderten Beschwerden schon passen. Diagnose per Ultraschall, gegebenfalls CT.

Ein reifes Teratom wird als **Dermoid** bezeichnet. Es stammt von pluripotenten Zellen aller drei Keimblätter ab (also Endo-, Meso-, Ektoderm) und kann deshalb Gewebe von allen Sorten aufweisen. Es ist als Zyste meist mit Epidermis ausgekleidet und kann Talg, Haare, Zähne und sogar Knochen enthalten, selten auch hochdifferenziertes Gewebe wie hormonproduzierende Schilddrüsenzellen, was dann als „Struma ovarii" bezeichnet wird. Es ist benigne und tritt meist an den Ovarien auf, aber manchmal auch am Gehirn. Allerdings führt es nur ganz selten mal zu Blutungsstörungen. Diagnose per Ultraschall bzw. CT. Dermoide müssen auf jeden Fall vollständig entfernt werden, auch um malignes Wachstum auszuschließen. Meist können sie laparoskopisch entfernt werden. Wenn sie sich nicht problemlos aus dem betroffenen Ovar ausschälen lassen, muss der gesamte Eierstock entfernt werden.

Die oben beschriebene **Struma ovarii** ist übrigens sehr selten. Daher gehört die Bestimmung der Schilddrüsenhormone, v.a. bei fehlender Symptomatik, nicht zur Primärdiagnostik eines Ovarialtumors.

Anamnese & Befund

Die Gute berichtet, dass bis vor einigen Monaten ihre Periode auf den Tag genau und regelmäßig war. Das weiß sie genau, denn sie verhütet mit der Temperaturmethode; ansonsten praktiziert ihr Freund den berühmten Koitus interruptus (also ich fass es irgendwie nicht! Diese Methode ist offenbar so schlecht wie unausrottbar, das sollte sich doch langsam echt rumgesprochen haben ...).

Bei der Palpation ertaste ich eine gut verschiebliche Raumforderung im linken Unterleib. Der restliche Befund ist normal.

Als Erstes kommt jetzt mal ein Schwangerschaftstest – sicher ist sicher – und natürlich der Ultraschall und evtl. danach die Röntgenübersicht. Neben dem Routinelabor kommt noch ein Kreuz an die Gerinnungsparameter PT/PTT und Quick sowie zum guten Schluss eine Urinanalyse.

Untersuchung & Ergebnisse

Beim Ultraschall lässt sich eine Zyste links vor dem Ligamentum latum (eine peritoneale Umschlagfalte, die den Uterus umhüllt) lokalisieren. Das Sonogerät zeigt in dieser Raumforderung (14 cm Durchmesser) schalldichte Strukturen (Zähne, Knochen). Sonst weit und breit keine Anzeichen für eine Schwangerschaft, keine fetalen Herzaktionen oder so. Schwangerschaftstest ist auch negativ, Routinelabor, Gerinnung und Urin sind normal. Auf der Beckenübersicht sieht man strahlendichte Strukturen im linken Unterbauch.

Diagnose

Therapie & Komplikationen

Das Ding muss raus. Eine Komplikation kann die Stieldrehung des Ovars sein. Dabei zieht die Dermoidzyste der Schwerkraft gehorchend am Ovar und verdreht es samt Stiel. Die Folgen kann man sich unschwer ausdenken: abgewürgte Gefäße, Schmerzen, ischämische Nekrose . . .

Weitere Infos

Wichtig ist, bei der Op. auch die andere Seite noch mal genau unter die Lupe zu nehmen, damit man da nichts übersieht. In 10–20 % kommt so ein Dermoid am Ovar nämlich beidseits vor. Die Teile können bis zu Handballgröße erreichen und machen rund ein Viertel aller ovarialen Tumoren aus, wenn man die funktionellen Zysten nicht mitzählt. Die sind eben nur funktionell und keine echten Neubildungen. Dermoidgeschichten machen sich bevorzugt zwischen dem 20. und 40. Lebensjahr bemerkbar.

So, das war's jetzt aber. Sogar Moss lässt mich jetzt anstandslos verduften, Mahatma ist schon fort. Robert hat Dienst, ist aber nirgends zu sehen. Wenn mir also niemand tschüss sagen will, geh ich halt so ... Bis morgen.

►► Was habe ich heute gelernt?

- Endometriose ► Gebärmutterschleimhaut, wo sie nicht hingehört, macht Dysmenorrhö, je länger je mehr
- Botulismus ► der Countdown läuft: unbehandelt Atemlähmung in rund acht Tagen
- Aortenisthmusstenose ► Blutdruck oben wie irre, aber unten kommt nix an
- Creutzfeldt-Jakob-Krankheit ► selten, aber kommt vor
- Hypochondrie ► trotzdem müssen organische Sachen ausgeschlossen werden, selbst Hypochonder können mal was kriegen
- Dyskinesia tarda ► tritt nach langfristiger Neuroleptika-Einnahme auf
- transitorische ischämische Attacke ► hart am Schlag vorbei, aber ein ernst zu nehmender Vorbote
- hintere Schulterluxation ► wenn's rezidiviert, muss man die Rotatorenmanschette kitten
- Gallenstein-Ileus ► ein Grund, warum man Gallenstein-Blasen auch asymptomatisch ruhig operieren darf
- Myokardinfarkt ► hier ist keine Zeit zu verlieren, wenn man das Herz retten will
- benigner Positionsschwindel ► ein harmloses Steinchen im Vestibularorgan täuscht dem Hirn die Achterbahn vor
- Klimakterium ► Schweißausbrüche und Stimmungsschwankungen, klingt ja wie im Bilderbuch
- Antibiotika-assoziierte pseudomembranöse Kolitis ► sich unkritisch mit Antibiotika vollpumpen kann echt ins Auge gehen
- Madenwurm-Infektion ► Selbstinfektion vom Popo über die Finger in den Mund, guten Appetit
- Meckel-Divertikel ► häufigste Ursache schmerzloser gastrointestinaler Blutungen bei Kleinkindern
- Dermoidzyste des Ovars ► da kann alles drin sein, sogar Haare auf den Zähnen, muss aber raus!

Diagnose Patientin 16: Dermoidzyste des Ovars.

DIENSTAG

Als ich morgens die Notaufnahme betrete, steht Robert völlig abwe-send im Aufenthaltsraum und rührt seinen Kaffee um. Der trinkt doch sonst schwarz mit nix?? Dauert ein bisschen, ehe er mich registriert. Mann, echt neben der Kappe, der Alte. Offenbar hatte er eine heftige Nacht. Unvermittelt fängt er an zu erzählen:

Patient 1

„Da waren gerade die Sanis und ha'm uns einen Säugling gebracht. Gerade mal zwei Monate alt. Die Mutter hatte ihn leblos im Bett gefunden. Der Doc vom Rettungsdienst konnte auch nur noch den Tod des Kleinen feststellen. Dabei war der Wurm vorher völ-lig gesund. Und angesehen hat man ihm auch nix, sah ganz friedlich und niedlich aus, wie so'n normales Baby halt. Zwieback-Werbung und so. Ich pack das einfach nicht. Mir will's nicht aus dem Kopf gehen, was das wohl gewesen sein könnte.

DD-Vorüberlegungen

Auf den ersten Blick denkt man natürlich gleich an **SIDS** (Sudden Infant Death Syndrome), den plötzlichen Kindstod. Er tritt schein-bar aus völliger Gesundheit ein, und meistens kann man die Ursa-che dafür nicht dingfest machen. Immerhin hat man seit Anfang der 90er-Jahre die Bauchlage als Risikofaktor erkannt. Seit die kon-sequente Lagerung auf dem Rücken als Schlafposition für Säug-linge propagiert wird, hat die SIDS-Häufigkeit in vielen Ländern deutlich abgenommen. Nicht selten hat das Baby auch eine Atem-wegsinfektion, die aber kaum Symptome macht. Aber weiß man's? Was mich nicht loslässt, ist die Möglichkeit, dass da ja auch jemand nachgeholfen haben könnte. **Kindesmisshandlung** ist

57

schließlich häufiger als man wahrhaben will. Okay, aktive Misshandlung, Schläge und so, da hätte man blaue Flecken gesehen. Die hatte das Kerlchen nicht. Aber wenn eine überforderte Mutter ihr Schreikind mittels Kissen „ruhig stellt", macht das keine Hämatome ... Und dann wäre ja auch noch die passivere Form der Misshandlung, die Vernachlässigung. Würde das Kind noch leben, könnte man eventuell anhand seines Verhaltens Rückschlüsse ziehen; die Kinder sind oft verschüchtert, ängstlich, sehr still. Auch Schlaflosigkeit, Enkopresis, Enuresis bis hin zu Affektkrämpfen treten bei ihnen häufiger auf. – Da grinst er mich kurz an und sieht wieder ganz aus wie der Alte: „Na schön, Enuresis und Co. wären auch zu Lebzeiten bei diesem Patienten hier kein besonders sicheres Zeichen gewesen ... " Aber dann wird er gleich wieder ernst.

„Und so richtig abgefahren ist die Kiste mit dem **Münchhausen-Stellvertreter-Syndrom,** du weißt schon, so ähnlich wie beim Münchhausen-Syndrom, bei dem der Betroffene krankhaft lügt und beispielsweise durch falsche anamnestische Angaben und eindringliche Schilderung oder auch durch entsprechende medikamentöse Manipulation an sich selbst eine Erkrankung vortäuscht, um dadurch ins Krankenhaus aufgenommen zu werden („wandernde Patienten'). Hab' vor kurzem von einer Patientin mit Pseudologia phantastica gehört, die hat's sage und schreibe auf knapp 200 Hospitalisierungen in weniger als zehn Jahren gebracht. Das Fatale am Münchhausen-Stellvertreter-Syndrom ist, dass sich die Betroffenen hier nicht selbst krank reden oder machen, sondern ihre Aufmerksamkeit darüber beziehen, dass sie Schutzbefohlene erkranken lassen. Das ist echt 'ne ganz schlimme Sache.

Aber egal, richtig weiterhelfen kann hier nur die Obduktion. Die sollte in jedem Fall angestrebt werden, und genau genommen ist sie ja sogar Pflicht: Schließlich kann hier keiner so aus dem Stand und guten Gewissens eine natürliche Todesursache bescheinigen, gell? Und wenn's ein SIDS war, dann sind damit ja auch die Eltern gewissermaßen entlastet.

Anamnese & Befund

Apropos Eltern: Die Mutter ist selbst noch ein Kind: 17 Jahre alt – aber Kettenraucherin. Vor der Schwangerschaft hatte sie sich eine Infektion mit Treponema pallidum zugezogen. Das Baby hat sie zum Schlafen immer ganz warm eingepackt und dann grundsätzlich auf den Bauch gelegt, für den Fall, dass es mal nachts spuckt.

Ich unterbreche Roberts Redefluss: „Jetzt rufen wir doch mal bei den Pathologen an. Die haben sich das Kind doch sicher schon angeschaut, vielleicht können die dir ja was sagen. Du bist ja echt völlig durch den Wind!"

Untersuchungen & Ergebnisse

Wird gemacht. Und siehe da: Der Rechtsmediziner bescheinigt bei der Autopsie, dass das Kind schon mindestens seit drei Stunden tot gewesen sein muss, bevor die Mutter es gefunden hat. Hinweise für Erstickung, wie beispielsweise Petechien, hat der Gerichtsmediziner nicht gesehen, auch sonst keinerlei Anzeichen für das Einwirken von Gewalt.

Diagnose

Therapie & Komplikationen

Alles, was hier noch an Therapie möglich ist, gilt den Hinterbliebenen, die gewöhnlich unter starken Schuldgefühlen leiden.

Weitere Infos

Etwas mehr als 0,1 % der Lebendgeburten erleiden den plötzlichen Kindstod. Am häufigsten tritt er zwischen dem zweiten und fünften Monat auf, bevorzugt in den Wintermonaten.

Eine klare Ursache des SIDS wurde bisher nicht gefunden, es gibt zahlreiche Theorien. Nach einer interessanten neueren Untersuchung könnten Anomalien der Vertebralarterien eine Rolle spielen. Dies würde auch das Risiko bei Seitwärtsdrehung des Kopfes in Bauchlage erklären. Folgende (epidemiologische) Risikofaktoren scheinen eine Rolle zu spielen: das Schlafen in Bauchlage, Rauchen der Mutter, Nichtstillen oder frühes Abstillen, Überwärmung des Kindes, auch Frühgeburtlichkeit.

Entsprechend lauten die Präventions-Empfehlungen, dass man das Kind zum Schlafen auf den Rücken legen sollte (in den USA gibt's den Slogan „back to sleep"). Günstig ist außerdem, spätestens in der Schwangerschaft mit dem Rauchen aufzuhören und auch das Baby nicht passiv mitrauchen zu lassen. Stattdessen sollten die Babys möglichst gestillt werden und nicht zu warm angezogen und/oder in kühlen Räumen liegen. Besonders gefährdet sind übrigens Kinder besonders junger Mütter, ein Grund mehr, mit der Familienplanung erst nach dem 20. Lebensjahr anzufangen.

Säuglingen, die ein „near-SIDS"-Ereignis überlebt haben, empfiehlt man eine häusliche Monitorüberwachung.

Robert steht in Gedanken versunken und rührt immer noch in seinem Kaffee, der ist doch mittlerweile sicher eiskalt!

Patientin 2

Aber die Schweigeminute wird jäh von dem Geschrei eines kleinen Mädchens unterbrochen, das auf dem Arm des Vaters hereingetragen wird. Der Anblick der vielen weißen Kittel schüchtert sie sichtlich ein – das Geheul verstummt abrupt. Das Mädchen ist sechs Jahre alt und hat starke Schmerzen im rechten Ellenbogen, vor allem bei Bewegung, weshalb sie ihn in Streckung und mit pronierter Hand dicht an ihrem Körper hält. Deformiert ist der Arm aber nicht, und auch sonst scheint das Kind ganz gesund zu sein.

DD-Vorüberlegungen

Bevor ich nicht weiß, wie die Kleine an die Schmerzen gekommen ist, kann ich natürlich nur spekulieren:

Fraktur wäre möglich – um sie zu belegen oder auszuschließen, muss natürlich ein Röntgenbild her. Art und Ausmaß der Immobilisation richten sich nach Lokalisation des Knochenbruchs.

Ebenfalls eine vergleichsweise berühmte DD ist die **Luxation:** Einige erfahrenere Kollegen starten gleich den Versuch der Reposition einer vermuteten Radiusköpfchenluxation. Anschließend schießen sie dann ein Röntgenbild zur Dokumentation. Die meisten machen's jedoch lieber umgekehrt. Aber auch dann: Rö.-Kontrolle nach erfolgter Reposition.

Wenn's keins von beiden ist, bliebe noch ein **Weichteiltrauma.** Mit antiphlogistischen, analgetischen und abschwellenden Maßnahmen kriegt man das ganz gut wieder in den Griff.

Diagnose Patient 1: SIDS.

Anamnese & Befund

Am wichtigsten ist es, vom Kind oder vom Vater zu hören, was passiert ist. Die Kleine ging Hand in Hand mit ihrem Vater vom Bäcker zurück, als sie einer vom Winde verwehten Vogelfeder auf die Straße nachspringen wollte und der Vater sie ruckartig an der rechten Hand zurückziehen musste.

Also, so ein Ablauf ist der typische Mechanismus einer Radiusköpfchenluxation. Damit ist der Fall zwar ziemlich klar, aber sicher ist sicher – zur Dokumentation also lieber noch eine Röntgenaufnahme des rechten Ellenbogens in zwei Ebenen.

Untersuchung & Ergebnisse

Das proximale Radiusköpfchen erscheint im Röntgenbild subluxiert. Normalerweise schneidet die Verlängerung der Längsachse des Radius durch die Mitte des Capitulum humeri.

Diagnose

Therapie & Komplikationen

Jetzt ist keine Schmerzmittelgabe oder Narkose, sondern herzhaftes Zulangen gefragt: Flexion im Ellenbogen bei gleichzeitiger Supination. Dabei wird das Kind kurz schreien, und der Arzt fühlt bei dem Manöver ein Klicken im Ellbogengelenk. Nach überstandenem erstem Schmerz folgt ein spontanes Verschwinden der schmerzhaften Symptome.

Mein nächstes „Opfer" ...?

Patient 3

... ist ein 34-jähriger Lehrer, bei dem vor sieben Monaten eine Multiple Sklerose diagnostiziert worden ist. Er stellt sich vor, weil er sich zunehmend verunsichert fühlt, die Beschwerden würden sich nicht zurückbilden, zunehmend bemerke er Schlafstörungen, der Appetit sei schlechter geworden und er habe zu nichts mehr Lust. RR 120/80, P 64, Temp. 36,8 °C.

DD-Vorüberlegungen

Am wichtigsten sind hier wohl die veränderte Antriebslage und die neu aufgetretenen vegetativen Symptome. Das riecht doch förmlich nach 'ner **Depression:** „Das Leben is scheiße. Was soll ich noch hier. Hat doch eh alles keinen Sinn. Der ganze Mist hier interessiert mich nicht. Am liebsten würd ich einfach nur schlafen und nie wieder aufwachen. Ich könnte permanent heulen!" Typischerweise ist bei richtig Depressiven auch der Schlaf gestört, schon vor dem Morgengrauen liegen diese Menschen wach im Bett und grübeln. Man unterscheidet, je nach Ätiologie oder Klinik, eine ganze Menge unterschiedlicher Arten (endogene, bipolare, somatogene, pharmakogene etc.). Dementsprechend unterschiedlich sind Diagnostik und Therapie ausgelegt.

Angesichts der frisch diagnostizierten MS läge eine **somatogene Depression** nicht so ganz fern, oder? Dabei geht man davon aus, dass ähnliche Mechanismen, wie sie bei der Entmarkungskrankheit ablaufen, letztlich auch die depressive Symptomatik bedingen.

Genauso gut vorstellbar ist aber auch, dass es hier um ein Problem der Diagnosebewältigung respektive Krankheitsbewältigung ginge. Die Depression also als Reaktion auf ein körperliches Leiden. Bei der **reaktiven Depression** würden die Symptome allerdings nicht den Level der depressiven Episode erreichen.

Die **posttraumatische Belastungsstörung,** die sich inhaltlich auf die MS beziehen würde, z. B. in Form von Albträumen, dass er gelähmt wäre oder Ähnliches, würde erst sechs Monate nach Beginn der körperlichen Symptome diagnostiziert werden können.

Anamnese & Befund

Der Mann ist seit acht Jahren Gymnasiallehrer, glücklich verheiratet und hat zwei gesunde Kinder im Grundschulalter. Vor sieben Monaten ist er wegen plötzlich auftretendem Sensibilitätsverlust der linken Gesichtshälfte untersucht worden, der sich als Erstmanifestation einer MS herausstellte. Noch hält sich seine motorische Schwäche in Grenzen; so grob klinisch kann ich hier allenfalls eine relative Verminderung der Kniestreckkraft rechts aufspüren. Körperliche Untersuchung ansonsten völlig o. B.

Diagnose Patientin 2: Das Kind hat viele Namen: Subluxatio radii perianularis, Chassaignac-Lähmung, Pronatio dolorosa oder ganz banal: Radiusköpfchen-Subluxation.

Das ist aber auch zurzeit gar nicht das vordringliche Problem. Stattdessen klagt er, dass er morgens in aller Herrgottsfrüh aufwacht, im Bett das Grübeln anfängt und dann schlicht nicht mehr die Energie findet, seinen Arbeitstag anzutreten. Er hängt dann völlig ab. Der Radsport, den er bis vor Monaten noch mit Enthusiasmus ausgeübt hat, interessiert ihn nicht mal mehr am Rande. (Das ausgeprägte Desinteresse an so ziemlich allem und jedem firmiert übrigens unter den humanistisch Gebildeteren als Anhedonie und ist eins der Kernmerkmale einer satten Depri.) Der Gedanke, sich das Leben zu nehmen, beschäftigt ihn immer häufiger. Einen Versuch hat er aber bislang noch nicht unternommen. Ihm ist auch aufgefallen, dass er in letzter Zeit vieles einfach vergisst, sein Kurzzeitgedächtnis ist ziemlich angeschlagen.

Diagnose

Therapie & Komplikationen

Neben der Psychotherapie und der medikamentösen Einstellung sollte man der Behandlung des Grundleidens von Anfang an auch große Aufmerksamkeit verleihen. Denn das Gefühl der Hilf- und Hoffnungslosigkeit, dass der Patient seinem körperlichen Verfall nur mehr oder weniger tatenlos zusehen kann, ist ein Hauptgrund für die Depression. Deshalb ist es wichtig, diese Patienten zu regelmäßiger Trainingstherapie usw. zu ermutigen und zu motivieren. Ansonsten kommen neben der Psychotherapie auch Medikamente wie Serotonin-Wiederaufnahme-Hemmer (SSRI) oder trizyklische Antidepressiva (TCA) zur Anwendung. Für agitierte und stark suizidgefährdete Patienten mit hohem Antriebsniveau kann die zusätzliche Sedierung, beispielsweise mit Benzodiazepinen, sinnvoll oder sogar notwendig sein. Diese sollen aber nicht auf Dauer, d.h. nicht länger als sechs Wochen, gegeben werden, da sie selbst auch depressiogen sein können.

Weitere Infos

Über ein Drittel der somatogenen Depressionen basiert auf hirnorganischen Störungen wie Alzheimer, Apoplex, Huntington, MS etc. Ansonsten kommen auch Hypothyreosen (primär oder sekundär), Anämien oder manchmal auch Schlafapnoe in Frage.

Das heißt, bei der somatogenen Depression liegt immer eine organische Ursache zugrunde. Bleibt die Depression unbehandelt, droht die soziale Isolation bis hin zur Selbsttötung.

Auf dem Gang rennt mich Nadine, die Schwesternschülerin, fast über den Haufen. Sie grinst mich an und strahlt im Vorbeilaufen: „Die vom Kreißsaal haben gerade angerufen; da steht jetzt eine Geburt an. Da wollte ich doch schon so lange mal dabei sein!" Schwupps, ist sie auch schon verschwunden. Was ein Enthusiasmus!
Im nächsten Zimmer . . .

Patient 4

Anamnese & Befund

... finde ich einen neunjährigen Grundschüler, der ganz versunken mit so einem Lego-Monster spielt. Seine Mutter erklärt mir, dass über Nacht so stecknadelkopfgroße, druckschmerzhafte Bläschen an den Handflächen und Fußsohlen aufgetaucht seien. Am Morgen hatte er gar nicht frühstücken wollen, weil ihm das Schlucken wehtat. Er hat zwar leichtes Fieber, sonderlich beeinträchtigt scheint mir das Kind aber nicht.
RR 95/60, P 126, Temp. 38,2 °C.

DD-Vorüberlegungen

Bläschen, mmh, wie wär's da mit Windpocken, den **Varizellen?** Passt ja auch vom Alter her ganz gut. Die Windpocken sind die ultra-ansteckende Kinderkrankheit überhaupt (Tröpfcheninfektion). Nach zwei bis drei Wochen Inkubationszeit bilden sich kleine rote Flecken, die in einigen Stunden zu wassertrüben Bläschen mutieren. Die wiederum platzen irgendwann auf und verkrusten. Außerdem jucken sie wie blöd und treiben damit nicht nur die Kinder, sondern auch die Eltern in den Wahnsinn, die sie vom Aufkratzen abhalten wollen. Das hinterlässt nämlich unschöne Narben. Sobald diese Krusten abheilen, ist das Ganze übrigens nicht mehr ansteckend, vorher schon. Und tückischerweise sogar bereits zwei, drei Tage bevor die ersten Bläschen auftauchen. Für den klini-

---

Diagnose Patient 3: Somatogene Depression.

64

schen Aspekt wichtig ist, dass die Bläschen nach und nach und nicht alle gleichzeitig entstehen. Daher findet man sie alle in unterschiedlichen „Reifegraden" und am ganzen Körper verteilt. Die Kinder sind dabei auch richtig krank und nicht so fit wie dieser Patient. Erreger ist das Varicella-Zoster-Virus, das seiner Herpes-Familie Ehre macht, indem es sich nach überstandener Infektion noch inaktiv im Körper versteckt hält. Wird es nach Jahren der Latenz durch stärkeren Stress reaktiviert, führt es nun zur Gürtelrose. Der Lokalisation der Läsionen nach würde gut die **Hand-Fuß-Mund-Krankheit** passen. Meistens sind die Erreger Coxsackie-A-Viren, die ebenfalls bei Kids unter zehn Jahren häufig vorkommen. Kleine, ovale, flache, von einem schmalen roten Rand umgebene Blasen sind typisch, die sich, wie der Name schon sagt, an Händen und Füßen befinden. Dazu kommen noch so Aphthen-ähnliche Ausschläge im Mund, die sehr schmerzhaft sein können und besonders bei kleinen Kindern zur Nahrungsverweigerung führen können. Begleitet wird das Ganze von leichtem Fieber.

Weitere Erkrankungen, die an diesen ungewöhnlichen Stellen wie Handflächen und Fußsohlen auftreten können, sind die **Psoriasis inversa** (bei der die Psoriasis an für sie untypischen Arealen, beispielsweise den Gelenkbeugeseiten, auftritt) und das **Sekundärstadium der Lues.** Das ist bei dem Neunjährigen aber nicht unbedingt die plausibelste Verdachtsdiagnose.

Anamnese & Befund, Fortsetzung

Das Kind ist altersentsprechend normal entwickelt, die Impfungen sind vollständig und aktuell. Neben den Bläschen an Hand- und Fußsohlen lassen sich über Schenkel und Po des Jungen etwa erbsgroße Knötchen feststellen. Die Mundschleimhaut ist an den Wangen und auf der Zunge von fibrinüberzogenen, Aphthen-ähnlichen Läsionen durchsetzt. Anamnestisch treten diese Symptome zum ersten Mal bei dem Jungen auf.

Diagnose

Therapie & Komplikationen

Diese Erkrankung ist selbstlimitierend, d.h., sie verschwindet nach ungefähr einer Woche ganz von alleine wieder. Deshalb beschränkt sich die Therapie auf symptomatische Maßnahmen wie Flüssigkeitszufuhr, Bettruhe und ggf. Antipyretika. In die Schule braucht der Knabe auf alle Fälle in der Zeit nicht, das Ganze ist nämlich über Tröpfcheninfektion ansteckend. Die Inkubationszeit beträgt rund 'ne Woche.

Weitere Infos

Trotz der Namensähnlichkeit sollte man die Hand-Mund-Fuß-Krankheit nicht mit dem Hand-Fuß-Syndrom verwechseln. Dabei handelt es sich nämlich um was völlig anderes: Man versteht darunter den Verschluss kleinkalibriger Gefäße durch fehlgebildete Erys, z.B. bei Sichelzellanämie.

Als ich auf den Gang trete, öffnet Paul gerade die Nachbartür und tritt aus der anderen Untersuchungskabine. Aber nicht nur ich habe ihn erspäht, sondern auch Schwester Ursula, die gleich mit der nächsten Krankenkarte auf ihn zu eilt. Sie denkt wohl, nach dem Urlaub ist er ein bisschen auf Arbeitsentzug? „Grins nicht, für dich hab ich auch noch einen!", quittiert sie meinen schadenfrohen Blick. Na, na, so war's ja gar nicht gemeint! Aber es hilft nix: Jetzt muss ich mich um einen 28-jährigen Grundschullehrer in Zimmer 3 kümmern.

Patient 5

Anamnese & Befund

Der steht etwas unbeholfen vor der Untersuchungsliege und grüßt mich auf Distanz. Dabei entschuldigt er sich, dass er mir nicht die Hand gibt. Aber das sei ja gerade sein Problem: Beim Händeschütteln bekäme er nämlich immer so einen scheußlichen „Handkrampf". „Ich kann dann einfach nicht mehr loslassen, kein Witz. Gerade in meinem Beruf ist das schrecklich! Ein paar von den Kindern stürmen morgens immer das Klassenzimmer und wollen mich begrüßen. Die können nicht verstehen, wenn ich ihnen nicht die Hand gebe. Aber wenn dann dieser Krampf kommt, dann sind sie so erschrocken ... Seit einer Weile habe ich

---

Diagnose Patient 4: Die Diagnose wird klinisch gestellt: Hand-Fuß-Mund-Krankheit. Wenn man's ganz genau wissen will, kann man zur Bestätigung Bläscheninhalt zum Virusgenomnachweis in die Mibi schicken.

einen Trick, der ganz gut funktioniert: Wenn ich die Hände vorher mehrmals öffne und schließe, dann geht's so einigermaßen. Aber so viel ‚Vorlauf' hab ich halt nicht immer. Und das ist doch auch nicht normal, oder?"

RR 120/80, P 68, Temp. 37,1 °C.

Was auffällt, ist die deutliche Atrophie von Thenar und Hypothenar. Ansonsten gibt's beim Untersuchen nix zu vermelden. Und einen Handkrampf krieg ich auch nicht zu sehen, typischer Vorführeffekt! Auch die Reflexe sind alle normal.

DD-Überlegungen

Also, so richtig was Passendes will mir da mal nicht ins Hirn.

Der Beschreibung zufolge scheinen es keine **Beschäftigungskrämpfe** zu sein. Die treten nämlich im Allgemeinen nicht spontan, sondern nach starker, anhaltender Belastung auf. Kennt wohl jeder: Krampf in der Hand bei langem Schreiben oder in der Leiste beim Bügellift fahren, Taucher kriegen's manchmal im Fuß wegen der Taucherflossen und so weiter … In der Regel verschwinden diese Krämpfe sofort nach Stellungswechsel, Ausschütteln und Dehnen des Muskels.

Auch für ein **Karpaltunnelsyndrom** (CTS) wären die geschilderten Beschwerden nicht wirklich typisch, wohl aber die Thenar-Hypotrophie. Es tritt auf, wenn der Nervus medianus im Karpaltunnel eingeklemmt wird. In der Folge bildet sich die unterversorgte Muskulatur am Daumenballen mit der Zeit immer mehr zurück, und der Patient – genau genommen handelt es sich meist um eine Patientin zwischen 40 und 50 – beklagt Empfindungsstörungen an der Handfläche sowie an Daumen, Zeige- und Mittelfinger. Vor allem bei Prüfern beliebtes klinisches Zeichen ist die „Schwurhand": Fordert man den Patienten auf, die Hand zur Faust zu ballen, lassen ihn dabei Daumen, Zeige- und Mittelfinger im Stich und bleiben mehr oder weniger gestreckt. Dieses Zeichen findet man allerdings (abgesehen von seinem häufigen Wiederkehren in Prüfungsfragen) eher bei schon fortgeschrittener CTS (z.B. im Rahmen einer chronischen Polyarthritis). Elektromyographie oder Elektroneurographie können den Verdacht bestätigen; so ziemlich die einzige sinnvolle Konsequenz ist anschließend die operative Freilegung des gequetschten Nervs. Je nach Belastung der Hand (beruflich z.B. als Handwerker, Sekretärin oder auch als Mutter mit Kiddies auf dem Arm) variiert natürlich auch die Erfolgsquote. Aber insgesamt ist es die Therapie der Wahl.

Im Gegensatz zum CTS sind bei der **Duchenne-Muskeldystrophie** ausschließlich Männer betroffen: Diese Form der Muskelschwäche wird nämlich X-chromosomal rezessiv vererbt. Die Muskelschwäche beginnt schon kurz nach der Geburt und wird mit der Zeit immer schlimmer. Deshalb ist das hier bei dem 28-Jährigen wohl ein bisschen weit hergeholt. Die Patienten können schon so um das 10. Lebensjahr rum nicht mehr laufen, bekommen Skoliosen, Gelenkkontrakturen, Probleme mit dem Herzen und irgendwann auch Ateminsuffizienz. Da man nur die Symptome der Krankheit behandeln kann und Glukokortikoide den Verlauf auch nur verzögern, sterben die meisten Patienten im Alter von 20 bis 25 Jahren. Damit wäre Duchenne wohl auch aus dem Rennen.

Vom Alter her besser passen würde die **myotonische Dystrophie,** eine autosomal dominant vererbbare Erkrankung der gesamten Muskulatur, die vor allem Erwachsene (Typ Becker) betrifft, selten aber auch Kinder (Typ Thomsen) befallen kann. Häufig wird der unwillkürliche „Krampf" (der ja eigentlich keiner ist, sondern die Hand-, Gesichts- etc. -muskulatur entspannt sich nur nicht wieder) zuerst beklagt und ist typisch für den Typ Thomsen. Was die Muskelschwäche angeht, wird die Muskulatur beginnend an den Beinen immer schwächer, und es zeigen sich zusätzlich Atrophien von Muskelgruppen an Gesicht, Armen, Händen und Hals. Das wiederum ist laut Lehrbuch typisch für den Typ Becker. In der Realität jedoch finden sich auch Misch- oder Zwischenformen. Die glatte Muskulatur kann mitbetroffen sein, wodurch es zu Problemen beim Hinunterschlucken, bei der Verdauung, am Herzen und im endokrinen System kommen kann. Hinzu kommen psychische Veränderungen mit starken Depressionen, die sind eigentlich sogar die Regel. EMG und Muskelbiopsie festigen die Diagnose.

Also: Routinelabor, EKG, EMG und, je nach Befund, auch noch eine Muskelbiopsie bitte!

Untersuchung & Ergebnisse

CK leicht erhöht, EMG: myotonische Reaktion. Die DNA-Analyse würde 80fache Wiederholung (mehr als 30fach ist diagnostisch) der Trinukleotidkette für das CLCN1-Gen (Myotonin-Gen) nachweisen. Das EKG zeigt Überleitungsstörungen I. Grades. In der Muskelbiopsie fällt das Fehlen der Typ-Ib-Fasern auf.

Therapie & Komplikationen

Eine Kausaltherapie existiert nicht. Gegen die Symptome der Myotonie können Phenytoin oder Chinidin helfen, gegen die häufig vorhandene Fußheberschwäche kann man eine Orthese anpassen. Knackpunkt ist die kardiologische Überwachung: In den meisten Fällen sterben die Leute nämlich, weil Arrhythmien aus dem Ruder laufen oder an anderweitigem Herzversagen. Außerdem gehört eine testikuläre Atrophie zu den beschriebenen Komplikationen. Gegen die Depressionen helfen Psychopharmaka wie trizyklische Antidepressiva.

Weitere Infos

Die Genforschung hat schon stolze Resultate in Sachen Ursachenforschung aufzuweisen: Der Fehler liegt in einer mehr als 30fachen Wiederholung eines bestimmten Trinukleotids auf dem Myotonie-Gen auf Chromosom 7q35 (= Lokus 35 auf langem Arm (q) des 7. Chromosoms). Diese Störung unterliegt der so genannten genetischen Antizipation, d. h., dass die Erkrankung sich von Generation zu Generation stärker ausprägt. Allerdings weiß man noch nicht, wozu dieses Gen in gesundem Zustand eigentlich da ist. Mit fast 14 Fällen pro 100 000 Lebendgeburten ist die myotonische Dystrophie übrigens die häufigste Muskeldystrophie beim Erwachsenen.

Puh, diese Geschichte nimmt einen schon ganz schön mit. Schlagartig fühle ich mich selbst auch schon ganz weich in den Knien und schlapp auf den Beinen. Und der importierte Elsass-Muskelkater fühlt sich gleich viel bedrohlicher an als noch vor einer Viertelstunde. Mit letzter Kraft schleppe ich mich zur Kaffeemaschine, als hinter mir eine penetrant energiegeladene Stimme tönt: „Hey Home, nicht schlappmachen, ich hab hier was für dich!" Beherzt nimmt mir Mahatma die frisch eingeschenkte Tasse aus der Hand. „Netter Service, danke. Bitte nächstens mit ein bisschen mehr Milch und ohne Zucker, okay?" Nein – ich bin zu matt für die passende Entgegnung. Stumm leidend gieße ich mir halt eine neue Tasse ein, diesmal vorsichtshalber mit anständig Zucker drin, sicher ist sicher.

69

Patient 6

Während ich noch daran schlürfe, wedelt mir Mahatma mit einer Krankenakte unter der Nase rum.

„Hör doch mal: Hier haben wir einen 34-jährigen Helfer einer Flutkatastrophe. Der kommt jetzt her mit Fieber und Schüttelfrost, und außerdem hat er seit ca. acht Stunden auch noch Darmkrämpfe und Durchfall, nicht blutig. Na, was sagst du?"
Für's Protokoll: RR 110/70, P 92, Temp. 38,8 °C.

DD-Vorüberlegungen

Ich probier's mal mit einem Schnellschuss aus der Hüfte: „Was hälst du von einer **psychosomatischen Dekompensation?**" – Mahatma starrt mich verblüfft an. „Wie kommst du denn da drauf?" „Na, der Typ hat doch jetzt 'ne Menge aufwühlende Erlebnisse zu verarbeiten", doziere ich. „So was kann leicht mal die Wechselwirkungen zwischen Körper und Seele aus dem Gleichgewicht bringen. Das kann sich in Form aller möglicher Krankheiten äußern. Du weißt schon: Klassiker sind das peptische Ulkus, Asthma brochiale, Neurodermitis und Co." – „Ist das dein Ernst?", fragt Mahatma mit dieser zweifelnd hochgezogenen linken Augenbraue, die immer so erotisch aussieht (ob sie das eigentlich weiß?). „Na ja, es ist vielleicht nicht die naheliegendste DD, aber deshalb sollte man die Möglichkeit trotzdem nicht aus dem Blick verlieren."

Okay, okay, zugegeben: Wahrscheinlicher ist beispielsweise eine **Reisediarrhö.** Hervorgerufen durch unterschiedlichste Ursachen, angefangen bei der durch fremdländische Lebensmittel ausgelöste Nahrungsunverträglichkeit über psychische Belastung vor Reiseantritt bis hin zu – last not least – bakterielle Erreger. Unter denen machen übrigens mit rund 50% Enterotoxin bildende E.-coli-Stämme den Löwenanteil aus. Natürlich kommen auch noch andere bakterielle Erreger wie Salmonellen, Shigellen, Campylobacter etc. in Frage. Berüchtigte Viren sind in dem Zusammenhang Rota- und Norwalkviren. Die Symptome können Stunden bis Tage nach dem Ortswechsel auftreten.

Aber auch andere Durchfallursachen sollte man ausschließen, so was wie **Cholera, Ruhr** und Co.

Diagnose Patient 5: Myotonische Dystrophie.

So, genug Brainstorming. Nun schau'n wir uns den Fluthelfer-Knaben doch mal an. Mahatma grinst und meint: „Genau. Überall ist Lambarene, gell?"

Anamnese & Befund

Der Gute sieht ein bisschen ausgemergelt aus, aber so typmäßig passt es zu ihm, er hat so was Asketisches. Also lieber nicht überbewerten. Allerdings hängt er da ganz schön schlapp auf der Liege rum, das muss man ihm lassen, und blass ist er auch. Die Bauchschmerzen hätten urplötzlich eingesetzt, und die Durchfälle ebenso. Die seien wässrig, fast farblos, reiswasserartig sozusagen. Mindestens einmal pro Stunde müsste er aufs Klo.

Die Lippen sind trocken und ein bisschen rissig, das Sputum dick und zähflüssig. Hautturgor ist aber noch normal. Das Abdomen ist druckschmerzhaft und die Darmgeräusche sind reichlich lebhaft. Ansonsten keine Unauffälligkeiten.

Vordringlich sind jetzt Blutbild und E'lyte und ggf. ein Erregernachweis. Dazu nötige ich den Patienten, eine Stuhlprobe zu produzieren. (Sollte seine leichteste Übung sein, aber er ziert sich. Hilft ihm nix!) Und ab geht die aromatische Beute ins Labor: auf Toxinnachweis der darmpathogenen E. coli, außerdem natürlich Parasiten und Wurmeier, bitte, danke.

Untersuchung & Ergebnisse

Das Blutlabor ist unauffällig. Stuhlprobe: frei von Parasiten, Blut und Leukos. Per Kultur und PCR (zum Toxinnachweis) werden im Stuhl aber enterotoxische E. coli (ETEC) mit hitzelabilem Enterotoxin nachgewiesen. Na also.

Diagnose

Therapie & Komplikationen

Wasser- und Elektrolyt-Substitution, sicher ist sicher. Auf Antibiose kann man bei sonst gesunden Patienten verzichten, die gibt man nur bei Kleinkindern, Älteren, Immunsupprimierten. Je nach Resistogramm kämen dazu Cephalosporine oder Cotrimoxazol in Frage.

Da man sich die Infektion über kontaminiertes Trinkwasser bzw.

Lebensmittel einfängt, sollte man prophylaktisch Aufenthalte bzw. Reisen in Risikogebiete, Gebiete mit schlechten hygienischen Bedingungen – v.a. in Afrika, Südamerika, Südostasien – mit guten hygienischen Vorsätzen beginnen. Auf Nahrungsmittel-Hygiene achten, kein Leitungswasser, keine Eiswürfel, kein Speiseeis, Motto: „cook it, peel it or leave it!" Im Zweifelsfall kann man auch eine Antibiotikaprophylaxe in Erwägung ziehen. Die ist zwar bei Kurzaufenthalten wirksam, wird aber nicht generell empfohlen. Wenn's einen doch mal erwischt: Volumen- und Elektrolyte sind das A und O, sprich Wasser, Salz, Zucker. Kriegt man selbst in Lambarene. Auch Kohletabletten aus der Reiseapotheke sind hier nützlich.

Weitere Infos

Das Enterotoxin der ETEC aktiviert in der Darmwand die Adenylatzyklase, wodurch intrazellulär cAMP und cGMP ansteigen. Letztendlich hat dies eine gesteigerte NaCl- und somit H_2O-Ausscheidung in den Darm zur Folge (ähnlich wie Choleratoxin, daher auch die „Reiswasserstühle"). Neben den ETEC-Stämmen gibt's auch noch die EPEC- (enteropathogenen), EHEC- (enterohämolytischen) und EIEC- (enteroinvasiven) Stämme. In über 70 % der Fälle sind's aber die ETEC, denen man das Amüsement verdankt.

EHEC: produzieren stx (Shiga-Toxin) wie Shigella dysenteriae. In Deutschland kommen die meisten Fälle weltweit vor, aber auch verbreitet im übrigen Westeuropa, den USA und Japan. Reservoir in Rindern und Wiederkäuern; die Infektion erfolgt dann z.B. über Rohmilch. Schwere Verläufe kommen v.a. bei Kleinkindern vor. Cave mit der Antibiose wegen erhöhtem Risiko eines HUS!

EPEC: Erreger der „Säuglingsenteritis", v.a. bei Kindern unter vier Jahren in tropischen Ländern!

EIEC: besitzt ein Shigella-ähnliches Virulenzplasmid und macht wässrige Diarrhöen mit Dysenterie, oft ähnlich wie bei ETEC, auch vor allem reiseassoziiert!

Auf dem Gang kommt mir eine leicht entnervte Irmgard entgegen. „Guck dir doch mal die Frau in der 7 an. Die macht mich sonst gleich wahnsinnig mit ihrer Hektik!"

Diagnose Patient 6: Reisediarrhö.

Patientin 7

Anamnese & Befund

Auf der Untersuchungsliege sitzt eine Mittdreißigerin, der man ansieht, dass nur die Schmerzen in den Knien sie davon abhalten, aufgeregt im Zimmer auf und ab zu laufen. Aber damit is nich: Beide Kniegelenke sind akut geschwollen, das erkenne ich schon von der Tür aus; Bewegung und Belastung sind schmerzbedingt nicht möglich.

„Das kann doch einfach nicht sein, ich muss doch ins Geschäft, ich kann doch hier nicht so rumsitzen. Nun tun Sie doch was!", empfängt sie mich, offenbar die Geduld in Person. Wie sich herausstellt, ist sie nämlich Chefköchin eines 5-Sterne-Restaurants und als solche völlig unabkömmlich. Der kleine Hinweis, dass die Küche dort sicher nicht für Rollstuhlfahrer ausgelegt sei, lässt sie zumindest kurzfristig in ihrem Lamento innehalten und ich kann wenigstens den Blutdruck messen.

RR 130/80, P 78, Temp. 36,8 °C.

Unterdessen hat sich die Lady nun etwas gefangen und ich kriege einen halbwegs geordneten Bericht von ihr:

Sie war mit ihrem Freund auf dem Weg zum Großmarkt. Dabei ist er mit ungefähr 50 km/h einem anderen, ausparkenden Fahrzeug hinten draufgefahren. Das hätte mit 'nem Blechschaden abgehen können, wenn nicht die beifahrende Köchin gerade ganz cool die Schienbeine am Handschuhfach abgestützt hätte. Dumm gelaufen.

DD-Vorüberlegungen

Bei dem geschilderten Unfallhergang muss man mit einer satten Gewalteinwirkung auf das Kniegelenk rechnen. Da wäre beispielsweise eine **hintere Kreuzbandruptur mit hinterer Kniegelenksluxation** denkbar. Dabei wird die Tibia gegen den Femur nach hinten weg bewegt, wobei das hintere Kreuzband stark belastet wird und im Unglücksfall den Widerstand aufgibt und reißt. Die Kreuzbandruptur bewirkt einen Stabilitätsverlust des Kniegelenks in sagittaler Richtung, was am positiven Schubladenphänomen ersichtlich wird. Außerdem machen den Patienten die beträchtliche Bewegungseinschränkung und Schmerzhaftigkeit, Blutergüsse sowie Einblutungen ins Gelenk zu schaffen. Gefürchtetste Komplikation bei dieser Kiste ist das Kompartment-Syndrom mit Verlust der Extremität. Dabei verursacht die Luxation eine Durchblutungsstörung des Unterschenkels (schließlich wird auch die A. poplitea dabei eingeklemmt). Wenn dieser Durchblutungsstopp zu lange dauert, kommt es zur Nekrose von Muskelgewebe. Selbst bei Wiederherstellung der Durchblutung kann es, durch reaktive Hyperämie, zur Anschwellung des Muskels in seinem recht engen und nicht dehnbaren Kompartiment kommen. Das würde dann auch zu Durchblutungsstörungen und damit zu seinem Untergang führen. Andererseits könnte ein durch die Luxation entstandener Gefäßschaden bei Reponierung wieder freigelegt werden und massivst einbluten. Ein Eiertanz also. Zur Diagnostik dienen Stabilitätsüberprüfung, Röntgen, Computertomographie.

In dem Röntgenbild würde man übrigens auch eine **Tibiakopffraktur** erkennen können. Diese Fraktur ist im Wachstumsalter kritisch, wenn die Epiphysenfuge vom Frakturspalt erfasst wird. Ist die Epiphysenfuge, also die Proliferationszone neuen Knochens, in Mitleidenschaft gezogen, kann es zu Achsabweichungen bzw. zum kompletten Wachstumsstillstand kommen. Die Herren Salter und Aitken haben das in ihrer Einteilung berücksichtigt. Außerdem ist die Nähe der Fraktur zum Gelenkspalt entscheidend für die weitere Prognose. Wichtig ist, bei der Reposition (ggf. mit osteosynthetischer Fixation mittels Schrauben oder Platten) darauf zu achten, dass eine möglichst geschmeidige Gelenkfläche ohne Stufenbildung entsteht. Je besser das gelingt, umso langsamer verläuft der Gelenkverschleiß (degenerative Arthrose).

Noch zwei Worte zum **Kompartment-Syndrom:** Die Muskelkompartimente im Bereich der Unterschenkel und Unterarme sind für diese fiese Komplikation besonders anfällig. Durch proximale Unterbrechung der Blutzufuhr, beispielsweise nach Verletzung des poplitealen Gefäß-Nerven-Bündels durch Kniegelenksluxation, oder aber auch schlichtweg eine zusätzliche Raumforderung (Hämatom, Ödem etc.) wird die Muskulatur in den jeweiligen Logen (Kompartimenten) entsprechend schlecht mit Blut bzw. O_2 versorgt. Erkennt man das nicht rechtzeitig – und handelt entsprechend –, sind Nekrosen die Folge. Aber vorher kommt es erst zur schmerzhaften Bewegungsunfähigkeit in der jeweiligen Extremität. Die Diagnostik basiert auf klinischer Symptomatik; die Therapie besteht in der umgehenden Fasziektomie zur Dekompression.

Anamnese & Befund

Beide Kniegelenke sind stark geschwollen und schmerzhaft. Die Tibiaköpfe sind nach posterior gegenüber den Femurkondylen verschoben. Da ich aus einer Schule komme, wo von einer Reponierung ohne kontrollierte Bedingungen (OP) abgeraten wird, lasse ich auch meine Finger davon. Fußpulse sind beidseits nicht tastbar. Im Rahmen der Vorbereitungen für einen operativen Noteingriff werden noch Röntgenaufnahmen beider Knie in zwei Ebenen angefertigt.

Untersuchung & Ergebnisse

Das Röntgenbild bestätigt die Tibiakopfdislokation, keine Frakturen.

Diagnose

DI

Therapie & Komplikationen

Manche vertreten die Meinung, dass man hier sofort reponieren sollte. Andere warten damit bis in den OP, wo man ggf. auch gefäßchirurgisch eingreifen kann. Dass aber so schnell wie möglich reponiert werden sollte, ist jedem klar. Eine engmaschige Kontrolle der sensomotorischen Funktion der Unterschenkel ist in Hinblick auf ein drohendes Kompartmentsyndrom ganz, ganz wichtig. Es folgt dann (in der Regel in einer zweiten Sitzung) die Rekonstruktion der gefetzten Bänder.

Weitere Infos

Die orthopädischen Tests der vorderen und hinteren Schublade wären in diesem Fall obsolet – die Tibia hängt der Patientin schließlich sonst irgendwo. Wenn man sich mal im Anatomiebuch umschaut, erkennt man schnell, dass bei diesem Unfallhergang bestenfalls das vordere Kreuzband als letztes reißen würde. Das hintere Kreuzband und die Seitenbänder sind da wohl nicht mehr intakt.

Ein Weilchen muss die 5-Sterne-Küche nun auf die Meisterin also doch noch warten. Aber das ist wohl nur gerecht, so wie's hier aussieht, komme ich auch noch nicht so schnell in unsere 5-Sterne-Kantine ...
Im Aufenthaltsraum stehen Nadine und Mahatma in ein Gespräch vertieft. „Na, wie war's denn bei der Geburt?" Nadine schaut mich mit funkelnden Augen an. „Also echt, so ein armes Würmchen!", sagt sie nur.

Patient 8

Mahatma klärt mich auf: „Die Geburt war wohl so weit ganz okay. Aber das Kind kam mit einer Lippen-Kiefer-Gaumen-Spalte zur Welt und war auch ganz winzig. Das Geburtsgewicht lag unter der zehnten Perzentile. Der Schädelumfang war jedoch normal."
Ich nicke ihr zu. „Und kennt man den Grund dafür?" So spontan gäbe es ja dafür durchaus ein paar denkbare Ursachen …

DD-Vorüberlegungen

Aber um jetzt all das aufzuzählen, was mit in die Liste der DDs für angeborene Fehlbildungen aufgenommen werden könnte … da raucht sogar mir (… was weiß ich schon als frisch examinierter Medicus!…) der Kopf: Strahlenschäden sind eher selten. Aber konnatale Infektionen (TORCHES/engl. für Fackel: TOxoplasmose, Rubella, CMV, HErpes I/II, Syphilis), Drogen, Mangelernährung (Essstörung), Neuralrohrdefekte (Folsäuremangel) sind prinzipiell alle möglich. Außerdem kann es durch Mangelversorgung der Plazenta zur intrauterinen Wachstumsverzögerung kommen.
Wenn man davon ausgeht, dass hier eine pränatale Schädigung des Neugeborenen stattgefunden hat, ist es wichtig, sich über den Zeitablauf der normalen Entwicklung im Klaren zu sein.
▶ Embryo: Zeit der Organogenese, die ersten zwei Schwangerschaftsmonate.
▶ Fetus: Zeit nach der Organogenese bis zur Geburt.
Die LKG-Spalte ist also eine Schädigung des Embryos, die Wachstumsretardierung des Fetus. Da der Kopfumfang normal, Gewicht und Größe jedoch reduziert sind, denke ich an exogene Noxen. Beispielsweise werden Gesichtsfehlbildungen wie auch die LKG-Spalte beim **Alkohol-Embryofetopathie-Syndrom** beschrieben. Typischerweise kommt es da außerdem zu: Blepharophimose, Lidptose, antimongoloide Lidachsenstellung, Hypertelorismus, Epikanthus, evtl. Mikrophthalmie, lange Wimpern, schmales Lippenrot, breites Philtrum, Mikrozephalie, vorgewölbte Stirn mit tiefem Haaransatz, geistige und psychomotorische Retardierung, Herzfehler, z. B. ASD, VSD; Minderwuchs und Untergewicht.
Aber auch mit den begehrten Glimmstängeln kann man dem Baby einigen Schaden zufügen. **Nikotinabusus während der Schwangerschaft** ist hauptsächlich deshalb für den Feten so fatal, da seine Ernährung ja komplett von der Blutversorgung durch den mütter-

---

Diagnose Patientin 7: Posteriore Dislokation beider Tibiaköpfe.

lichen Kreislauf (Anlieferung), dem Zustand der Plazenta (Austausch) und der Funktion des fetalen Blutkreislaufs (Abtransport) abhängt. Nikotin bewirkt hier eine Vasokonstriktion, da kann man sich an fünf Fingern abzählen, dass da für die Untermieter im Bauch der Raucherin zu wenig durchkommt. Das erklärt die hohe Rate an Frühgeburten, die perinatale Mortalität und natürlich das Untergewicht.

Also: Kippe aus und Flasche zu!

Anamnese & Befund

Nadine erzählt aufgebracht weiter: „Stell dir vor, die Mutter ist Kettenraucherin. Sie bringt es auf satte vier Packungen pro Tag. Und hat noch den Nerv, ganz stolz damit zu tönen, dass sie während der Schwangerschaft ‚echt reduziert' hat: Da waren es ‚nur' noch zwei Schachteln am Tag. Alkohol habe sie in der Schwangerschaft jedoch fast keinen getrunken, bestenfalls mal ein Glas Wein zu den so genannten sozialen Anlässen. Na ja. Fakt ist: Das Baby ist total dünn, hat kaum Unterhautfettgewebe. Und natürlich diese ausgeprägte Lippen-Kiefer-Gaumen-Spalte.

Trotz Befund und Anamnese wollte der Gyn-Oberarzt neben dem Routinelabor mit Leberdiagnostik noch weitere Untersuchungen: TORCHES- Serologie beim Kind, eine Chromosomenanalyse und ein humangenetisches Konsil. Außerdem Sono der Nieren und des Schädels durch die Fontanelle und dann noch ein Echo."

Untersuchungen & Ergebnisse

„Aber dabei rausgekommen ist nix Überraschendes", berichtet Nadine: „Serologie negativ, Leberenzyme erhöht, Sono Niere und Schädel o.B., der Herz-Ultraschall war glücklicherweise auch unauffällig. Das humangenetische Konsil mit Chromosomenanalyse hat im Nachhinein auch keine wesentlichen Ergebnisse erbracht."

Diagnose

Therapie & Komplikationen

Das Rauchen ist eine der häufigsten Ursachen für Komplikationen in der späten Schwangerschaft. Es ist vor allen Dingen ein vermeidbarer Risikofaktor! Eine konsequente und ehrliche Aufklärung der Schwangeren ist hier wichtig. Das Problem stellt das bei Rauchern typische Suchtverhalten dar. Viele reagieren angegriffen, ohne Verständnis und mitunter aggressiv, da ihnen nahe gelegt wird, auf einen Abhängigkeitsfaktor zu verzichten. Es ist daher sehr wichtig, nicht zu stumpf über die ungesunde Natur des Rauchens zu berichten, sondern die möglichen gesundheitlichen Folgen für das Kind – und die Möglichkeit, diese zu vermeiden – zu unterstreichen. Ziel sollte es sein, das Verantwortungsbewusstsein der Raucherin zu wecken. Entzugssymptome sind auch schon nach geringem Nikotinkonsum nachgewiesen.

Und was passiert nun mit dem Baby? Bei Geburtsgewicht unter 2500 g besteht die Gefahr der Hypoglykämie, daher sind regelmäßige BZ-Kontrollen notwendig. Wiegt das Neugeborene unter 2000 g, ist in der Regel ein Klinikaufenthalt unvermeidbar. Vom Mund-Kiefer-Gaumen-Chirurgen bekommt das Kind eine Gaumenplatte angepasst (bei manchen Kindern geht's auch ohne). Die operative Versorgung ist abhängig vom Befund und erfordert manchmal auch mehrere OPs. Der Verschluss erfolgt immer von innen nach außen, also zuerst der Gaumen, dann der Kiefer, zum Schluss die Lippen. Damit erzielt man heute sehr gute Ergebnisse.

Weitere Infos

Frühzeitige Plazentalösung, vorzeitiger Blasensprung oder Präeklampsie sind nur einige weitere Beispiele für die Folgen der nikotinergen Vasokonstriktion in der Schwangerschaft. Man hat auch eine Korrelation zwischen Nikotinkonsum während der Schwangerschaft und der langfristigen intellektuellen Minderentwicklung des Kindes nachweisen können. Nikotin konzentriert sich in der Muttermilch, d.h., dass eine rauchende Mutter ihrem Säugling eine um ein Vielfaches höhere Nikotindröhnung verpasst als sich selbst! Allgemein besteht da leider der Zusammenhang: Je kleiner das Kind, desto häufiger entwickelt sich eine mentale Retardierung.

„Wie unfair", erbost sich Nadine. „Wie kann die ihr Kind so systematisch schon im Bauch kaputtmachen. So was gehört bestraft wie schwere Kindesmisshandlung!"

Diagnose Patient 8: Lippen-Kiefer-Gaumen-Spalte und Wachstumsretardierung wegen Nikotinabusus und dem Verdacht auf Alkoholabusus während der Schwangerschaft.

Da hat sie im Prinzip ja sogar recht. Aber wen Zigaretten, Alk oder Drogen mal im Griff haben, den geben sie so leicht nicht mehr her. Das beweist auch der nächste Kandidat, der sich hier gerade angekündigt hat.

Patient 9

Anamnese & Befund

Ein Kollege aus der Anästhesie bekennt sich zu seiner Opiatabhängigkeit und entscheidet sich für den Entzug. Zunächst versucht er es selbst, lediglich mit der Hilfe seines Lebenspartners zu Hause. Am vierten Tag nach Beginn der Opiatabstinenz lässt sich der 38-jährige Anästhesist in ängstlich-erregtem Zustand (affektive Auffälligkeiten) mit starken Muskelschmerzen, Fieber, Schweißausbruch (Hyperhidrosis), Übelkeit, Erbrechen, Gänsehaut (der Gebildete kann auch „Cutis anserina" dazu sagen, klingt klasse, gell?) und Diarrhö ins Krankenhaus fahren.
RR 180/110, P 122, Temp. 40,1 °C.

DD-Vorüberlegungen

Jetzt ist die Frage: Hat er den Entzug durchgehalten? Dann dürfte er sich jetzt am ehesten mit einem **Entzugssyndrom** herumschlagen. Dazu könnten die beschriebenen vegetativen Symptome durchaus passen. In diesem Fall wäre der Übergang in ein delirantes Syndrom mit entsprechenden psychotischen Störungen (u.a. Verwirrtheit, optische Halluzinationen und angstvolle Erregungszustände) bis hin zum Auftreten von Krampfanfällen zu befürchten.

Oder er hat den Entzug eben nicht geschafft, sondern noch mal zur Spritze gegriffen. Dann muss man mit einer **Opiatüberdosis** rechnen. Symptome können sein: Sedierung, Stuhl- und Harnverhaltung, Atemdepression bis zur Zyanose, Miosis, Bradykardie. Kann unbehandelt rasch lebensbedrohlich werden. Deshalb: Vitalfunktionen stützen (evtl. beatmen) und das Opiat mit Naloxon antagonisieren (1 Ampulle enthält 0,4 mg. Die Ampulle mit NaCl 0,9 % auf 10 ml verdünnen und dann vorsichtig bis zum Eintritt des gewünschten Effektes titrieren). Aber Achtung: Naloxon schickt den Junkie in den sofortigen Entzug, was den meisten gar

79

nicht recht ist und die Anwesenheit von kräftigen Kollegen erfordern kann. Deshalb sollten eben auch zunächst nur die vital bedrohlichen Effekte eine Opiates (nämlich die Atemdepression) durch die Gabe des Opiatantagonisten therapiert werden. Wichtig zu wissen ist, dass Naloxon nur zwei bis drei Stunden wirkt – die Opiate „können" wesentlich länger!! Daher muss man die Typen mindestens 24 Stunden überwachen, sonst kann man im Zweifelsfall böse Überraschungen erleben. Die weitere Therapie ist eher ein Fall für die Psychiatrie.

Anamnese & Befund

Der Mann ist völlig warm-verschwitzt und mit 24 Schnaufern pro Minute reichlich tachypnoeisch. Man sieht noch die Spuren der Einstichstellen in der Ellenbeuge. Seine Augen tränen stark; so wie seine Nase läuft, kommen einem die Niagarafälle in den Sinn, und er hat eine ausgeprägte Mydriasis. Dieses Bild ist damit konträr zu dem, was man bei einer Opiatüberdosierung erwarten würde.
Also dann: kleines Labor mit BB und E'lyten bitte (Elektrolytverschiebungen sind nämlich im Rahmen von Entzugssyndromen nicht untypisch!). Und natürlich ein Toxikologie-Screening auf Opiate. Das ist auch für die Dokumentation wichtig!

Untersuchung & Ergebnisse

Alle laborchemischen Parameter befinden sich im Normbereich. Toxikologie negativ – er meint es also wirklich ernst.

Diagnose

Therapie & Komplikationen

Der Typ fährt grad 'nen krassen Film. Ihn zu beruhigen ist eines der Hauptziele. Mit Levomethadon kann man die Entzugssymptome deutlich mildern. Die vegetativen Achterbahnfahrten bekommt man ganz gut mit Clonidin (zentral wirksamer α_2-Agonist) abgebremst – den Blutdruck aber auch! Also schön im Auge behalten! Parallel sollte ebenfalls eine ordentliche Psycho- und Verhaltenstherapie durchgeführt werden. Achtung: Das hier ist eine durchaus ernst zu nehmende Situation. Der Mensch gehört unter intensive Überwachung!

Weitere Infos

Fast alle Betroffenen haben noch etwas Grundlegendes am Rattern: Depressionen, Bipolarität, Phobien etc., die man identifizieren und separat behandeln sollte. Sonst bleibt so ein Entzug nämlich bloß ein kleines Intermezzo. Die akute Entzugsphase kann dem unerfahrenen Therapeuten ein beeindruckendes und gleichzeitig verunsicherndes Bild bieten.

Mittlerweile machen sich auch bei mir deutliche Entzugserscheinungen bemerkbar: weiche Knie, zittrige Hände, brummender Bauch: klarer Fall von Kalorienentzug. Ich mach mal kurz die Fliege hier ...

Patient 10

... bei meiner Rückkehr werde ich von einem Journalisten schon heiß ersehnt. Ein Interview? Von wegen!

Anamnese & Befund

Kopf- und Gliederschmerzen, hohes Fieber mit Schüttelfrost und Durchfall treiben den 38-Jährigen hierher. Er ist gerade von einer Reise in den vorderen Orient zurückgekehrt und erzählt, dass er eine ganz ähnliche Episode schon mal vor gut zwei Wochen mitgemacht hat. Damals dachte er, er hätte es überstanden ...
RR 110/70, P 64, Temp. 41,8 °C.

DD-Vorüberlegungen

Malaria ist die absolute Nr. 1 unter den Tropenkrankheiten. Das sog. Sumpf- oder Wechselfieber ereilt nach Schätzungen der WHO jährlich zwischen 300 und 500 Millionen Menschen weltweit. Es gibt vier verschiedene Malariaerreger, die zu drei leicht unterschiedlichen Malariaformen führen. Übertragen wird diese Krankheit durch die Anopheles-Mücke, die einem parasitären Einzeller der Gattung Plasmodium als Wirt und natürlich auch als Lieferservice dient. Im Menschen zerstört das fiese Plasmodium zunächst die Leberzelle, in der es sich vermehrt hat, und dringt anschließend in Erythrozyten ein, die daraufhin ebenfalls zugrunde gehen. Die typischen rhythmischen Fieberanfälle sind das Werk der Fieber erzeugenden Substanzen, die vom Erreger während des großen Ery-Sterbens freigesetzt werden. Dass das so zyklisch passiert, liegt daran, dass sich die Plasmodien im Gleichschritt ziemlich synchron entwickeln und vermehren. Einzig die schwerste und auch echt lebensbedrohliche Form, die Malaria tropica, zeigt keine Fieberrhythmik, was es manchmal schwer macht, sie als solche zu erkennen. Dran denken sollte man immer bei unklarem Fieber nach vorangegangenem Auslandsaufenthalt in einem Malariagebiet! Diagnostisch beweisend ist der mikroskopische Nachweis von Plasmodien im Blut (Ausstrich und Dicker Tropfen).

Eine echt ernste Kiste wäre das **Fleckfieber** oder Typhus exanthematicus. Diese bakterielle Infektionskrankheit, die man Rickettsia-prowazeki-verseuchten Läusen verdankt, führt in der Hälfte der Fälle zum Tod. Typisch sind hohes Fieber (bis zu zwei Wochen lang), Kopf- und Gliederschmerzen, Splenomegalie und am dritten bis fünften Tag der Infektion ein kleinfleckiger, rötlicher, später bläulicher Ausschlag, der der Krankheit ihren Namen gegeben hat. Einzig sinnvolle prophylaktische Maßnahme ist die Bekämpfung der Laus. Diagnose per Antikörpernachweis.

Apropos, dann wäre da natürlich auch noch der „gewöhnliche" **Typhus.** Allseits bekannt als melde- und isolierpflichtige Infektionskrankheit mit schwerem klinischen Verlauf. Der Erreger, Salmonella Typhi, gelangt über Nahrungsmittel oder Wasser in den Menschen, bevorzugt in Ländern mit schlechten hygienischen Verhältnissen. Die Krankheit setzt nach einer Inkubationszeit von ca. zehn Tagen mit extremer Abgeschlagenheit, Kopfschmerz und dem typisch treppenförmig ansteigenden Fieber ein. Nach ca. acht Tagen beginnt laut Lehrbuch die sog. Febris continua, also kontinuierlich anhaltendes Fieber, das zum Teil wochenlang anhalten kann. Symptome in dieser Krankheitsphase sind die graugelb belegte Typhuszunge, Leukopenie mit Linksverschiebung, Splenomegalie, rote Flecken auf der Haut (Roseolen) und die sog. Erbsbreistühle, die sich mit Obstipation abwechseln. Hinzu kommt eine sensorische Eintrübung (Typhos ist griechisch für Nebel/Trübung). Wenn das Fieber allmählich morgens etwas absinkt, abends aber noch hoch ist, beginnt die kritische amphibole Phase mit Organbefall und möglichen Darmblutungen bis hin zur Peritonealperforation. Die Diagnose ergibt sich aus dem klinischen Bild und dem bakteriologischen Erregernachweis aus Blut (erste und zweite Woche) und Stuhl (ab der zweiten Woche).

Diagnose Patient 9: Entzugssyndrom.

Allerdings sollte man angesichts der Tatsache, dass der Schreiberling hier vor zwei Wochen schon mal so einen Fieberschub hatte, auch das **Rückfallfieber** mit ins Kalkül ziehen. Typisch sind die sich wiederholenden Fieberschübe mit fieberfreien Intervallen dazwischen. Borrelien sind die Auslöser, die man sich – wie die „einheimische" Borreliose – über einen Zeckenbiss einfangen kann, oder auch durch die Kleider- und Kopflaus. Es können verschiedene Organe betroffen werden, die Erkrankung kann unbehandelt über Multiorganversagen oder DIC zum Tod führen. Die Diagnose erfolgt über mikroskopischen Nachweis der Borrelien im Vollblut. Die Therapie erfolgt mit Tetrazyklinen.

Neu im Kommen ist das **Dengue-Fieber,** verursacht durch das gleichnamige Virus. Durch den ausgeprägten Reiseverkehr hat es in den letzten Jahren eine weite Verbreitung in den tropischen und subtropischen Regionen gefunden. Übertragen werden die Viren durch Aedes-Mücken. Klinisch gibt es Fieber und Petechien, was in der Regel folgenlos ausheilt. Seltener kann es auch zur Hepatitis, Thrombozytopenie, psychischen Veränderungen oder Schock kommen. Letzteres kann selten bei Reinfektionen mit einem andern Typ auftreten („antibody-enhanced").

Die Diagnostik erfolgt serologisch, spezifische Therapie gibt es nicht.

Anamnese & Befund – Fortsetzung

Der Mann kann sich auf gezielte Befragung hin an Zeckenbisse erinnern: „Ja, ich wurde von Zecken gebissen. Die konnte ich aber problemlos selbst entfernen. Das war vielleicht zehn Tage oder zwei Wochen, bevor das Fieber losging. Das Fieber verschwand zwar nach 'ner Woche von selbst. Aber so richtig davon erholt hab ich mich nicht, war ständig schwach und abgeschlagen. Und nun geht's gerade wieder von vorne los. Was ist das denn bloß? Ich hab doch kein AIDS?"

Ich murmele was Beruhigendes vor mich hin und schau mir dabei den Mann mal genauer an. Aber die körperliche Untersuchung ist komplett unauffällig, bis auf etwas lebhafte Darmgeräusche und eine mäßige Hepatosplenomegalie.

Währenddessen schwitzt und fröstelt er stark vor sich hin. Offensichtlich befindet er sich zurzeit im Fieberschub; die Chancen stehen also gut, den Erreger im peripheren Blutausstrich zu finden. Flugs entnehme ich also Blut zur mikroskopischen Untersuchung zum Ausschluss einer Malaria, außerdem fordere ich eine Untersuchung auf Borrelien an, natürlich auch noch ein großes Blutbild, E'lyte, Entzündungsparameter. Bei Fieber ist auch eine Blutkultur nie falsch.

Untersuchung & Ergebnisse

Im Ausstrich (nach Giemsa-Färbung) tummeln sich lauter kleine Spiralen, die wie Borrelien aussehen. Im Dunkelfeldmikroskop erkennt man ihre rege schlangenhafte Agilität.

Diagnose

Therapie & Komplikationen

Doxycyclin 2 × 100 mg über 10 Tage. Engmaschige Beobachtung, da die Gefahr einer Jarisch-Herxheimer-Reaktion besteht. Die Prognose ist dann in der Regel gut – unbehandelt endet das Rückfallfieber hingegen oft letal.

Weitere Infos

Das Läuserückfallfieber wird von Borrelia recurrentis verursacht und ist in eher kühleren Zonen Afrikas verbreitet. Eine Infektion hinterlässt keine Immunität (wäre ja sonst nicht immer wiederkehrend)! Die Fieberintervalle werden gewöhnlich immer kürzer, bis sie irgendwann ganz verschwinden.

Mahatma erwartet mich schon auf dem Gang. „Hier bringt eine Mutter ihre zweijährige Tochter. Sie hat hohes Fieber, Hals- und Schluckschmerzen und bekommt außerdem schlecht Luft. Ist mir allein ein bisschen heikel. Kommst du mit?" – Na klar!

Patientin 11

Die Mutter hält das Kind auf dem Schoß. Man hört die Kleine schon von der Tür aus röcheln, vor allem bei der Inspiration. Ihre Stimme klinge auch irgendwie ganz komisch, meint die Mutter, außerdem sabbere die Kleine ständig, fast wie ein zahnendes Baby.

Das Ganze hat sich ziemlich rapide entwickelt, gestern ging's dem Kind noch gut.

RR 90/55, P 135, Temp. 39,6 °C.

DD-Vorüberlegungen

Daran, dass die Kleine so schlecht Luft bekommt, könnte beispielsweise ein **Pseudokrupp** schuld sein. Hierbei kommt es durch eine infektiös bedingte subglottische Schwellung zu einer Einengung der Atemwege und einem inspiratorischen Stridor. Erreger sind meist Parainfluenzaviren.

Seltener ist der „echte" **Krupp,** der sich auch mit inspiratorischem Stridor durch Einengung im Bereich der Epiglottis bemerkbar macht. Er geht meist auf eine Infektion mit Corynebacterium diphtheriae zurück. Typisch sind Heiserkeit und Bildung von weißlichen Pseudomembranen im Bereich der Tonsillen mit Übergreifen auf die Gaumenbögen und die Rachenhinterwand, bellender Husten, kloßige Sprache sowie ein süßlicher Mundgeruch. Im Blut sieht man eine Leukozytose mit Linksverschiebung und verminderte Lymphos; zur Diagnosesicherung benötigt man eine Kultur aus dem Rachenabstrich. Bei begründetem Verdacht erfolgen die Gabe von Pferde-AK gegen das Diphtherie-Toxin und eine antibiotische Therapie mit einem Cephalosporin.

Angesichts des Fiebers ist eine **Fremdkörperaspiration** weniger wahrscheinlich, durch Entstehung einer Atelektase und Aufflammen einer Entzündung in dem abgekapselten Bronchus aber durchaus denkbar. Eine genaue Anamnese und Auskultation kann häufig weiterhelfen.

Denkbar wäre auch ein **Asthma bronchiale.** Es kommt durchaus vor, dass das Bronchialsystem gerade im Verlauf von viralen Erkrankungen der Atemwege besonders empfindlich reagiert. Bekannte Kiste: anfallsartiger, reversibler Bronchospasmus, Mukosaschwellung mit zähflüssiger Sekretion. Macht allerdings exspiratorischen Stridor.

Das hohe Fieber, die Schluckschmerzen und die Hypersalivation würden auch ganz gut zu einer ziemlich fiesen Geschichte passen: 'ner **Epiglottitis** nämlich. Die betroffenen Kinder zeigen inspiratorischen Stridor, sind heiser und präsentieren sich in der typischen „Schnüffelhaltung" (Kopf rekliniert, Unterkiefer vorgeschoben). Häufigster Erreger ist Haemophilus influenzae Typ B. Vorsicht: Bei Verdacht auf Epiglottitis auf keinen Fall versuchen, alleine (ohne Anästhesist) mit 'nem Holzspatel Einsicht in den

DI

Rachen des Patienten zu erfuchteln! Es besteht dann die Gefahr des Laryngospasmus mit konsekutivem Ersticken, das geht gerade bei Kindern mit verhältnismäßig enger Luftröhre ruckzuck. Und wenn's mal richtig zugeschwollen ist, kriegt man da auch keinen Tubus mehr durch ...

Bei der Laryngoskopie im Rahmen einer Intubation bzw. mittels eines transnasal eingeführten dünnen Bronchoskops sieht man die diagnostisch beweisende ballonartig aufgetriebene Epiglottis. In der lateralen Röntgenaufnahme sieht man das „Daumen hoch"-Zeichen im Hals, das Epiglottisödem. Empfehlenswerter ist allerdings ein Hals-CT zum Ausschluss eines spaltungsbedürftigen **Abszesses des Zungengrunds.**

Unwahrscheinlicher ist ein **Laryngospasmus.** Im Kindesalter wird dieser Spasmus der Kehlkopfmuskulatur meist durch Tetanie ausgelöst, kommt aber auch als Komplikation einer Epiglottitis vor. Macht ebenfalls inspiratorischen Stridor, aber keine Entzündungszeichen.

Anamnese & Befund

Die Impfungen sind nicht vollständig. Insbesondere fehlt die Schutzimpfung gegen Haemophilus influenzae Typ B (Hib). Das Kind hat einen ausgeprägten inspiratorischen Stridor, die Sprache klingt kloßig. Außerdem hält es den Kopf rekliniert mit vorgeschobenem Unterkiefer, erinnert an einen schnüffelnden Hund.

Da gehen doch gleich alle Alarmglocken an: Intensivfall!! Das Mädchen muss umgehend intensivmedizinisch sediert und intubiert werden! Eine notfallmäßige Tracheotomie sollte ebenfalls jederzeit möglich sein, für den Fall, dass sich der Tubus nicht mehr durch das enge Lumen schieben lässt. Aus einem der peripheren Zugänge gewinne ich etwas Blut für's Labor. Unter stabilen (intubierten) Bedingungen kann eine seitliche zervikale Röntgenaufnahme oder ein CT vom Hals angefertigt werden.

Untersuchung & Ergebnisse

Bei der Intubation fallen eine knallrot geschwollene Epiglottis und ein Ödem der Aryregion auf. Leukos 21 000, Granulozyten 85 % (Linksverschiebung), die Rö.-Aufnahme zeigt eine typische „Daumen hoch"-Figur im Bereich der Epiglottis.

Diagnose Patient 10: Durch Zecken übertragenes Rückfallfieber.

Therapie & Komplikationen

Nachdem das Kind ja schon notfallmäßig intubiert wurde und nun ventiliert wird, kommt nun noch eine intravenöse empirische Antibiose mit einem Cephalosporin (z. B. Ceftriaxon) hinzu. Wenn das Ergebnis der Kultur und das Antibiogramm vorliegen, kann man die Therapie gegebenenfalls entsprechend anpassen.

Weitere Infos

Übeltäter ist meist Haemophilus influenzae vom Typ B, das i.d.R. für Cephalosporine wie z. B. Ceftriaxon sensibel ist. Weitere Verdächtige sind Streptococcus pneumoniae und Staph. aureus. Die beiden letzteren haben an Häufigkeit zugenommen, seit man sich gegen H. influenzae impfen lassen kann. Am häufigsten sind Kinder in der ersten Lebensdekade betroffen. Die Epiglottitis ist eine schnell fortschreitende lebensbedrohliche Situation! Schnelles Erkennen und Handeln sind hier gefragt.

Puh, das war 'ne heikle Kiste. Kurz durchschnaufen, dann geht's weiter.

Patientin 12

Leicht verschämt berichtet eine 63-jährige Bibliothekarin (übrigens das Bild einer Bibliothekarin: mit Dutt, Brille, geblümter Bluse und Faltenrock!) über einen Ausschlag über ihrem linken Busen, sonst nirgends. Angefangen hätte es mit einem Kribbeln und Jucken. Sie fühle sich auch müder und abgeschlagener als sonst.
RR 140/85, P 86, Temp. 37,2 °C.
Ich bitte sie, sich zur Untersuchung zu entkleiden. Der Aufforderung kommt sie nur zögerlich nach. Zum einen scheint ihr Schamgefühl ihr ein Problem zu bereiten, zum andern bemüht sie sich tunlichst, nicht mit dem Hemd den linken Oberkörper zu berühren. In der Zwischenzeit überlege ich schon mal, was mich hier erwarten könnte.

DD-Vorüberlegungen

Das Alter der Dame und auch das regional begrenzte Auftreten des Ausschlags sprechen für einen **Herpes zoster**. Die Gürtelrose kriecht ans Tageslicht, wenn der Mensch ohnehin schon gestresst ist. Nach überstandenen Windpocken legt sich das Varicella-Zoster-Virus erst mal für geraume Zeit in einem Spinalganglion zur Ruhe. Lässt nach Jahren die Immunabwehr nach, erwacht das Virus zu neuem Leben und macht sich mit Abgeschlagenheit bemerkbar. Hinzu kommt ein meist halbseitiger, bandförmiger, sehr schmerzhafter Ausschlag mit Bläschenbildung, der dem Innervationsgebiet des betroffenen Spinalnervs folgt. Trotz ihres irreführenden Namens beschränkt sich die Gürtelrose nicht nur auf den Rumpf, sondern kann prinzipiell jedes Dermatom befallen.

Alternativ wäre auch noch ein **Erysipel** (Wundrose) im Angebot. Dabei handelt es sich um eine akute, sehr unschöne Entzündung der Lederhaut, die mit hohem Fieber einhergeht. Meist hervorgerufen durch betahämolysierende Streptokokken (A), die über eine Hautverletzung (Rhagade, Interdigitalmykose oder so) eindringen konnten. Allerdings zeigt sich die schmerzhafte, scharf begrenzte, ödematöse Rötung mit flammenförmigen Ausläufern häufiger im Gesicht oder an den Extremitäten. Die Diagnose ergibt sich aus der Klinik sowie einer Erhöhung der Entzündungsparameter im Blut (Leukozyten, CRP). Vorsicht: Rezidivgefahr!!!

Ungewöhnlicher wäre an dieser Stelle eine **Impetigo** (**contagiosa**). Nein, das ist kein Film von Alfred Hitchcock, sondern eine Eiter-/Grindflechte, die normalerweise rund um kindliche Rotznasen auftritt. Hervorgerufen wird sie durch Staphylo- und/oder Streptokokken, und zwar in zwei Formen:

▶ **kleinblasige Impetigo:** kurzfristig bestehende Blasen, später Pusteln auf gerötetem Grund mit honiggelben Krusten. Vorkommen vorwiegend bei Schulkindern meist im Gesicht, so in der Rotznasengegend, selten an Händen und Kratzstellen. Meist Streptokokken-bedingt.

▶ **großblasige Impetigo:** bis 2 cm große, mehrere Tage bestehende Blasen, die später dünne, bräunliche Krusten entwickeln. Kommt in allen Altersstufen vor, meist sind Staphylokokken die Ursache.

Meist fühlen sich die Kinder abgeschlagen. Die befallenen Bereiche können schmerzhaft sein. Die Diagnose wird aufgrund des

---

Diagnose Patientin 11: Akute Epiglottitis.

klinischen Bildes gestellt. Außerdem kann man einen Abstrich zum Erregernachweis durchführen.

Und dann wäre da noch der **Herpes simplex.** Kennt man: Einmal mit dem falschen Typen geknutscht oder ein Wochenende durchgefeiert – oder beides – und schon sind sie da: brennende Bläschen, mit Vorliebe an den Übergangsstellen von Haut zu Schleimhaut, die zu Krusten eintrocknen und nach acht bis zehn Tagen narbenlos abheilen. Allseits bekannt ist der Herpes labialis im Gesicht, hoffentlich weniger bekannt der H. genitalis, na wo wohl? Für beide verantwortlich ist das Herpes-simplex-Virus (HSV 1 bzw. 2), welches man über Tröpfchen- oder Schmierinfektion erwirbt und anschließend lebenslang beherbergt. Die meiste Zeit schlummert es jedoch in einem Hirnganglion latent dahin. Bei den unpassendsten Gelegenheiten, bevorzugt, wenn man eh gerade bis zum Hals im Stress steckt, wird es wach, und die Bläschen blühen wieder auf. Übrigens immer an derselben Stelle.

Anamnese & Befund

Mittlerweile hat sie ihren Oberkörper erfolgreich aus Blumenbluse, Unterhemd und Mieder geschält. Zum Vorschein kommt eine ganz klar begrenzte Hautveränderung mit verstreut (der Dermatologe beschreibt das sinnigerweise als herpetiform) angeordneten Bläschen im Bereich des Th4-Dermatoms links. Der restliche körperliche Befund ist komplett unauffällig.

Vom Grund eines der diversen Bläschen entnehme ich noch einen Abstrich für die Mikrobio zum Virusnachweis – man nennt diesen Test übrigens auch Tzanck-Test („Gott sei Tzanck, ich hab keinen Herpes!"). Vielerorts ist dieser Test schon nicht mehr so en vogue … das Differenzialblutbild mit Virusnachweis diktiert die Marschrichtung.

Untersuchung & Ergebnisse

Der Tzanck-Abstrich zeigt polinukleäre epitheliale Riesenzellen, welche typisch für den Befall mit Varizella-Zoster-Viren sind.

Diagnose

Therapie & Komplikationen

Gegen den Schmerz helfen Analgetika und Steroide, letztere allerdings eher durch Unterdrücken der Entzündungsreaktion. Versehentlich oder absichtlich aufgeplatzte Bläschen sind besonders anfällig für bakterielle Superinfektion; daher ist die lokale Desinfektion (z. B. mit Braunol-Lösung) wichtig. Ansonsten bekommen Zoster-Patienten so früh wie möglich systemisch Aciclovir oder Valaciclovir. Bei ansonsten Gesunden genügt die orale Gabe, in schweren Fällen, bei immunsupprimierten Patienten (HIV, Greise, Transplantationspatienten etc.) oder bei Zoster ophthalmicus i.v. in doppelter Dosis.

Weitere Infos

Das Varizella-Zoster-Virus gehört zur Familie der Herpesviren, quasi ein Cousin ersten Grades, und besitzt als solches eine doppelsträngige DNA. Wie der Name schon andeutet, ist die Gürtelrose nicht sein Hauptberuf, sondern das Virus sorgt bei Erstinfektion für Windpocken. Da die Durchseuchung so hoch ist, kriegt man die meist schon im Kindesalter. Anschließend campen die Viren in den dorsalen Spinalganglien, beliebteste Campingplätze sind die Spinalganglien von Th3 bis L3. Ans Tageslicht trauen sie sich Jahrzehnte später, bei Reinfektion oder reduzierter Abwehr, nur noch exakt in den jeweiligen Dermatomen. Besonders berüchtigt ist der Zoster des ersten Trigeminusastes, der das Auge in Mitleidenschaft ziehen kann, der sog. Zoster ophthalmicus; und wenn's den 7. und 8. Hirnnerv erwischt, spricht man vom Ramsay-Hunt-Syndrom oder Zoster oticus.

Noch während ich mit dem Schreibkram zu Gange bin, rumpelt es hektisch auf dem Gang. Was ist da los??

Patientinnen 13a und b

Ein sechsjähriges Mädchen und ihre um zwei Jahre jüngere Schwester werden mit Fieber, heftigen Bauchschmerzen, Erbrechen und Tinnitus in die Notaufnahme gebracht. Während ihre Eltern sich von einer langen Autofahrt mit einem Nickerchen aus-

---

Diagnose Patientin 12: Herpes zoster.

ruhten, haben die zwei kleinen Damen in ihrer Spielküche reichlich Brause zubereitet und getrunken. Dazu haben sie gemeinsam 21 ASS-500-Brausetabletten verwendet, die in der Küchenkommode, in der zweiten Schublade von oben, in einem kleinen Körbchen parat lagen. Die Eltern wissen das so genau, weil sie die leeren Röhrchen nach ihrem Schlummer im Kinderzimmer aufgelesen haben. Vitalzeichen der beiden sind fast identisch: RR 80/45 respektive 75/45 mmHg, P 144 bzw. 148, Temp. 39,6 und 39,8 °C.

DD-Vorüberlegungen

Angesichts dieser genauen Angaben bleibt wenig Auswahl: **ASS-Intoxikation.** Mit einer Überdosierung kann man rechnen, sobald mehr als sieben Gramm Acetylsalicylsäure auf einmal verspeist wurden. Hier waren's pro Kind, wenn jedes gleich viel getrunken hat, zwar nur knapp über fünf, aber bei Kindern liegen die Grenzwerte natürlich niedriger. Das bei Schmerzen und Katern aller Art beliebte Analgetikum wirkt über die irreversible Hemmung der Zyklooxygenase (COX 1 und 2), woraufhin u. a. vermindert Thromboxan A2, Prostazyklin und Prostaglandin E2 gebildet wird. Darauf beruht die antipyretische, antiphlogistische und analgetische Wirkung. Des Weiteren wird die Thrombozytenaggregation gehemmt. Eine Überdosis präsentiert sich typischerweise in der akuten Phase mit Brennen im Mund, Abdominalbeschwerden, zentraler Hyperventilation (durch die verstärkte Ausatmung kommt es zu einem Abfall des CO_2 im Blut, und dies führt zu einem Anstieg des Blut-pH, also einer respiratorischen Alkalose), Ohrensausen, Verwirrtheitszuständen und hohem Fieber über 41 °C (= Hyperpyrexie). Im weiteren Verlauf wird der Patient zunehmend somnolent bis zum Koma, evtl. sogar mit Krämpfen. Teilweise kommt es zur Anurie und ab und zu zu inneren Blutungen. Außerdem kommt es nun durch Entkoppelung der oxidativen Phosphorylierung mit gesteigerter CO_2-Produktion zur metabolischen Azidose.

Anamnese & Befund

Beide Kinder präsentieren sich mit Tachy- (37 respektive 39/min) und Hyperpnoe, sind stark verschwitzt und haben trockene Schleimhäute. Die beiden Abdomen sind weich mit diffusem Palpationsschmerz über allen Quadranten, Darmgeräusche lebhaft, Herz-Lungen-Auskultation unauffällig.

Im Vordergrund der weiteren Untersuchungen steht hier neben

der Toxikologie der Säure-Basen-Haushalt. Deshalb: Labor mit BB, E'lyten, Blutgasanalyse und natürlich der Serum-ASS-Spiegel.

Untersuchung & Ergebnisse

Die BGA ergibt einen pCO_2 von < 48 mmHg, eine Anionen-Lücke > 15 mEq/l, Hypokaliämie (3,2 mval/l); der pH ist leicht azidotisch (pH 7,31). Insgesamt spricht das alles für eine metabolische Azidose mit respiratorischer Teilkompensation.

Diagnose

Therapie & Komplikationen

Zunächst mal versuchen wir, mit Aktivkohle die Absorption von ASS aus dem Darm in die Blutbahn einzudämmen, zusätzlich Infusionen mit ordentlich Flüssigkeit und Kalium, um die Hypokaliämie auszugleichen. Die Alkalisierung des Harns mit Natriumbikarbonat beschleunigt die renale Elimination der Acetylsalicylsäure. Wichtig ist die engmaschige Verlaufskontrolle der Blutgase und der Vitalfunktionen, zur Not muss man permanent auf Intubation und Hämodialyse vorbereitet sein.

Übrigens: Wer mit ASS seinen Kater zu bekämpfen pflegt, wäre gut beraten, als letzte Bestellung einen halben Liter Apfelschorle in sich reinzugießen. Da der Kater-Kopfschmerz durch den alkoholbedingten Flüssigkeitsmangel im Hirn hervorgerufen wird, erübrigt sich dadurch in vielen Fällen die Applikation des Analgetikums.

Weitere Infos

Die oxidative Phosphorylierung wird entkoppelt, dadurch kommt es zur Anhäufung von organischen Säuren und Laktat (metabolische Azidose – bei Kids eher im Vordergrund), außerdem geht die Temperatur hoch. Der nun niedrige Blut-pH begünstigt wiederum die weitere Aufnahme von Salicylsäure aus dem Darm in die Blutbahn. Zentral wirkt ASS stimulierend auf das Atemzentrum. Es kommt deswegen auch noch zu einer respiratorischen Alkalose (das ist bei Erwachsenen eher vordergründig).

Statt dass man mir jetzt mal ein kleines Päuschen gönnt, geht's gleich mit Genöhle weiter. Durchdringendes Gejammer auf dem Gang von einem Knaben, dessen hysterische Mutter gerade mit Erfolg der guten Schwester Irmgard das Leben schwer macht.

Patient 14

Offenbar ist der Elfjährige vor einer halben Stunde an einem Badesee von seinen Freunden in einen Brennnesselbusch geschubst worden. Nun hat er am ganzen Körper großflächige, rote, scharf begrenzte Hauterhebungen, die gnadenlos jucken und die Mutter schier umbringen vor Sorge.
RR 95/60, P 132, Temp. 37,3 °C.

DD-Vorüberlegungen

Ich sag nur Brennnesseln! Selten gibt es für eine akute **Urtikaria** eine so auf der Hand liegende Erklärung! Sie ist gekennzeichnet von stark juckenden, scharf umschriebenen, erhabenen, rötlichen und flüchtig auftretenden Quaddeln, die Histamin-vermittelt entstehen. Im Falle der Brennnesseln stammt selbiges aus den kleinen Härchen an den Blättern. Aber es sind auch jede Menge anderer Auslöser bekannt, die aufzuspüren nicht immer ganz einfach ist. Eine physikalische Urtikaria kann durch Hitze, Kälte, Schweiß, Temperaturschwankungen, mechanische Reizung oder Licht ausgelöst werden. Nahrungsmittelzusatzstoffe oder Medikamente können eine Urtikaria pseudoallergisch, das heißt ohne Mitwirkung von Antikörpern, hervorrufen. Aber auch allergisch bedingt kommt die Urtikaria – oder Nesselsucht, wie sie im Volksmund heißt – vor, im Sinne einer **anaphylaktischen Typ-I-Reaktion.** Auslöser sind zum Beispiel Nahrungsmittel, Insektengifte oder Medikamente. Dabei spielen die IgE-Antikörper, die nach dem ersten Kontakt mit dem Allergen gebildet wurden (Sensibilisierungsphase), ab dem nächsten Kontakt ohne Vorwarnung verrückt. Das kann sich als Urtikaria äußern, aber auch als Asthma, Schnupfen, Bindehautentzündung, Ödeme und Kreislaufreaktionen bis hin zum anaphylaktischen Schock. Den Nachweis der Sensibilisierung kann man mit Prick-, Scratch- oder Reibetests führen; das spezifische IgE zeigt sich im RAST. Allerdings sollte auch die Klinik passen, bevor man von einer Allergie spricht; stumme Sensibilisierungen, die keinen jucken, kommen nämlich auch vor.

Anamnese & Befund

Scharf begrenzte, rötliche, typische Brennnesselquaddeln sind verstreut über Arme, Beine, Bauch und Rücken des Jungen. Der Puls von 132 ist für einen 11-Jährigen nun wirklich ziemlich hoch und könnte Anzeichen eines beginnenden Schocks sein.

Diagnose

Therapie & Komplikationen

Ich denke, jeder hat schon mal als Kind die Bekanntschaft mit Brennnesseln gemacht. Diese Quaddeln verschwinden in aller Regel ganz von selbst. Das Kühlen durch Eisbeutel oder kaltes Wasser erleichtert den Juckreiz etwas. Auch wenn's schwer fällt, sollte man nicht wie wild daran rumkratzen. Mit einem milden topischen Steroid und oralen Antihistaminika kann man die Symptomatik weiter entschärfen.

Bei einer akuten Urtikaria sollte man immer auch an Schockgefahr denken. Deshalb wird bei Kreislauf- oder Atemproblemen die Indikation zur Gabe von Kortikoiden und Antihistaminika i.v. sehr großzügig gestellt. Nach der medikamentösen Therapie lass ich den Jungen vorsichtshalber noch 'ne knappe Stunde hier beobachten – anschließend kann er dann mit Muttern im stabilen Zustand nach Hause gehen.

Na, das war ja einfach. Mein nächster Fall sieht komplizierter aus:

Patientin 15

Ein dreijähriges Mädchen wird von ihren besorgten Eltern in die Notaufnahme getragen. „Sie hat vorhin einen Krampf gehabt, bei dem ihr ganzer Körper starr wurde und dann zuckte, ihre Augen waren hochgerollt und sie hat dabei eingenässt. Nach zwei, drei Minuten war der Spuk vorüber." Die Mutter, ihres Zeichens Heil-

---

Diagnose Patientinnen 13a und b: Acetylsalicylsäure-Intoxikation.

praktikerin, hat auch gleich eine Schnellschussdiagnose parat: „Sie hat wahrscheinlich nur einen epileptischen Anfall, nicht wahr, Herr Kollege? Meine ältere Schwester hatte das auch häufiger, als wir Kinder waren."

RR 90/60, P 132, Temp. 39,3 °C.

DD-Vorüberlegungen

Möglicherweise hat die Mama ja recht und das Kind hatte einen epileptischen Anfall. Dann hätte es sich bei der Beschreibung wohl am ehesten um einen **Grand-Mal-Anfall** gehandelt. Heute bezeichnet man ihn häufiger beschreibend als generalisierten tonisch-klonischen Krampfanfall. In der tonischen Phase befindet sich der Patient in tiefer Bewusstlosigkeit. Die Beine und Arme sind meist gestreckt und die Atmung fällt aus. Gemeinsam mit der erhöhten Muskelspannung kann dies zu Sauerstoffmangel führen. In einigen Fällen färbt sich die Haut des Betroffenen durch den Sauerstoffmangel bläulich (Zyanose). Nach 10 bis 30 Sekunden folgt die klonische Phase mit Zuckungen in Armen und Beinen. Meist ist der Anfall nach ein bis zwei Minuten überstanden. Danach schläft der Patient, ist nur schwer aufzuwecken, kann sich an den Anfall selbst nicht erinnern und kriegt einen Muskelkater. Harn- und Stuhlabgang sowie ein Zungenbiss sind keine Seltenheit. Während so eines Anfalls sollte man den Patienten möglichst in Ruhe lassen und versuchen, so gut es geht zusätzliche Verletzungen zu minimieren.

Im Kindesalter ist auch eine **rachitische Tetanie** denkbar. Vitamin-D-Mangel und unzureichendes Kalziumangebot können anfallsartige Sensibilitäts- und Motorikstörungen verursachen. Es kommt zu schmerzhaften tonischen Krämpfen der Muskulatur (Pfötchenstellung der Hand) und Parästhesien im Armbereich. Als letztes ist auch die mimische Muskulatur betroffen („Karpfenmund"). Die rachitische Tetanie tritt interessanterweise besonders im Frühjahr auf. Das erklärt man durch die ersten Sonnenstrahlen, die den wachsenden Kinderknochen stimulieren, mehr Kalzium aufzunehmen, als der Darm resorbieren kann (Hypokalzämie). Aufgrund der breit durchgeführten Substitution von Vitamin D dürfte das aber eher eine Ausnahme-Diagnose sein.

Eine extrem bedrohliche Möglichkeit ist die **Meningoenzephalitis.** Bei erhöhtem intrakraniellem Druck kann es zu einer entsprechenden Symptomatik mit verminderter Vigilanz bzw. psychomotorischen Veränderungen, Erbrechen sowie Störungen der Pupillenmotorik kommen. Ursache sind in den meisten Fällen Viren oder Bakterien, die entweder direkt oder als Begleiterkrankung infektiöser Allgemeinkrankheiten das Hirn und seine Häute befallen. Zur Diagnostik sind zerebrale Bildgebung sowie die Liquoruntersuchung unabdingbar.

Eine **Hypoglykämie** mit Blutzucker unter etwa 50 mg/dl äußert sich zunächst durch Blässe, Herzklopfen, Hungergefühl und kalten Schweiß, kurz darauf folgen neurologische Ausfälle bis zum hypoglykämischen Schock!!! Ursache ist meist ein Fehler bei der Berechung der Insulindosis bei einem Diabetiker, beispielsweise durch weniger Glukoseaufnahme, vermehrte Verwertung (Sport) oder versehentliche Überdosierung. Beim erwachsenen Typ-2-Diabetiker könnten auch überdosierte Sulfonylharnstoffe die Ursache sein.

Und dann wäre da noch, wie schon mehrfach erwähnt, das **Münchhausen-Stellvertreter-Syndrom,** über das Robert heute in der Früh im Zusammenhang mit dem plötzlichen Kindstod ja schon doziert hat.

Anamnese & Befund

Das Kind hatte vor zwei Tagen einen Infekt der oberen Atemwege mit so richtig hohem Fieber. Die Kleine ist noch verschnupft und kann nicht durch die Nase atmen. Der Rachen ist gelblich verschleimt. Die Trommelfelle wirken entzündet und leicht geschwollen. Kernig und Brudzinski sind negativ (keine Nackensteife – kein Hinweis auf Meningitis). Und auch die restliche neurologische Untersuchung ist unauffällig.

Vom Labor brauche ich das Blutbild mit E'lyten. Außerdem bereite ich 'ne Lumbalpunktion vor, um den Liquor zu untersuchen. Die O_2-Sättigung wäre auch nicht uninteressant. Ein EEG ordne ich gleich mit an.

Untersuchung & Ergebnisse

SaO_2 99 %, Leukos 18 000/µl, Granulos 83 %, E'lyte und Zerebrospinalflüssigkeit sind aber normal. Das EEG zeigt (noch im anfallsfreien Intervall) diffus verlangsamte Hintergrundwellen.

Diagnose Patient 14: Akute Urtikaria.

Therapie & Komplikationen

Zunächst mal muss hier die Infektion im Nasen-Rachen-Raum behandelt werden: Antibiose! Dann durch Antipyretika das Fieber in den Griff bekommen: Paracetamol (evtl. Metamizol)! Eine antikonvulsive Prophylaxe kann bei persistierendem Infekt erwogen werden. Die Eltern können gegebenenfalls Diazepam-Rektiolen erhalten (insbesondere bei wiederholt aufgetretenen oder komplexen Fieberkrämpfen). Eine stationäre Überwachung ist insbesondere bei erstmalig aufgetretenem Krampfanfall sicher indiziert.

Weitere Infos

2–4% aller Kinder entwickeln irgendwann mal Fieberkrämpfe. Das Wiederholungsrisiko beträgt ca. 30%. Mit Rezidiven muss man vor allem rechnen bei Patienten mit positiver Familienanamnese, wenn der Anfall bei niedrigem Fieber aufgetreten ist und wenn die EEG-Wellen kontinuierlich verlangsamt sind.

Das Risiko, dass die Krampfanfälle persistieren und die Kinder eine „echte" Epilepsie entwickeln, beträgt etwa 2% bei Kindern, die einmal einen „einfachen" Fieberkrampf hatten. Damit ist es im Vergleich zu Kindern ohne Fieberkrampf nur geringfügig erhöht.

So, allmählich wird es etwas übersichtlicher im Wartezimmer, sieht aus, als wäre für heute das Schlimmste überstanden …

Patient 16

Ein 38-jähriger Broker wartet noch auf mich und klagt, dass sich seit heute morgen sein Gesicht so „ungleich" anfühlt. Das linke Auge schmerzt ihn, links hört er alles lauter als rechts und vorhin ist ihm beim Kaffeetrinken aus dem linken Mundwinkel die ganze braune Brühe unkontrolliert wieder rausgeflossen. Das war dann für ihn das Signal, sich auf den Weg zur Notaufnahme zu machen, und hier steht er nun.

Seine Vitalparameter sind allesamt unauffällig.

DD-Vorüberlegungen

Klingt verdächtig nach einer **Fazialisparese,** einer Lähmung des Nervus facialis also. Er versorgt sämtliche Gesichtsmuskeln, betritt die Bühne gleich unterhalb des Ohrs und sendet seine fünf Äste zur Stirn, zum Ober- und Untergesicht, zum Hals und zur Skalpmuskulatur des Hinterhauptes. Er entspringt von den Fazialiskernen im Hirnstamm. Wichtig ist, dass auf dem Weg nach draußen die zwei Seiten einige Fasern tauschen, die den jeweiligen M. frontalis der Gegenseite mitinnervieren. So kommt es, dass eine **periphere Lähmung** eine Störung sowohl der ipsi- als auch der kontralateralen Fasern zur Folge hat – ergo fallen alle Gesichtsmuskeln einschließlich des M. frontalis aus. Die **zentrale Lähmung** hingegen unterbricht die ipsilateralen Fasern noch vor Einmischung der Gegenseite. Dann bleibt die Stirnmuskulatur von der Parese verschont, weil sie ja von den intakten Fasern der Gegenseite mitversorgt wird.

Von einer **Mononeuritis multiplex,** dem Multiplextyp der Polyneuritis, spricht man, wenn „mehrere einzelne" Nerven entzündlich verändert sind. Auslösender Faktor kann alles Mögliche sein (Kollagenosen, Diabetes mellitus, rheumatoide Arthritis, Panarteriitis nodosa, HIV etc.). Es handelt sich dabei um eine axonale Störung der sensorischen sowie der motorischen Fasern. Je nach Nervbeteiligung stehen die Schmerzen im Versorgungsgebiet des Neurons klinisch im Vordergrund.

Ansonsten kommen für einseitigen Hörvelust und begleitende Fazialisparese, häufig auch mit Schwindel und Tinnitus, alle Läsionen in Frage, welche zur **Einengung des zerebellopontinen Winkels** führen könnten (Cholesteatom, Meningeom, Metastasen, Akustikusneurinom etc.). Die Hauptkomplikation wäre hier der intrakranielle Druckanstieg mit fatalen Folgen. Bildgebende Verfahren wie Kernspin oder CT brächten hier Klarheit.

Und dann wäre auch noch ein **Ramsay-Hunt-Syndrom** möglich, also die Herpes-zoster-Infektion des achten und neunten Hirnnervs.

Anamnese & Befund

Beim Blick auf das Gesicht erscheint der Mund etwas nach rechts verzogen. Die linke Nasolabialfalte ist etwas schwächer ausgeprägt als die rechte. Der Versuch, die Wangen aufzublasen, bleibt erfolg-

---

Diagnose Patientin 15: Fieberkrampf.

los. Beim Heben der Augenbrauen kann die linke Seite nicht folgen. Auf die Aufforderung, die Augen zu schließen, rollt der Augapfel nach oben weg (Bell-Phänomen), das Lid schließt nicht richtig. Hyperakusis links. Ansonsten ist das linke Ohr unauffällig, Ramsay-Hunt fällt damit also aus. Fundoskopie und restliche neurologische Untersuchung sind völlig normal; es gibt keinen Hinweis auf einen Infarkt oder einen Anfall.

Was den Infarkt oder irgendwelche Raumforderungen angeht, bringt ein CCT hoffentlich bald Klarheit.

DI

Untersuchung & Ergebnisse

Im CCT sieht man aber weder frische noch alte Läsionen, auch keine Hinweise auf irgendeine Pathologie des Kleinhirnbrückenwinkels.

Diagnose

Therapie & Komplikationen

Eine echte Kausaltherapie gibt es nicht. Hoch dosiertes Kortison kann u. U. den Verlauf mildern bzw. verkürzen. Um das Auge der betroffenen Seite vor Austrocknung zu schützen, sollte es tagsüber mit Tropfen feucht gehalten und nachts mit einem Klebestreifen verschlossen werden.

Weitere Infos

Bei der Bell-Lähmung handelt es sich um die häufigste Form der Parese des N. facialis, die in den meisten Fällen akut verläuft. Ungefähr acht von zehn Betroffenen überstehen so eine Attacke ohne bleibenden Schaden. Im Gegensatz zu den sekundären Fazialislähmungen (wie Ramsay-Hunt, Verengung des Kleinhirnbrückenwinkels, Mononeuritis und so) ist die Bell-Lähmung übrigens laut Definition idiopathisch, also ohne echte Ätiologie.

Es ist immer wieder schön, wenn sich das Behandlungszimmer in eine Bühne zur Bewältigung von unverdauten Familienproblemen verwandelt ...

Die 76-jährige Kettenraucherin beschreibt ihre Beschwerden im linken Unterbauch als krampfartig wiederkehrend – mittlerweile seit vier Tagen – mit Fieber, Schüttelfrost und allgemeinem Krankheitsgefühl. Die Tochter fügt bissig hinzu, das läge alles an den vielen Abführmitteln, die die Mutter ständig in sich reinstopfe, und der viele Alkohol, mit dem sie das Zeug hinunterspüle, mache es sicher auch nicht besser. „Ich habe halt ständig so schlimm Verstopfung, Herr Doktor", verteidigt sich die alte Dame. RR 130/85, P 112, Temp. 38,9 °C.

DD-Vorüberlegungen

Bei Veränderungen der Stuhlgewohnheiten, Blut im Stuhl, Diarrhö und so was muss bei Menschen zwischen 50 und 70 Jahren immer ein **Rektum-Ca** ausgeschlossen werden. Immerhin handelt es sich hierbei um das zweithäufigste Karzinom des Menschen. Mit einer vernünftigen digital-rektalen Untersuchung kann man da schon um einiges klarer sehen – also bloß keine falschen Hemmungen.

Weniger bösartig, aber ebenfalls möglich, wäre eine **Divertikulose**: Besonders in Dickdarmabschnitten mit hohem Innendruck (Colon descedens und sigmoideum), und dort wiederum bevorzugt an Gefäßdurchtrittsstellen, drängt sich Darmschleimhaut durch die Muskellücken. Sie werden mit zunehmendem Alter immer häufiger und treten besonders bei faserarmer Ernährung und Neigung zu Obstipation auf, eine typische Zivilisationskrankheit also. Bleiben Komplikationen aus, sind Divertikel nicht weiter störend. Aber selten können sie auch Krämpfe im linken Unterbauch verursachen, außerdem Darmgasausscheidung und ein munteres Wechselspiel zwischen Diarrhö und Obstipation. Per Kontrasteinlauf und CT lässt sich die Diagnose sichern.

Heiterer wird's, wenn sich so ein Divertikel entzündet. Die Symptome der **Divertikulitis** ähneln einer Appendizitis, allerdings auf der „falschen" Seite, also links. Wie bei der Blinddarmentzündung leiden die Patienten unter Schmerzen (Spontan- und Loslassschmerz), die häufig einige Tage anhalten, Dünnschiss und/oder Verstopfung, Völlegefühl, Übelkeit und Erbrechen, Leukozytose, Fieber und so fort. Per Ultraschall lässt sich oft ein verdicktes

Diagnose Patient 16: Bell-Lähmung.

Darmsegment, ein Abszess oder eine Divertikelschwellung darstellen, CT und Röntgen-Doppelkontrastaufnahmen runden die diagnostischen Möglichkeiten ab; mit Endoskopie sollte man lieber vorsichtig sein, weil man da leicht eine Perforation des entzündeten Gewebes riskiert. Aber auch ohne äußere Einwirkung kann ein derart entzündetes Divertikel auch mal platzen und damit eine Peritonitis verursachen. Sonstige Komplikationen sind gedeckte Perforationen, Ileus oder Blutungen aus dem After.

Anamnese & Befund

Anamnestisch bringt sie alles, was gut und teuer ist, mit: periphere AVK, KHK, Arrhythmia absoluta bei Vorhofflimmern, COPD, Diabetes mellitus Typ 2, alles da. Beim Stichwort Ernährung entlädt sich spontan wieder ein Wortgefecht zwischen Mutter und Tochter. Um den Kern wiederzugeben: Die gute alte Frau scheint wohl seit dem Tod ihres Mannes vor 18 Jahren mehr oder minder verwahrlost. Sie ernährt sich hauptsächlich vom Senioren-Menü einer Fa(s)t-Food-Kette (viel Fett, wenig Ballaststoff).

Bei der körperlichen Untersuchung fällt der Palpationsschmerz im linken unteren Quadranten auf. Trotz der Abwehrspannung lässt sich dort eine walzenförmige Masse tasten. Die Darmgeräusche sind vermindert. Bei der rektalen Untersuchung taste ich äußere und innere Hämorrhoiden ersten Grades, habe aber anschließend kein Blut am Fingerling. Wegen der Hämorrhoiden war sie schon vor ein paar Jahren bei einem niedergelassenen Kollegen gewesen, der ihr zur Operation geraten hatte. Die hat sie damals aber abgelehnt. Heute erscheint sie etwas exsikkiert und fiebrig.

Während ich schon mal Blut abnehme fürs Labor (Diff.-BB), wird die Mutter von der Tochter verbal zerpflückt und ich muss zugeben, dass ich mittlerweile nicht übel Lust hätte, der Tochter eine ... oder sagen wir drei hinter die Ohren zu geben. Warum kann's nicht so sein wie im Film: Man drückt gelassen eine Taste am Schreibtisch, zwei Gorillas kommen zur Tür herein und beseitigen das Problem durch das nächste geschlossene Fenster ... na ja, zurück zum Sigma.

Wichtig sind eine Urinanalyse zum Ausschluss von Beteiligung der abführenden Harnwege (z.B. durch Fistelbildung), 'ne Stuhlprobe, um okkultes Blut auszuschließen. Dann natürlich noch Röntgenaufnahmen vom Abdomen – einmal in der Übersicht und einmal in Linksseitenlage, erst ohne, dann mit wasserlöslichem KM.

Bei freier intraperitonealer Luft folgt ein CT-Abdomen. Und der Vollständigkeit halber fahre ich jetzt noch mit dem Ultraschallkopf über den voluminösen Bauch der alten Dame ...

Untersuchung & Ergebnisse

... und erkenne dabei im sigmoidalen Segment eine Darmverdickung. So eine Walze im linken Unterbauch ist pathognomonisch für die ???

Hb 9,8 g/dl, Leukos 17 100 (79 % Granulozyten mit Linksverschiebung). Die Urinanalyse ist normal, aber der Hämoccult zeigt Blut im Stuhl an. Im Röntgenbild zeigt sich freie (intraperitoneale) Luft unterm Zwerchfell; das CT offenbart 'ne massive Verdickung der sigmoidalen Darmwand. Laut Radiologe handelt es sich um eine gedeckte Perforation eines Sigmadivertikels.

Die Divertikel sind in der Doppelkontrastaufnahme gut zu sehen; die Konturen sind mit Kontrastmittel gezeichnet und das Lumen mit Luft ausgefüllt.

Diagnose

Therapie & Komplikationen

Akut muss die Frau stationär aufgenommen werden. NPO (nihil per os), i.v. Zugänge und viel Flüssigkeit, aber vorsichtig wegen ihrer kardialen Schwäche! Aus selbigem Grund hab ich für sie zwei Tüten Ery-Konzentrat bestellt und mit auf Station gegeben ... bei älteren Patienten mit der kardialen Vorgeschichte sollte man zusehen, dass der Hb-Wert über 10,0 liegt. Nicht jeder Kollege ist dieser Meinung, aber die Allgemeinheit in der Szene verfährt so. Besser ist das nämlich schon rein aus forensischen Gründen. Eine breite Antibiose, z.B. mit Ciprofloxacin oder Cefuroxim und Metronidazol, soll die Darmflora abdecken.

Sollten sich die Symptome nicht zurückbilden, muss die Frau unters Messer zur Sigmaresektion. Faustregel: Nach zweimaliger

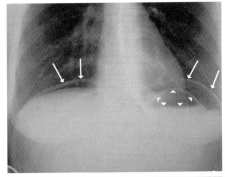

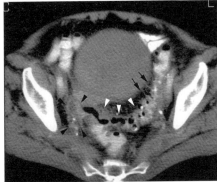

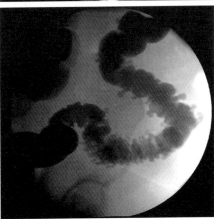

Abb. 7: Rö.-Bild mit freier Luft unter den Zwerchfellkuppeln (Pfeile); die Computertomographie zeigt eine langstreckig und zirkumferenziell verdickte Sigmawand (weiße ▷) und multiple Divertikel (→). Zudem findet sich eine lokale Abszessbildung (schwarzer ▶) in unmittelbarer Nachbarschaft zum wandveränderten Sigma. Im Kolon-KE diverse Sigmadivertikel.

Therapie mit Antibiotika steht beim dritten Mal die OP an. Junge Patienten unter 50 Jahren sollten schon nach dem ersten Schub operiert werden, da sie auf jeden Fall mehrere Schübe erleben werden. OP ist ebenfalls angesagt, wenn sich in der weiterführenden Diagnostik ein nicht drainierbarer Abszess zeigt, sich Fisteln ausgebildet haben oder Darmobstruktion und Ileus drohen – und natürlich bei akutem Abdomen. Langfristig sollte die gute Frau ihre Ernährung (fettarm und ballastreich) und ihren Lebensstil modifizieren. Das ist ja immer so einfach dahergesagt, aber diese Frau hat über 70 Jahre ihren Lebensstil nicht geändert, wieso sollte sie es jetzt plötzlich tun?

Weitere Infos

Die Pathophysiologie entspricht im Grunde der der Divertikulose. Die diversen Muskelschichten unseres Darmes müssen wie jeder andere Muskel auch regelmäßig beansprucht werden, um in Form zu bleiben. Dazu gehört, dass sie immer mal wieder kräftig gedehnt werden. Dafür sorgen Ballaststoffe, die nicht enzymatisch zersetzt werden, sondern im Darm bleiben, dort Wasser an sich binden und aufquellen. (Ein eindrucksvolles Experiment für die nächste „Sendung mit der Maus": eine Hand voll Müsli über Nacht in Wasser stehen lassen – am nächsten Morgen sieht man von dem Wasser nicht mehr viel. Aber die Müslimenge hat sich auf magische Weise vervielfacht.) Der Darm wird dadurch gedehnt und kontrahiert dann gegen einen höheren Widerstand, echtes Krafttraining also. Ballaststoffarmes Essen, Obstipation und hohes Lebensalter sind der Ausbildung von Divertikeln sehr förderlich. Rund 20 % der 60- und etwa 60 % der 80-jährigen Dickdärme sind von Divertikeln geziert. Ungefähr jeder Vierte davon macht dann irgendwann Bekanntschaft mit 'ner Divertikulitis.

Nach dem Mordsgezänk fällt mir der Abschied für heute aus der Ambulanz nicht sonderlich schwer ... Tschüss, bis morgen!

Diagnose Patientin 17: Divertikulitis.

▶▶▶ *Was habe ich heute gelernt?*

- SIDS, plötzlicher Kindstod ▶ wirksame Risikominderung durch: „back to sleep", Kippe weg!, cooles Schlafzimmer, möglichst langes Stillen!
- Subluxation des Radiusköpfchens ▶ oft viel Terz um eine recht harmlose Geschichte
- somatogene Depression ▶ immer mit organischer Ursache
- Hand-Fuß-Mund-Krankheit ▶ Übeltäter: Coxsackie-A-Virus, nicht zu verwechseln mit Hand-Fuß-Syndrom!
- myotonische Dystrophie ▶ beginnt oft mit dem unwillkürlichen Krampf beim Händeschütteln
- Reisediarrhö ▶ ETEC, EPEC, EHEC, EIEC oder OPEC?
- hintere Knieluxation ▶ da sind die Gefäße in Gefahr!
- Kiefer-Gaumen-Spalte, Mikrozephalie und Wachstumsretardierung beim Neugeborenen ▶ während der Schwangerschaft: Flasche zu und Finger weg von den Kippen!
- Entzugssyndrom bei Opiatabhängigkeit ▶ Levomethadon und Clonidin gegen die Symptome
- Rückfallfieber ▶ Borrelien im Giemsa-Abstrich
- Epiglottitis ▶ inspiratorisches Röcheln mit Fieberschub und Schluckbeschwerden
- Herpes zoster ▶ was mal als Windpocken begann . . .
- ASS-Intoxikation ▶ zentral stimulierend auf das Atemzentrum
- Urtikaria ▶ auch ein Brennnesselbad kann zum Kreislaufschock führen
- Fieberkrampf ▶ kommt bei 2–4 % aller Kinder vor
- Bell-Lähmung ▶ häufigste Form der N.-VII-Parese
- Divertikulitis ▶ Risikominderung u.a. durch fettarme und ballaststoffreiche Kost

MITTWOCH

Heute bin ich echt früh dran, aber leider immer noch nicht früh genug: Die Ambulanz-Kundschaft wartet schon ... also nix mit ruhig anlaufen lassen!

Patient 1

Im Blaumann sitzt ein 20-jähriger Kfz-Mechanikergeselle vor mir, der sich noch vor seiner Arbeit hier vorstellt. Seit etwa zwei Wochen plagen ihn Schwindel, Übelkeit, Kopfschmerzen und Müdigkeit, die er sich nicht erklären kann. Seit etwa einem halben Jahr verdient er sich nebenbei mit Reparaturen (genauer gesagt mit dem Frisieren und Tunen von Zwei- und Vierrädern) ein Zubrot und finanziert sich damit viele hübsche Extras, wie verchromte Trittbretter, Sportauspuff (doppelrohrig), Bassmembran als Rücksitz etc. für seine eigene Fiesta-Schleuder. In Ermangelung einer eigenen Werkstatt führt er die Arbeiten in der Garage seiner Eltern durch. Sein Schulfreund und Kollege habe dieselben Beschwerden, erwähnt er. Den hat er aber nicht mitgebracht. Zuerst dachten sie, sie hätten sich eine Grippe eingefangen. Morgens und tagsüber seien die Beschwerden schwächer oder ganz weg, am stärksten dagegen vor dem Schlafengehen.
RR 125/75, P 58, Temp. 37,1 °C.

DD-Vorüberlegungen

Angesichts der Tatsache, dass da zwei Kollegen die gleichen Symptome entwickeln, die bei beiden diese eigenartigen tageszeitlichen Schwankungen zeigen, spricht doch einiges dafür, dass da irgendeine Vergiftung im Spiel ist. Eine **Zyanidvergiftung** beispielsweise, sprich eine Vergiftung durch Einatmung, Hautkontakt oder Verzehr von Blausäure oder Zyankali. Das Zeug kommt in der Industrie und bei allen möglichen Arbeiten zum Einsatz, zum Teil lastwagenweise. Die Blausäure greift in die Atmungskette ein und verhindert die Verwertung des Sauerstoffs durch das Gewebe. Symptome sind Bittermandelgeruch (erinnert an Weihnachtsplätzchen) des Atems sowie Atemnot bis zu Erstickungsanfällen. Mit der Klinik steht die Diagnose quasi schon zu drei Vierteln. Wurde das Zyanid oral aufgenommen, kann man sich schon mal eine Magenspülung überlegen, ansonsten den Patienten möglichst zum Erbrechen bringen, schlimmstenfalls also Finger in den Hals und los! Es muss schnell gehen, da bleibt keine Zeit, um auf Instrumente zu warten. Außerdem müssen allgemeine Schockmaßnahmen ergriffen werden. In der Klinik bzw. im RTW zusätzlich Sauerstoffüberdruckbeatmung und vor allem Nitrite, damit Methämoglobin gebildet wird. Lebensrettend sind da nur zwei Antidote: 4-DMAP (4-Dimethylaminophenol) und Vitamin B_{12}. Das DMAP macht aus dem Zyanid das ungiftigere Zyanidmethämoglobin. Mit Natriumthiosulfat i.v. wird anschließend das wieder frei dissoziierte Zyanid in Thiozyanid umgewandelt, das dann ausgeschieden werden kann.

Bedenkt man, dass der Typ mit seinen Autos in einer hundsgewöhnlichen Garage arbeitet, wo sicher keine besonders effektiven Abluftbedingungen herrschen, ist jedoch eine **CO-Vergiftung** wesentlich wahrscheinlicher. Kohlenmonoxid, das sich bekanntlich in den Auspuffgasen der Verbrennungsmotoren ansammelt, entwickelt seine giftige Wirkung, da es mit Hämoglobin eine sehr stabile Bindung eingeht (CO-Hämoglobin), das dann nicht mehr zum Sauerstoffaustausch zur Verfügung steht. CO bindet 300-mal stärker an Hb als Sauerstoff!! Dadurch kommt es zur Gewebeanoxie. Vergiftungssymptome sind höllische Kopfschmerzen, Schwindel, Ohrensausen, Erbrechen, Bewusstlosigkeit und evtl. Lähmungserscheinungen. Wenn es sie gründlich erwischt hat, prangen diese Patienten in schweinchenrosa bis kirschrotem Teint. Tückischerweise ist die Pulsoximetrie nicht in der Lage, die Linksverschiebung der Sättigungskurve zu unterscheiden, sondern gibt falsch hohe Werte an. Da muss man schon beim Blutbild das CO-Hämoglobin bestimmen.

Anamnese & Befund

Der junge Mann (übrigens mit der für seinen Berufsstand geradezu verpflichtenden Voku-Hila-Frisur) verneint Fieber, Schüttelfrost, Husten und Allergien wie Heuschnupfen. Er raucht eine Schachtel Zigaretten am Tag, seit er 14 ist. Er ist voll orientiert und seine gesamte Neurologie ist unauffällig. Keine Atemnot. Ich schließe das Pulsoximeter an und bekomme eine 99%ige Sättigung angezeigt. Also, so auf Anhieb kann ich nichts Besonderes feststellen. Vielleicht ist er auf Drogen ... na, mal Blut nehmen für die Toxikologie und danach ein EKG.

Beim Blutabnehmen für's Labor gerate ich ein wenig ins Stocken: Das Aspirat erscheint ganz komisch hellrot ... hab ich die Arterie angestochen? Vorsichtshalber entferne ich die Spritze, lasse die Nadel aber im Gefäß. Es spritzt mir aber nichts pulssynchron entgegen, also muss es doch eine Vene sein. Dabei hätte man doch gerade bei einem Raucher eher dunkles Venenblut erwartet?

Untersuchung & Ergebnisse

Das Blutbild ist völlig unauffällig, auch Drogen sind nicht nachzuweisen. Allerdings ist das Carboxy-Hb (CO-Hb) mit 3 % im Blut vertreten. Keine EKG-Veränderungen, die andeuten würden, dass das Myokard zu wenig Sauerstoff abbekäme.

Diagnose

Therapie & Komplikationen

Bei CO-Hb-Konzentrationen von weniger als 5 % genügt im Grunde freie Luft. Trotzdem häng ich ihn mal 'ne Zeit an die O_2-Brille mit 100 % Flow. Bei höheren Konzentrationen oder bei Schwangeren ist die Intensivstation gefragt, mit O_2-Überdruckbeatmung und Kontrolle aller Vitalfunktionen.

Weitere Infos

Kohlenmonoxid ist ein geruch- und farbloses Gas, das bei unvollständiger Verbrennung von karbonhaltigen Stoffen (Abgase, Gasöfen, Kaminfeuer etc.) freigesetzt wird. Da es eine 300fach stärkere Affinität zu Hämoglobin hat als Sauerstoff, verdrängt es ihn dort erfolgreich. Wird der Körper über längere Zeit hohen Kohlenmonoxid-Konzentrationen ausgesetzt, kommt es zum Untergang zentralnervöser Strukturen; letztendlich droht, nach

Krämpfen, Gedächtnisstörungen und Persönlichkeitsveränderungen, der Tod durch Herzversagen und Atemlähmung.

Bei gewerblicher Exposition und Bränden kommen CO und Zyanid vor. Die berühmte schweinchenrosa Farbe gibt es nur beim CO, aber nur in schweren Fällen, wenn die Patienten schon bewusstlos sind und akut lebensbedroht. Leichtere Vergiftungen wie diese hier erkennt man nicht an der Hautfarbe. Trotzdem sollte man das Ganze nicht zu locker nehmen: Die langfristigen Folgen sind nicht gering, vor allem am ZNS.

Patient 2

Der nächste Patient ist ein 68-jähriger Mann mit Dyslalie und Persönlichkeitsveränderung in Richtung ungebremste Wutanfälle, das kann ich dem Aufnahmebogen entnehmen.

RR 150/90, P 68, Temp. 37,1 °C.

Aber bevor ich diesem wütenden Herrn ins Auge sehe, brauche ich erst mal einen starken Kaffee. Im Aufenthaltsraum herrscht gähnende Leere, da kann ich ungestört meinen Gedanken nachhängen.

DD-Vorüberlegungen

Als Erstes fällt mir dazu die **Alzheimer-Demenz** ein. Bei dieser degenerativen Hirnerkrankung mit kortikaler Atrophie führt die Gedächtnisstörung nicht selten noch vor Eintritt von Persönlichkeitsveränderungen zu einer aggressiven Abwehrhaltung, weil die Betroffenen ihre Gedächtnisschwäche krampfhaft und vehement leugnen. Unruhe, Aphasie, Apraxie etc. können hinzukommen. Post mortem können im Hirngewebe histologisch Drusen (Amyloidplaques) und sog. Alzheimer-Degenerationsfibrillen nachgewiesen werden. Zu Lebzeiten besteht auch eine verminderte Acetylcholin-Synthese, weil das Enzym Cholinacetylase in der Hirnrinde vermindert ist.

Bei der **Chorea Huntington** liegt eine Störung im extrapyramidalen System vor, die nicht nur zu unwillkürlichen zuckenden Bewegungen, sondern auch zu Demenz und Persönlichkeitsveränderung führen kann. In der Regel ist die distale Extremitätenmuskulatur betroffen. Es gibt autosomal dominant vererbte (Chorea major und benigne familiäre Chorea) und auf anderer

MI

Ätiologie (Infektion, rheumatisches Fieber = Chorea minor, zerebrale Ischämie, Schwangerschaft) beruhende Formen.

Schwer en vogue sind zurzeit natürlich auch die **Prionkrankheiten** (Kuru, BSE, CJD, GSS, tödliche familiäre Schlaflosigkeit), die alle die spongiöse (schwammige) Degeneration des Hirngewebes verursachen und – nach unterschiedlich langer Latenzzeit – so ziemlich alle ein böses Ende nehmen. Manche davon können auch durch Persönlichkeitsveränderungen erstmals auffällig werden. Deshalb gibt's auch keinen echten kurativen Ansatz. Manche werden übertragen, andere sind genetisch verankert. Die vorläufige Diagnose erfolgt durch Klinik und Schädel-MRT, definitive Resultate zeigt erst die Histopathologie post mortem.

Je nachdem, ob zu der Dyslalie noch extrapyramidale Symptome hinzukommen, wäre auch denkbar, dass der alte Herr ein **Parkinson-Syndrom** entwickelt. Der Dopaminmangel in der Substantia nigra führt in erster Linie zur berühmten Trias: Tremor, Rigor, Akinese, aber davon abgesehen können noch diverse andere Symptome auftreten, unter anderem eine leise, verwaschene Sprache. Die Diagnose wird klinisch gestellt.

Im Gegensatz zum Parkinson-Syndrom eine ziemliche Rarität wäre die subakute sklerosierende Panenzephalitis, kurz **SSPE.**

Während mein Kaffee langsam zur Neige geht, kommen auch meine differenzialdiagnostischen Phantasien an ihre Grenzen. Nur eine fällt mir noch ein: die **Pick-Krankheit.** Sie bezeichnet die fortschreitende Hirnatrophie im Bereich des Frontalhirns und des vorderen Temporallappens, die für gewöhnlich zwischen dem 40. und 60. Lebensjahr anfängt. Tritt sporadisch und manchmal familiär gehäuft auf, ohne dass ihre Genese genauer geklärt wäre. Es kommt zum Anschwellen von Nervenzellen, sog. Pick-Zellen mit argyrophilen Einschlüssen. Symptomatisch sind Charakterveränderungen, emotionale Störungen, progressive Demenz, Pyramidenbahnzeichen und evtl. auch Sprachstörungen. Im CCT fallen im Frontalbereich eine Rindenatrophie und eine Erweiterung des Ventrikelsystems auf.

Anamnese & Befund

Die Tochter hat ihren Vater, der bis vor fünf Jahren als niedergelassener Orthopäde in einer gut gehenden Praxis tätig war, in die

---

Diagnose Patient 1: Kohlenmonoxid(CO)-Vergiftung.

Ambulanz begleitet. Sie erklärt, dass sie gerade von einem zweijährigen Australien-Aufenthalt zurück sei und ihren Vater bei der Rückkehr schier nicht mehr wiedererkannt habe. Sein Wesen habe sich völlig verändert, seine Sprache sei kaum noch zu verstehen. Gestern wäre es zu einem ziemlichen Auftritt zwischen ihr und ihrem alten Herrn gekommen, als er wegen nichts und wieder nichts einen völlig irrsinnigen Wutanfall bekommen habe. Das verstehe er selber nicht, was da in ihn gefahren sei, gesteht der Vater. Dabei sei er in letzter Zeit eigentlich eher völlig ungewohnt desinteressiert und antriebslos. Nicht mal seine ehemals „heiligen" Hobbys Tennis und Saunieren interessieren ihn mehr. Seiner Familie sei seine emotionale Gereiztheit schon seit einer Weile aufgefallen, und auch kognitiv habe er sehr abgebaut; logisch und konzentriert nachzudenken und Entscheidungen zu treffen, falle ihm schwer.

Auffällig sind seine spitze Schnute, die mich ein wenig an den Lehrer Lämpel bei Max und Moritz erinnert, und ein vorhandener Greifreflex. Ansonsten ist die körperliche und neurologische Untersuchung völlig normal, weder extrapyramidale Symptome sind nachweisbar noch Zeichen der Demenz (auf entsprechende Testfragen kommen die Antworten stets richtig, wenn auch manchmal mit kurzem Zögern). Etwas ratlos hoffe ich, dass mir Labor und Schädel-MRT weiterhelfen ...

Untersuchung & Ergebnisse

Blutbild normal. Folat, Vitamin B_{12} und Schilddrüsenlabor – alles im Normbereich. Der VDRL ist negativ, Syphilis fällt damit auch aus. Auf dem MRT erkennt man deutlich Atrophien im Bereich beider Frontal- und Temporallappen.

Diagnose

Therapie & Komplikationen

Leider gibt's auch hier keine Kausaltherapie, allerdings kann sich die Erkrankung gut und gern noch bis zu 15 Jahre hinziehen. Die Versorgung der Patienten beschränkt sich auf Vermeidung bzw. Behandlung der entstehenden Komplikationen, die in erster Linie infektiöser Natur sind: Aspirationspneumonien, Dekubiti,

Harnwegsinfekte etc. Todesursache ist häufig pulmonale Insuffizienz.

Weitere Infos

Die makroskopische Untersuchung der Frontal- und Temporallappen würde eine Atrophie hauptsächlich der äußeren drei Schichten des Kortex (graue Substanz) aufweisen. Andere Hirnareale können auch betroffen sein, was allerdings seltener vorkommt. Mikroskopisch sind die Pick-Bodys (ovale Einschlüsse in den Neuronen) und Pick-Zellen (geschwollene Nervenzellen) typisch. Ein krasser Unterschied dieser Pick-Bodys gegenüber den Alzheimer-Degenerationsfibrillen ist, dass sie den Tod ihres Wirtes nicht überleben! Deshalb ist bei der Obduktion häufig kein Pick-Body mehr nachzuweisen. Diese Fälle werden, bei gegebener Klinik, der Pick-Krankheit zugeordnet.

Als ich aus dem Untersuchungszimmer rauskomme, sehe ich eine zerlumpte Gestalt, mit Tüten bepackt, wie er auf unserem Flur zielstrebig in Richtung Schockraum marschiert. Den Typ erkenn ich schon von hinten, ein stadtbekannter Penner, der schon so oft hier war, dass er sich offenbar schon völlig zu Hause fühlt. Bin gespannt, was er diesmal hat.

Patient 3

Anamnese & Befund

Vor zwei Tagen ist der 38-Jährige, der allerdings deutlich vorgealtert ist und ungefähr so aussieht wie Catweazle, im Suff irgendwo seitlich ausgerutscht und auf den linken ausgestreckten Arm gefallen. Seither hat er wie ein echter Cowboy versucht, den Schmerz mit Alk zu bekämpfen, aber jetzt hält er's einfach nicht mehr aus. Das linke Handgelenk ist tierisch geschwollen, ebenfalls blau und deformiert.
RR 155/95, P 94, Temp. 37,1 °C.

Diagnose Patient 2: Pick-Krankheit.

DD-Vorüberlegungen

So deformiert, wie das ausschaut, fress ich einen Besen, wenn da nix gebrochen ist. Aber an Frakturen hat's am Handgelenk ja bekanntlich eine reiche Auswahl:

- ▶ **Smith- oder Colles-Fraktur:** Das ist eine Flexions- oder Extensionsfraktur des distalen Radius, d. h., dass das distale Frakturfragment nach volar oder nach dorsal disloziert ist. Der Mechanismus ist in der Regel ein Sturz auf den dorsal extendierten Handballen (Colles) bzw. auf den palmar flektierten Handrücken (Smith). Die Diagnose wird originellerweise durchs Röntgenbild gesichert. Die Therapie ist abhängig davon, ob es sich um eine geschlossene oder offene Fraktur handelt – unterm Strich läuft es aber immer auf dasselbe raus: Reposition der Fragmente mit anschließender Ruhigstellung.

- ▶ **Skaphoidfraktur:** Früher wurde sie auch als Navikularfraktur bezeichnet. Man kann sie sich am ehesten durch einen Sturz auf die ausgestreckte Hand zuziehen und hat vor allem in der „Snuff box" (= Tabatière) Schmerzen.

- ▶ **Barton-Fraktur:** Diese Fraktur kann im Grunde beschrieben werden als Smith- oder Colles-Fraktur mit Gelenkbeteiligung. Der Frakturspalt öffnet dabei ins Gelenk. Verletzungsmechanismus, Diagnose und Therapie siehe oben.

- ▶ **Galeazzi-Luxationsfraktur:** Das ist eine Fraktur des Radiusschaftes mit Luxation der Ulna. Nicht zu verwechseln mit der

- ▶ **Monteggia-Luxationsfraktur,** bei der der Ulnaschaft gebrochen ist und das Radiusköpfchen luxiert ist. Die Symptome sind – wie bei allen Frakturen – schmerzhafte Funktionseinschränkung, Fehlstellung und Druckschmerz. Diagnose anhand Röntgen in zwei Ebenen, wie immer bei Frakturen mit angrenzenden Gelenken. Per Plattenosteosynthese wird therapiert.

Anamnese & Befund, Fortsetzung

Man sieht 'ne leichte Hautabschürfung am Thenar der linken Hand und ein eindrucksvolles Hämatom. Schmerzen in der Tabatière hat er nicht. Periphere Durchblutung und Sensibilität sind intakt, aber die Motorik ist extrem schmerzhaft eingeschränkt.

Das weitere Vorgehen ist nicht nur diagnostisch hilfreich, sondern auch rechtlich notwendig: die Röntgenaufnahme der linken Hand in zwei Ebenen.

MI

Untersuchung & Ergebnisse

In der a.p. Aufnahme erkennt man einen Bruch am distalen Radius, auf der Seitaufnahme sieht man den Radius nach hinten, also dorsal, weggekippt.

Diagnose

Therapie & Komplikationen

Den Bruch erst mal so gut es geht reponieren und dann in einer dorsalen Gipsschiene ruhig stellen und die Rückbildung der Schwellung abwarten. Anschließend gibt's einen zirkulären Gips für vier bis sechs Wochen. Während dieser Zeit konsequente Krankengymnastik mit Mobilisation der benachbarten Gelenke von den DIPs bis zum Schultergelenk. Das wäre jedenfalls der Plan, obwohl man bei diesem Zeitgenossen das mit der Konsequenz wahrscheinlich in den Wind schreiben kann. Bei starker Dislokation, Gelenkbeteiligung oder einem Bruch, der so instabil ist, dass er die Wiederaufrichtung nicht hält und immer wieder abrutscht, muss offen reponiert und eine anschließende Verplattung durchgeführt werden. Bei einem Trümmersalat muss der Bruch sogar mit einem Gestell stabilisiert werden (Fixateur externe).

Weitere Infos

Wäre sein Handgelenk nicht so stark geschwollen gewesen, hätte man, die verletzte Hand palmar aufliegend, den Styloideus radialis, der normalerweise weiter ventral liegt, nach dorsal verschoben auf gleicher Höhe wie den Styloideus ulnaris ertasten können. Dieser liegt normalerweise weiter dorsal. Die anatomischen Verhältnisse kann man ganz gut am eigenen Handgelenk checken.

Colles-Frakturen kommen gehäuft im Kindesalter vor (Sturz von Fahrrad, Skateboard, Rollschuh etc.) und werden seltener, sobald die Kids ihre Motorik besser im Griff haben. Erst, wenn dann mit dem Alter die Koordination so langsam nachlässt, werden sie dann wieder häufiger. Na, und natürlich bei amotorischen Schnapsdrosseln, wie bei unserem Gesellen hier.

So, bevor ich mir den nächsten Kranken anschaue, muss ich erst mal gründlich lüften. Diese Mischung aus Käse, Moder, Alkohol und schlich-

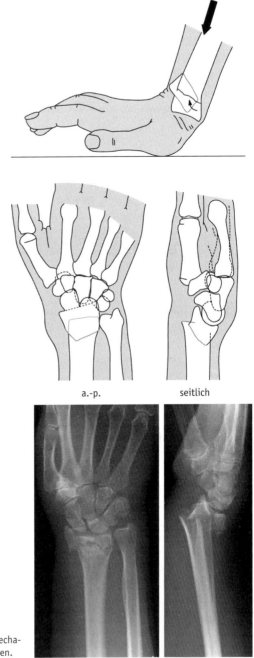

MI

a.-p. seitlich

Abb. 8: Skizze des Unfallmecha-
nismus, Röntgen in 2 Ebenen.

115

tem Dreck ist einfach der Hammer. Eigentlich ist da doch eine echte Zwangspause für einen kleinen Kaffee angesagt, oder??
Ich hab die Tasse noch nicht halb leer, da entdeckt Uschi mich auch schon. Man ist einfach nirgends ungestört ... okay, weiter geht's.

Patient 4

Anamnese

Ein 16 Jahre alter Schüler klagt über Brennen beim Wasserlassen seit ca. einer Woche. Außerdem seien da immer so flockige Ausscheidungen im Urin. Vor zehn Tagen ist er von einer Klassenfahrt aus Frankreich zurückgekehrt. Dort hatte er, wie er halb verschämt, halb stolz zugibt, ungeschützten Geschlechtsverkehr mit der Mutter seines Gastschülers.
RR 120/80, P 58, Temp. 37,0 °C.

DD-Vorüberlegungen

Die **Gonorrhö,** auch als Tripper bezeichnet, ist die häufigste bakterielle Geschlechtskrankheit und wird durch Neisseria gonorrhoeae ausgelöst. Sie verläuft bei 50 % der Frauen und bei 25 % der Männer symptomarm. Die Symptome bestehen in erster Linie in eitrigem Urethral- respektive Vaginalfluor und einer Urethritis.
Aber es gibt auch die **Urethritis non-gonorrhoica,** für die, wie der Name schon sagt, keine Gonokokkenkriecher verantwortlich sind. Stattdessen kommen alle möglichen anderen Viecher in Frage: Chlamydien, Myko-/Ureaplasmen, Candida, Streptokokken, Viren, selbst Diabetes mellitus und nicht selten auch Hormonmangel in der Postmenopause können die Symptome einer Urethritis hervorrufen. Für die Diagnose bietet sich der mikrobiologische Nachweis im Uricult an – bzw. natürlich der Glukose- oder entsprechende Hormonspiegel.

Anamnese & Befund

Die körperliche Untersuchung fällt zunächst unauffällig aus – keine Gelenkschmerzen, kein Hautausschlag, keine Konjunktivitis (die zusammen mit Läsionen an der Eichel das Reiter-Syndrom

---

Diagnose Patient 3: Colles-Fraktur.

vollständig machen würden), keine Schmerzen am Hoden, kein Harndrang, kein Schüttelfrost. Aber aus der Urethra, deren Meatus samt Haut drumherum ein bisschen hyperämisch und gereizt ausschaut, lässt sich etwas trübes, purulentes Sekret ausmelken. Darüber wird sich die Mibi freuen, ich schick's ihr auf der Stelle. Ansonsten gibt's nix Aufregendes zu vermelden.

Da er keine Fieberschübe zu haben scheint, brauche ich auch kein Blut abzunehmen. Jetzt schaun wir erst mal, wie die Mibi ausfällt.

Untersuchung & Ergebnisse

Nach Gramfärbung finden sich unterm Mikroskop keine Bakterien, nur jede Menge Leukos! Bei wirklich sehr genauem Hinsehen mit dem geübten Auge kann man in der Giemsafärbung zunächst extrazelluläre „Elementarkörperchen" (gehören zu den Chlamydien) erkennen. Später entwickeln sie sich weiter und erscheinen als intrazelluläre „Initialkörperchen", die sich per Immunfluoreszenz darstellen lassen.

Auf gängigen Nährböden lässt sich Chlamydia trachomatis nicht züchten, wohl aber auf speziellen Nährböden (McCoy-Zellen). Der direkte Erregernachweis im Abstrich erfolgt über Immunfluoreszenz oder ELISA.

Diagnose

Therapie & Komplikationen

Tetrazykline (Doxycyclin) und Erythromycin haben den Nachteil, dass sie zehn Tage lang eingenommen werden müssen. Da macht bei so manchem Patienten unterwegs die Compliance schlapp. Besser geeignet ist deshalb Azithromycin, das als Singleshot verabreicht werden kann. Erythromycin ist auch in der Schwangerschaft erlaubt. Wichtig: Auch wenn der Sexualpartner asymptomatisch ist, muss man ihn unbedingt mitbehandeln! Frauen laufen unbehandelt Gefahr, eine Adnexitis (mit möglicher Unfruchtbarkeit) oder eine Perihepatitis zu entwickeln.

Weitere Infos

Unter den STDs (sexually transmitted disease) ist die Chlamydien-Infektion mit 20 bis 50 % der Spitzenreiter. Die Bezeichnung der Post-Gonokokken- oder nicht-gonorrhoischen Infektion beschreibt ja eigentlich schon den Sachverhalt: Im ersten Fall werden Patienten mit symptomatischer Urethritis gegen nachgewiesene Gonokokken behandelt, entwickeln aber nach 10 bis 20 Tagen wieder Symptome. Im zweiten Fall findet man, wie bei unserem leicht ödipal veranlagten Schüler, bei der Eingangsuntersuchung gar nicht erst Gonokokken.

Übrigens ist die Chlamydieninfektion eine der Hauptursachen für Infertilität bei Frauen. Bei Schwulen kommt diese Infektion seltener vor als bei Heteros. Patienten mit positivem HLA B27 können ein Reiter-Syndrom entwickeln.

Na, ich schätze, das wird die französische Konversationskunst des Bübleins aber ganz schön auf Touren bringen, wenn er seiner Gastmami erklären muss, dass sie sich einer Partnerbehandlung unterziehen muss ...
Schadenfroh grinsend öffne ich die nächste Tür ...

Patientin 5

Dort liegt stöhnend eine 33-jährige Fitness-Trainerin und krümmt sich vor Schmerz. Vor 'ner halben Stunde, mitten während einer „Schwing-Bein-und-Pöppes"-Stunde, wurde sie von einem plötzlich einsetzenden, stechenden Schmerz im rechten Unterleib heimgesucht. Seither ist ihr übel; allein auf dem Weg ins Krankenhaus hat sie sich schon mehrmals ins Taxi erbrochen. RR 120/80, P 68, Temp. 36,7 °C.

DD-Vorüberlegungen

Vielleicht ist sie ja **schwanger;** so was kommt bekanntlich in den besten Familien vor. Das Alter der Dame und die Übelkeit könnten zwar passen; der heftige, akute Schmerz sollte einem dann aber eher Sorgen machen. Beispielsweise könnte eine Komplikation vorliegen wie die **Extrauteringravidität,** bei der sich der Fetus außerhalb des Uterus entwickelt. Eine rupturierte Tube bei EU macht schließlich auch gnadenlose Schmerzen.

Diagnose Patient 4: Nicht-gonorrhoische unspezifische Urethritis (es handelt sich hier zwar nicht um eine spezifische Infektion im Sinne einer Tbc, aber richtig unspezifisch ist sie auch nicht, da der Erreger ja bekannt ist), hier hervorgerufen durch Chlamydia trachomatis.

Mal davon abgesehen, könnte sie natürlich auch eine ganz banale **Appendizitis** haben. Immerhin beschreibt sie die Schmerzen rechts unten, das könnte ja passen. Die bekannte Kiste mit epigastrischem Schmerz, der in Richtung rechtem unteren Quadrant (McBurney-Punkt) wandert, Loslassschmerz, u.U. Peritonealzeichen, natürlich auch Fieber, Übelkeit, Erbrechen, Leukozytose mit Linksverschiebung und, und, und …

Nieren- oder Harnleitersteine können so abartige Schmerzen machen, dass einem davon schon kotzübel werden kann … Da wäre als Diagnostik der U-Stix (mit Blut) wegweisend, außerdem könnte man sie in ein Netz urinieren lassen, um den Stein aufzufangen und ggf. zu analysieren. Außerdem muss man sich die Nieren natürlich transabdominal mit Ultraschall anschauen, ist das Nierenbecken gestaut, kann man vielleicht sogar Steine mit Schallschatten sehen? In der Abdomen-Leeraufnahme kann man mit Glück auch die Steinchen lokalisieren. Alte Hasen sagen übrigens, dass Menschen mit Kolik wegen Nierensteinen extrem aktiv und unruhig sind, z.B. im Gegensatz zu einem mit Appendizitis, der nichts als Ruhe will.

Ansonsten fallen mir eigentlich nur noch gynäkologische DDs ein, eine **Adnexitis** zum Beispiel. Wenn die Adnexen so richtig gründlich entzündet sind, können sich die Keime im gesamten kleinen Becken ausbreiten. Man spricht dann von der „pelvic inflammatory disease", die auch Zeichen der peritonealen Reizung produziert. Schuld sind aufsteigende Keime aus Vagina und/oder Uterus, denen man den Weg durch sexuelle Aktivität schön frei machen kann, besonders während der Periode. Diagnose wie gewohnt per Anamnese, Abstrich und vaginalem Ultraschall – und dann zur Laparoskopie.

Dagegen würde eine **Ovarialzyste** eher Druck und Völlegefühl im Unterleib hervorrufen, gelegentlich mit Ziehen und Stechen, manchmal auch mit Schmierblutungen. Aber so akute Schmerzen wären da eher nicht zu erwarten.

Anders ist das, wenn so eine Zyste plötzlich platzt oder sich sogar verdreht: 'ne **Stieldrehung** kann die versorgenden Gefäße abklemmen; Strangulation und Nekrose sind die Folge. Und tierische Schmerzen … Auch hier ist der vaginale Ultraschall mit Doppleruntersuchung wegweisend!! Man stelle sich den Adnex auf der Seite mit den Schmerzen dar und schaue nach dem Flussprofil der das Ovar versorgenden Gefäße.

MI

119

Anamnese & Befund

Als Allererstes kriegt die Arme mal was gegen die Schmerzen. Nun kotzt sie wenigstens nicht mehr.

Ihre Anamnese ist rundrum unauffällig. Bisher keine Geschlechtskrankheiten, keine pathologische Vaginalblutung bei regelmäßiger Periode. Sie ist seit ihrem 17. Lebensjahr sexuell aktiv und hatte bisher drei feste Partner. Keine Schwangerschaften. Die Verhütung erfolgte mit allem außer oralen Kontrazeptiva.

Die Palpation des rechten Unterbauches tut ihr trotz Schmerztablette noch sauweh. Bei der Vaginal- und Rektaluntersuchung lässt sich deutlich eine schmerzhafte Raumforderung im rechten Becken ertasten. Kein Portioschiebeschmerz, keine zervikale eitrige Sekretion, kein Blut am Finger nach Rektaluntersuchung.

Also dann: Blut und Urin ab ins Labor, u.a. auch zum Schwangerschaftstest. Stuhluntersuchung auf okkultes Blut. Den Ultraschallkopf noch schnell draufgehalten zur weiteren Abklärung, und dann werden wir schon weitersehen.

Untersuchung & Ergebnisse

Das Blutbild ist normal und der Schwangerschaftstest negativ. Der Urinstatus spricht gegen einen Infekt oder Steine, und Blut im Stuhl ist auch nicht zu finden. Der Ultraschall offenbart jedoch eine rechtsseitige Ovarialzyste, die eine bizzare Struktur aufweist und nicht ganz glatt ist. Außerdem zeigt sich eine Veränderung der Durchblutung mit hohen Resistance-Indizes bzw. im Farbdoppler eine verminderte Durchblutung des betroffenen Ovars.

Diagnose

Therapie & Komplikationen

Es besteht die Gefahr der Ovarialnekrose, da ja die Blutversorgung durch die Torsion abgeklemmt ist. Also, schnell in den OP zur Entwringung. Die kann im Allgemeinen laparoskopisch durchgeführt werden.

Weitere Infos

Ob nun durch eine Zyste oder einen anderen Tumor – es kommt zu einer (in der Regel asymmetrischen) Größen- und Gewichtszunahme des Ovars, was wiederum eine Verdrehung (schwerkraft-bedingt) erleichtert. Die Anamnese mit dem zeitlichen Zusammentreffen der Schmerzen bei Bewegung ist typisch. Die Folgen einer „Abklemmung" kann man leicht ausrechnen: Ischämie mit Infarktgefahr. Gut zu wissen ist, um was für einen Tumor es sich handelt, weil das Einfluss auf die Therapie hat. Übrigens haben die meisten verdrehten Ovarialzysten einen mittleren Durchmesser von ca. 3 cm. Das hat physikalische Gründe: Kleine Ovarialzysten bringen nicht den nötigen Hebel mit und große sind zu sperrig. Und noch ein bisschen Statistik: Bei Kindern und Schwangeren sind solche Stieldrehungen häufiger, und rechts öfter als links.

„Na, was liegt denn noch so an?", frage ich mal ins Schwesternzimmer rein. Uschi deutet nur stumm mit dem Kopf auf die Karteikarten, die am Schreibtischrand aufgeschichtet liegen, und vertieft sich wieder in ihren Schreibkram. Mmmh. Ganz oben liegt ein Tänzer, der wegen geschwollener Hoden kommt. Puuh. Ich schau mich kurz unauffällig um und nehm geschwind die Karte darunter. Auf tanzende dicke Eier hab ich grade echt keinen Bock ... da erbarmt sich bestimmt wer anders.
Doch kaum habe ich die Klinke des Untersuchungszimmers in der Hand, kommt Moss um die Ecke gebogen, dem entgeht nichts. „Hey, die ist doch noch gar nicht an der Reihe!", ruft er erbost. Ich tue so, als hätte ich nichts gehört und zieh die Tür hinter mir zu.

Patient 6

Anamnese

Vor mir sitzt eine Wucht von einer Frau: tolle Figur, dunkle Haare, schwarze Augen und so eine hauchige Stimme mit starkem spanischem Akzent. Wow.

Sie kommt mit ihrem vierjährigen Sohn – stimmt, den Knilch hatte ich noch gar nicht bemerkt, spielt da auf dem Stuhl neben ihr mit einem Auto –, weil er nachts wiederholt regelrechte Schreiattacken bekommen hat. Wie seine schöne Mama berichtet, sitzt er dabei immer mit offenen Augen aufrecht im Bett, reagiert aber nicht im Geringsten auf Zureden oder Tröst-Versuche. Die Mutter meint, er habe sie überhaupt nicht richtig wahrgenommen, sondern habe sich eher panisch gegen jeden Körperkontakt gewehrt. Vor ca. drei Monaten ist die Familie nach Deutschland gezogen, seither besucht der Knabe hier einen deutschen Kindergarten.

DD-Vorüberlegungen

Wer weiß, wie das Kind den Umzug verkraftet hat. Immerhin muss es für ihn ja eine ganz schöne Umstellung sein. Vielleicht hat er einfach zurzeit mehr **Alpträume** als sonst? Egal ob gut oder böse, Träume finden immer in den REM-Phasen statt, also wenn der Schlaf nicht ganz so tief ist.

Anders ist das beim **Pavor nocturnus,** der Nachtangst. Das sind plötzlich auftretende, nächtliche Angstanfälle, die zwar nicht richtig zum Aufwachen, wohl aber zu lautem Schreien oder sogar zu Verwirrtheit und Somnambulismus führen können. Sie finden beim Übergang aus den Schlafphasen III und IV statt. Erinnern können sich die Kinder daran hinterher nicht. Sie kommen häufiger bei Kindern im Rahmen der Verarbeitung entwicklungsbedingter Ängste im Vorschulalter vor, bei Jugendlichen/Erwachsenen als Spätfolge traumatisierender Ereignisse.

Epileptische Anfälle: Da sich sog. psychomotorische bzw. komplex-fokale Anfälle auch mal so ähnlich bemerkbar machen können, ist eine EEG-Ableitung durchaus sinnvoll. Andererseits wäre es ungewöhnlich, dass solche Anfälle nur nachts auftreten.

Anamnese & Befund

Während der letzten zwei Monate sind die Attacken ungefähr ein Dutzend Mal vorgekommen. Er war dabei jedes Mal völlig außer sich, nass geschwitzt und kaum aus ihnen herauszureißen. Wenn's mal geklappt hat, war der Junge zunächst verwirrt und panisch. Das Ganze dauerte bis zu zehn Minuten, dann war der Spuk vorbei und das Kind schlief ruhig weiter. Am nächsten Morgen konnte er sich nie mehr daran erinnern.

Ansonsten ist der Junge ein altersentsprechend völlig normal entwickelter Bub ohne körperliche oder neurologische Defizite.

Na, zur Sicherheit trotzdem ein EEG, aber eigentlich ist das Luxus …

Untersuchung & Ergebnisse

Das EEG ist 100% unauffällig.

Diagnose Patientin 5: Stieldrehung einer Ovarialzyste.

Therapie & Komplikationen

Diese Attacken sind nicht pathologisch und verschwinden gewöhnlich ganz von selbst. Das sollte man den beunruhigten Eltern vermitteln. Man sollte die Betroffenen nie wecken. Wenn die Anfälle zu krass sein sollten und die Kids dabei völlig ausrasten, schlafwandeln und/oder eine Verletzungsgefahr für sich und andere darstellen, dann kann man mal mit trizyklischen Antidepressiva oder Benzos eingreifen. Die Indikation hierzu sollte aber wirklich streng gestellt werden. Prinzipiell handelt es sich um eine absolut gutartige, vorübergehende Angelegenheit.

MI

Weitere Infos

Wieso und warum so was auftritt, das weiß keiner (eventuell der Geier). EEG-Untersuchungen im Schlaflabor zeigen, dass der Pavor während der Schlafphasen III und IV entsteht. Das erklärt, warum Benzos in besonders schlimmen Fällen helfen können, die unterdrücken nämlich die Phase IV des Nicht-REM-Schlafs! Ungefähr eins von 20 Kindergarten- und Grundschulkindern macht so was mit. Es wächst sich aber meistens aus: Von den Erwachsenen hat es nur noch einer von 100, da ist diese Störung übrigens in der dritten Dekade am häufigsten. Manchmal ist diese Geschichte mit Schlafwandeln (Somnambulismus) verbunden.

Beruhigt, dass die nächtlichen Schreiattacken völlig harmlos sind, rauscht die Lady mit ihrem Sohnemann raus, nicht ohne sich vorher mit Handschlag zu verabschieden. Meine Güte, die kann einen anschauen ...

In Gedanken, biege ich auf den Gang, wo Moss mir offenbar aufgelauert haben muss. Verbiestert erinnert er mich daran, dass nun aber wirklich kein Weg an dem Tänzer „mit den dicken Eiern" in Raum 2 vorbeiführt. „Ja, gleich, aber erst muss ich jetzt mal aufs Klo", gebe ich zurück. „Sonst musst du dich gleich um 'ne rupturierte Blase kümmern!"

Übrigens: 2,5 Liter passen wohl maximal in eine entspannte Blase – das sind fünf volle Weizengläser! Allerdings ist diese Info nicht aus einer Literaturquelle, sondern stammt von einem meiner Anatomie-

professoren. Wenn ich mir auch sonst nichts gemerkt habe – das weiß ich noch!

Als kleines Angebot zur Güte werfe ich aber, Moss zuliebe, noch schnell einen Blick auf die Karte, um mein Gedächtnis aufzufrischen:

Patient 7

Bei dem Patienten handelt es sich um einen Tänzer der städtischen Musicalschule, 28 Jahre alt. Er kommt, weil seine Hoden angeschwollen sind. Allerdings scheint er das, wie Moss kommentiert, ziemlich locker zu nehmen, er macht wohl einen ganz ruhigen Eindruck.

RR 115/75, P 48, Temp. 36,9 °C.

DD-Vorüberlegungen

Nun flitze ich noch schnell aufs Klo – wat mutt, dat mutt. Derweil zieht es meine Gedanken aber schon zu den möglichen Ursachen für die dicken Eier in Raum 2.

Epididymitis? Vielleicht. Das ist eine tierisch schmerzhafte, entzündliche Angelegenheit der Nebenhoden, meist verursacht durch gramnegative Darmbakterien, gelegentlich auch durch Neisseria gonnorrhoeae oder Chlamydia trachomatis bei jungen Männern. Bei älteren Menschen sind es fast nur Infektionen mit E. coli und Pseudomonas. Anheben des skrotalen Inhalts führt zur Erleichterung der Beschwerden (= negatives Prehn-Zeichen). Dagegen helfen Antibiotika.

Ebenfalls ziemlich schmerzhaft ist eine **testikuläre Torsion.** Die hatte vor allem während des Breakdance-Booms in den USA Hochkonjunktur; schuld war wahrscheinlich der beeindruckende Headspin. Dabei verschlechtert übrigens das Anheben des skrotalen Inhalts die Schmerzen. Sollte man versuchen manuell, ansonsten offen operativ zu reponieren. Die Patienten sind nicht zu beneiden: Wer steht schon gern vor der Wahl, sich entweder geduldig an den schmerzhaften Eiern rumfummeln zu lassen oder, wenn's erfolglos bleibt, sich die Murmeln mit dem Skalpell entwirren zu lassen ...

Dann wäre da noch die **Orchitis.** Die Entzündung der Testes

---

Diagnose Patient 6: Pavor nocturnus (Nachtangst).

kommt vor allem in Verbindung mit Mumps, E. coli und sexuell verbreiteten Geschichten wie Chlamydien, N. gonorrhoeae vor, seltener hat sogar Mycobacterium tuberculosis die Finger im Spiel. Macht 'ne schmerzhafte skrotale und testikuläre Schwellung. Therapie erfolgt symptomatisch durch Kühlen und Analgetika; je nach Auslöser können auch Antibiotika sinnvoll sein.

Dann könnte es natürlich auch noch irgendwas Malignes sein. Von **Hodentumoren** gibt es verschiedene Arten: Seminom, Embryonal-Karzinom, Teratom (reifes, unreifes), Dottersack-Tumor, Chorionkarzinom oder irgendwelche Mischtypen. Das Risiko für Hodentumoren steigt übrigens mit Hodenhochstand in der frühen Kindheit. Diagnostik: Palpation, Ultraschall, Tumormarker, Biopsie. Therapie: Je nach Typ von Chemo bis zur Orchiektomie mit radikaler Lymphknotenausräumung, Hormontherapie.

Nach dem Klogang schön brav die Händchen gewaschen, ein bisschen Desinfektion drauf und wieder raus in Richtung U-Raum 2.

Anamnese & Befund

Der Patient sitzt ruhig auf einem Stuhl und berichtet gelassen auf meine Fragen, dass er zunächst, als die Schwellung ihm vor zwei bis drei Monaten zuerst auffiel, nicht beunruhigt war, da sie nicht schmerzhaft war. Nun macht es ihm langsam aber doch Sorge, dass sich das Ganze bisher kein bisschen zurückgebildet hat. Die weitere Befragung bringt ans Licht, dass er in seinem ersten Lebensjahr wegen Kryptorchismus auf der rechten Seite operiert wurde.

Die Untersuchung der Genitalien zeigt eine diffuse, schmerzlose Schwellung der Testes. Da Veränderungen im Thorax, Abdomen sowie im kleinen Becken ebenfalls den venösen Rückstrom des Skrotums beeinflussen und somit zu einer Schwellung führen können, sollte hier das Abdomen, der Thorax und das Rektum mituntersucht werden – ist aber alles so weit unauffällig.

Meine Wunschliste: Labor mit BB, HCG, α-Fetoprotein (AFP) und Laktat-Dehydrogenase (LDH) als Tumormarker, anschließend noch ein Ultraschall der Hoden und dann, mal sehen …

Untersuchungen & Ergebnisse

Die Laborergebnisse zeigen eine leichte Anämie und ein diskret erhöhtes HCG. AFP ist normal, LDH erhöht.

Beim Ultraschall fällt intratestikulär eine echoarme Masse auf. Daraufhin schieb ich jetzt lieber noch ein MRT nach; da sieht man ebenfalls diese intratestikuläre Masse rechts, gut abgrenzbar und mit niedriger Dichte. Die linke Testis ist o.B. Klingt alles ziemlich nach was Bösartigem, deshalb werden per Rö.-Thorax und CT Abdomen/Pelvis Metastasen gesucht. Finden sich aber keine.

Diagnose

Therapie & Komplikationen

Hier ist eine inguinale Orchidektomie angezeigt. Anhand der Histologie kann man dann entweder einen Tumor ausschließen oder die endgültige Diagnose fällen. In diesem Fall war's übrigens ein Seminom. Aufgrund des Metastasierungsrisikos sollte man tunlichst weder einen skrotalen Zugang wählen noch eine testikuläre Biopsie veranlassen, sondern die Sache inguinal angehen.

Die postoperative Behandlung hängt dann ganz von der Histo und vom klinischen Staging ab:

▶ Stadien I und IIa (retroperitoneale Ausbreitung unter 10 cm Durchmesser) werden nur mit radikaler Orchidektomie und retroperitonealer Bestrahlung behandelt und erzielen eine 5-Jahres-Überlebensrate von 98 %.

▶ Stadien IIb und III (d.h. bei weiter ausgebreitetem Tumor, evtl. auch mit Lymphknotenbefall und Fernmetastasen) erfordern in erster Linie eine Chemo (Cisplatin plus Vinplastin plus Bleomycin erreicht eine vollständige Remission bei 95 % der Patienten).

Eine operative Resektion von residualer retroperitonealer Masse ist nur bei einem Durchmesser von über 3 cm indiziert, da 40 % dieser Strukturen residualkarzinöses Gewebe beherbergen. Konsequentes Abklären und genaue Diagnosestellung sind hier sauwichtig, denn als mögliche Komplikationen winken: Metastasen ins Retroperitoneum (LWS-Schmerzen), in die Lungen (Husten) oder in die Vena cava (Ödeme der unteren Extremität, intratestikuläre Einblutung).

Das Seminom ist von allen bösartigen Hodentumoren der „gutartigste". Da der Tänzer hier laut MRT ja keine weiteren abdominellen Befunde hat, macht man eine inguinale Semikastration und nimmt auch vom kontralateralen Hoden eine Probe. Der Tumor entspricht einem Stadium I: also infradiaphragmale Bestrahlung (mit dem Linearbeschleuniger) der lumbalen (paraaortalen, parakavalen) sowie der ipsilateralen iliakalen Lymphabflussgebiete. Danach „wait and see": regelmäßige Tumornachsorge (CT Abdomen, Rö.-Thorax in zwei Ebenen, Tumormarker, Sono des kontralateralen Hodens).

Weitere Infos

Die meisten Patienten kommen erst so drei bis sechs Monate nachdem sie bemerkt haben, dass da unten was nicht stimmt. Deshalb ist bei rund 10 % die Erkrankung zum Zeitpunkt der Diagnosestellung schon fortgeschritten und metastasiert. Weitere 10 % der Patienten sind dagegen noch subklinisch (also als Zufallsbefund erfasst).

MI

Kaum bin ich hier fertig, geht draußen im Eingang schon wieder die Post ab. Der Lärm hat auch Mahatma auf den Gang gelockt – gemeinsam gehen wir mal nachschauen, was da los ist.

Patient 8

Der Notarzt bringt einen Bauarbeiter, der auf einer Großbaustelle (nach dem Frühschoppen) aus ca. drei Meter Höhe herabgestürzt ist. Dabei ist er mit dem Rücken auf irgend so einem ungeschützten Draht gelandet, der aus der Betonplatte ragte. Die Feuerwehr hat den Draht unter ihm durchsägt. Mit einem Stück noch im Rücken wird der Mann mit stabilen Vitalzeichen in den Schockraum gerollt.
Der 42-Jährige kann sein rechtes Bein nicht bewegen. Es kribbelt zwar mächtig, aber er spürt nicht, wenn man ihm über's Bein streicht.
RR 130/80, P 78, Temp. 37,0 °C.

DD-Vorüberlegungen

Offenbar scheint das Rückenmark ganz schön was abgekriegt zu haben. Am ehesten klingt das nach einem **Brown-Séquard-Syndrom.** Davon hat Mahatma noch nie gehört, deshalb setze ich mal zu einer kleinen internen Fortbildung an: Dabei handelt es sich um eine halbseitige Querschnittsdurchtrennung des Rückenmarks. Sie führt zunächst zu einer schlaffen (spinaler Schock!), dann nach Tagen schließlich zur spastischen Lähmung und verursacht Störungen der Tiefen- und Oberflächensensibilität auf der gleichen sowie des Schmerz- und Temperaturempfindens auf der Gegenseite der Läsion. Das liegt daran, dass die Bahnen auf unterschiedlicher Rückenmarkshöhe kreuzen.

Ein **Kaudasyndrom** kriegt man nach Läsion der Cauda equina infolge LWS-Frakturen, Bandscheibenvorfall oder Rückenmarktumoren. Es kann sich durch eine mehr oder weniger ausgeprägte schlaffe Lähmung der Beine mit Schmerzen und Störungen der Sensibilität in den entsprechenden kaudalen Dermatomen äußern („Reithosenanästhesie"). Häufig funktionieren auch Blasen- und Mastdarmentleerung nicht mehr richtig.

Dagegen sind die beiden folgenden DD hier bei diesem Unfall nicht wahrscheinlich, kämen aber in Frage, wenn sich die Beschwerden gemächlicher ausgebildet hätten.

Beim **Bandscheibenprolaps/-protrusion** treten Kernanteile der Bandscheibe durch Risse im Anulus fibrosus. Hebt man nun eine Kiste Bier oder so, kommt es zur Kompression von Spinalnervenwurzeln und damit heftigsten Schmerzen und Sensibilitätsstörungen. Auch Reflexabschwächungen, Lähmungen, Muskelatrophien, Bewegungseinschränkungen der Wirbelsäule etc. sind möglich.

Diagnostik: Lasègue- und Schober-Zeichen positiv, Prolaps in MRT oder CT. Neben der Akquise von leichter zu hebendem Dosenbier kommen therapeutisch zwei Ansätze in Frage:

▸ konservativ: Bettruhe, später Physiotherapie, evtl. in Kombi mit zentralen und lokalen Schmerzmitteln und Antiphlogistika, Muskelrelaxanzien und Tranquilizern

▸ operativ: besonders bei heftigen Beeinträchtigungen wie beispielsweise drohender Querschnittssymptomatik.

Mahatma ist schwer beeindruckt – will ich doch hoffen!

Anamnese & Befund

Motorik (0/5) und Sensibilität sind im rechten Bein ausgefallen, dagegen reagiert er links aber weder auf Schmerz noch auf

---

Diagnose Patient 7: All das in Verbindung mit der Klinik ist typisch für ein Hoden-Ca. Was genau, wird sich erst durch die Histo herausstellen.

Temperatur. Dafür kann er das linke Bein sowohl bewegen (5/5) als auch spüren. ASR und PSR sind links 2+ (normal) und rechts 3+ (gesteigert). Rechts ist auch der Babinski positiv. Die obere Extremität und auch die restliche neurologische Untersuchung ist unauffällig. Eindeutiger Schönheitsfehler ist der rostige Draht, der direkt rechts neben dem Processus spinosus Th7 steckt (ca. 0,5 cm Durchmesser). Die restliche Wirbelsäule ist erstaunlicherweise kaum klopfschmerzhaft. Also, obwohl er völlig stabil ist, soll Mahatma vorsichtshalber trotzdem drei periphere Zugänge legen. Und dann geht's ab zum Röntgen: BWS in zwei Ebenen, bitte.

Untersuchung & Ergebnisse

Das Metall liegt mit seinem Ende sauber in der rechten Hälfte des Spinalkanals und hat, soweit ich es erkennen kann, wenigstens keinen knöchernen Schaden angerichtet.

Diagnose

Therapie & Komplikationen

Der Typ ist ein Fall für die Neurochirurgen, die das Teil entfernen, die Wunde säubern und verschließen. Tetanusauffrischung nicht vergessen. Anschließend dürfte der Mensch nun wohl seiner Frührente entgegenblicken. Langfristig können die Hyperästhesien und Kribbelparästhesien mit trizyklischen Antidepressiva, Phenytoin oder Carbamazepinen kontrolliert werden. Wichtig ist außerdem die Unterstützung durch Sozialarbeiter und/oder Psychologen. Nicht selten kommt es nämlich, häufig abhängig vom Grad der Immobilisation und (mangelnder) Selbstachtung des Patienten, zu Gewichtszunahme, Dekubiti, sozialer Isolation bis hin zur Verwahrlosung.

Weitere Infos

Um zu verstehen, wie diese typische Halbseitensymptomatik zustande kommt, hilft ein Blick ins Neuroanatomiebuch. Bei diesem Patienten wurde rechts der Tractus corticospinalis lateralis unterbrochen, der absteigende motorische Fasern führt. Das verursacht die typischen Zeichen einer Schädigung des ersten Motoneurons (Spastik, Hyperreflexie etc.). Aber auch die dorsalen auf-steigenden Fasern sind betroffen, was den Verlust des Tast- und Vibrationssinnes nach sich zieht.

Die Impulse für Temperatur und Schmerz werden hingegen über den Tractus spinothalamicus (aufsteigend) geleitet. Dieser kreuzt direkt bei Eintritt in das Rückenmark auf die Gegenseite. Sämtli-che Fasern, die auf Höhe der Verletzung und kaudal davon eintre-ten, sind also ebenfalls lädiert. So erklärt sich der Verlust des Schmerz- und Temperatursinnes auf der kontralateralen Seite.

So wie's aussieht, trennt uns noch ein Patient vor der Chance auf ein Mittagessen. Das motiviert doch ungemein: Mit Mahatma stürme ich das nächste Untersuchungszimmer.

Patient 9

Dort sitzt ein 34-jähriger Mann, den Schmerzen im rechten Knie hertreiben. Vor zehn Tagen haben sie wie aus heiterem Himmel begonnen und halten bis jetzt an. Er klagt über Fieber und fühlt sich generell krank. Er hatte in den letzten sechs Monaten schon zweimal Gelenkschmerzen (einmal in der rechten Hüfte, danach in der linken Schulter), die jeweils nach drei bzw. sieben Tagen von selbst wieder aufgehört hatten.

RR 130/70, P 96, Temp. 38,2 °C.

DD-Vorüberlegungen

Da die Schmerzen jedes Mal immer nur ein Gelenk befallen, könnte es sich möglicherweise um verschiedene Schübe einer **Monarthritis** handeln. Sie geht einher mit den typischen Entzün-dungszeichen (Schmerzen, Schwellung, Rötung, Überwärmung, Bewegungseinschränkung, Gelenkerguss, gegebenenfalls sogar Eiter im Gelenk). Diese Form der Arthritis kann eine Manifesta-tion vieler Grunderkrankungen sein; unter anderem kann sie durch alle Formen von Infektionen sowie durch Traumen, Auto-immun- und Stoffwechselkrankheiten (z.B. reaktive Arthritis, Psoriasisarthritis, Gicht), degenerative Gelenkerkrankungen etc.

Diagnose Patient 8: Brown-Séquard-Syndrom.

ausgelöst werden. Die Diagnose wird gestellt anhand von klinischem Bild, Entzündungszeichen, Synovia-Analyse, Sonographie und Röntgenuntersuchung.

Möglicherweise hat er sich aber auch von einer Borrelien-tragenden Zecke beißen lassen und laboriert nun an der **Lyme-Krankheit.** Diese Infektion mit Borrelia burgdorferi verläuft in mehreren Phasen. Zu den Frühsymptomen, die vermutlich durch den Borrelieninfekt direkt ausgelöst werden, gehören unspezifische Beschwerden wie Kopfschmerz, Arthralgie, GIT-Beschwerden. Spezifischere Zeichen sind das Erythema chronicum migrans, das sich meist von der Bissstelle her ausbreitet, und die Lymphadenosis cutis benigna. Die Inkubationszeit dauert Tage bis Wochen. Aber auch ohne Frühsymptomatik können nach Wochen bis Monaten Spätsymptome in Erscheinung treten, für die wahrscheinlich ein Autoimmunprozess bei genetischer Disposition verantwortlich ist. Solche Spätsymptome können sein:

▶ Mono- oder Oligoarthritiden, die in eine chronisch-erosive Form (sog. Lyme-Arthritis) übergehen können
▶ Myokarditis
▶ Akrodermatitis chronica atrophicans
▶ neurologische Symptome (Bannwarth-Syndrom, akute periphere Fazialislähmung etc.); hier kann eine Lumbalpunktion diagnostisch wegweisend sein (lymphozytäre Liquorpleozytose).

Die Diagnose erfolgt über Nachweis spezifischer IgM-/IgG-Antikörper in Blut, Liquor oder Gelenkpunktat mittels ELISA oder Immunfluoreszenz, was nicht immer ganz einfach ist, da die Quote klinisch stummer Infekte hoch ist.

Aufgrund der Schmerzbeschreibung muss man auch an rezidivierende **Gichtanfälle** denken, immerhin ist das Kniegelenk das am dritthäufigsten befallene Gelenk. Zugegeben, Schulter und Hüfte erwischt die Gicht praktisch nie. Durch verschiedene Defekte (Stoffwechselstörungen, Nierenerkrankungen) fällt im Organismus des Gichtkranken zu viel Harnsäure an, die dann in Form von Natriumurat-Kristallen ausfällt. Diese lagern sich besonders in den peripheren Gelenken ab, bevorzugt im Großzehengrundgelenk. Getriggert durch auslösende Faktoren wie purinreiche Nahrung, Anstrengung, Alkohol und Kälte fühlen sie sich dort zu akuten Gichtanfällen inspiriert, die den Besitzern dieser Gelenke Hören und Sehen vergehen lassen. Die Gelenke sind dann extrem schmerzhaft, hochrot und geschwollen, außerdem kann die Entzündung auf das umliegende Gewebe übergreifen und nach und nach auch in andere Gelenke weiterwandern. Schließlich entwickeln sich an prädisponierten Stellen wie Ohrknorpel oder Augenlid kleine Uratknötchen, die sog. Gichttophi. Neben dem klinischen Bild wird der Verdacht durch Nachweis der Hyperurikämie und der Natriumuratkristalle (zum Beispiel aus den Gichttophi) und den radiologischen Nachweis von Gichttophi gesichert.

Statt Natriumuratkristallen lagern sich bei der **Pseudogicht** Kalziumpyrophosphate in Faserknorpeln und Gelenkknorpeln ab. Die Beschwerden und die Diagnostik sind aber fast die gleichen. Bei der Pseudogicht werden am häufigsten die Knie, die Schultern und die Ellenbogen befallen.

Anamnese & Befund

Anamnestisch gibt es keine Hinweise auf rheumatische Erkrankungen, Gicht, Zeckenbiss, Psoriasis, Trauma oder sonstiges, was die Gelenke unter Beschuss nehmen könnte. Den einzigen Sport, den er betreibt, ist morgens und abends zu Fuß zur Bushaltestelle zu gehen – das dauert je zehn Minuten. Das rechte Knie ist gerötet, geschwollen, heiß und insgesamt druckschmerzhaft. Flexion und Extension sind endgradig schmerzhaft eingeschränkt. Sonographisch zeigt sich ein deutlicher Erguss. Gegen die Schmerzen hat er noch nichts unternommen.

Um Näheres herauszubekommen, punktiere ich das Gelenk und entziehe eine klare Brühe, die ich an die Patho schicke. Jetzt noch schnell in die Röntgenbox: das rechte Knie in zwei Ebenen.

Untersuchung & Ergebnisse

Dabei zeigen sich die Menisken röntgendicht durch entsprechende Ablagerungen. In der Synovialflüssigkeit sind unter dem Polarisationsmikroskop typische positiv doppeltbrechende rhomboidförmige Kristalle zu finden.

Diagnose

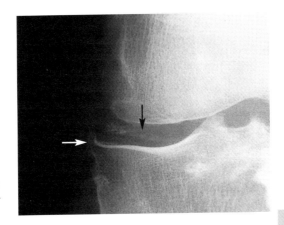

Abb. 9: Röntgendichte Ablagerungen im Kniegelenk.

Therapie & Komplikationen

Gelenkpunktion mit Injektion von Kortikoiden, Hochlagerung, Kühlung, NSAR, evtl. Colchicin. Da diese Erkrankung häufig einem Grundleiden (Hämochromatose, Hypomagnesiämie, Schilddrüsenunterfunktion, Diabetes, Hyperparathyreoidismus oder Ochronose) aufliegt, sind nun weitere diagnostische Schritte notwendig, um ggf. einer solchen Grunderkrankung auf die Spur zu kommen. Allerdings hat die erfolgreiche Therapie der Grundkrankheit leider keinen sicheren Einfluss auf den klinischen und radiologischen Verlauf der Pseudogicht.

Weitere Infos

Wahrscheinlich durch eine angeborene oder erworbene Störung im Pyrophosphatstoffwechsel kommt es zu einer Ausfällung von Kalziumpyrophosphat-Kristallen. Diese Kristalle lagern sich zuerst in der Knorpelmatrix und in den Menisci (aber auch in den Bandscheiben der Wirbelsäule) ab, so lange, bis die Schose platzt und die Kristalle es sich im Gelenk gemütlich machen. Neutrophile Granulozyten, quasi die Bullen für Eindringlinge, dringen ins betroffene Gelenk ein und produzieren dort, so glaubt man wenigstens, Zytokine und O_2-Metaboliten, die ihrerseits die Entzündungsreaktion vorantreiben. Unterstützt werden sie von Makrophagen, die langsam, aber sicher dafür sorgen, dass das Gelenk fibrosiert und zerstört wird. Das Ganze scheint mit dem Alter wesentlich häufiger zu werden: Immerhin rund 60 % aller über 85-Jährigen sind betroffen. Es gibt aber auch noch 'ne vererbte Form, die weitaus früher symptomatisch wird. In der

133

Literatur gibt's einen Case-Report von einer Familie, bei der der Genlokus auf dem langen Arm von Chromosom 8 identifiziert worden sein soll. Ne richtige Kausaltherapie gibt's aber noch nicht.

Nachdem wir also der Pseudogicht mit Bravour auf die Spur gekommen sind, haben wir uns unser Mittagessen redlich verdient. In der Kantine sitzt Robert schon, aber an seinem Tisch ist noch Platz. Während wir uns über unsere Frikadellen mit Kartoffelsalat hermachen, fängt Robert unvermittelt an, von seiner Oma zu reden.

Patientin 10

„Ich weiß nicht, was mit ihr los ist, ich mache mir langsam echt Sorgen. Weißt du, ich bin mehr oder weniger bei ihr aufgewachsen und wir stehen uns ziemlich nahe. Aber seit vor vier Monaten Opa an einem Leber-Ca gestorben ist, ist sie nicht mehr wiederzuerkennen. Das war aber auch ein Schock: Erst diese Diagnose – so ziemlich aus heiterem Himmel – und ein paar Wochen später war er tot. Aber sie kommt überhaupt kein bisschen darüber weg, muss ständig weinen, bringt für nichts mehr Interesse auf, selbst ihren geliebten Garten lässt sie verwahrlosen, es ist echt beängstigend. Was denkst denn du, ist das noch normal oder sollte ich da nicht lieber irgendwas unternehmen, mit ihr zum Psychotherapeuten gehen oder so? Ich trau mich nämlich eigentlich gar nicht recht, ihr so was vorzuschlagen. Da ist sie ziemlich empfindlich. Mit ihren 71 Jahren, du weißt schon, die alten Leute, für die heißt doch alles, was mit „Psycho" anfängt, entweder Klapse oder lange Haare, Hippies und Drogen …"

DD-Vorüberlegungen

Ich nicke ihm zu. Die Töne kenn ich auch. Trotzdem: Wenn sie eine ausgewachsene **Depression** entwickelt, sollte man sie unbedingt dazu bringen, sich von so einem Menschen mit „Psycho" vorndran helfen zu lassen. Diese Störung des Gefühls- und Gemütslebens wird oft durch ein psychisches Trauma oder eine belastende Situation ausgelöst, und das hat die alte Dame ja gerade hinter sich. Meist beginnt die Depression abrupt und verläuft

---

Diagnose Patient 9: Pseudogicht (Syn.: Chondrokalzinose).

episodenweise, wobei die depressiven Intervalle durch Phasen der kompletten Remission unterbrochen werden können. Übrigens können depressive Verstimmungen verstärkt oder getriggert werden durch chronische Anämie, Hypothyreose, Drogen oder manche chronische Erkrankungen. Da wär's dann schlau, die erst zu behandeln, manchmal erübrigen sich dann die Antidepressiva schneller. Die moderne Ansicht ist jedoch, dass niemand mit einer mittelschweren oder schweren depressiven Episode ohne Antidepressiva auskommen muss. Eine pharmakologische Therapie erleichtert oft auch die ebenfalls unbedingt nötige Psychotherapie ... Zur Therapie werden Antidepressiva und Psycho-/Soziotherapie eingesetzt, bei wahnhaften depressiven Bildern (Verarmungswahn oder Ähnliches) auch Neuroleptika, prophylaktisch kommen Lithium, Carbamazepin und manche Antiepileptika in Betracht, welche zum Teil eine erhebliche Verringerung der Episodenhäufigkeit und -dauer nach sich ziehen, allerdings erst nach frühestens sechs Monaten.

„Aber es muss ja gar keine Depression sein", steuert Mahatma bei. „Nach dem Verlust eines nahe stehenden Menschen ist eine **Trauerreaktion** schließlich völlig normal. Dabei muss man dann allerdings unterscheiden: Es gibt

▶ die normale Trauerreaktion mit Niedergeschlagenheit, Erinnerungen und körperlichen Beschwerden (z. B. Essstörungen) und
▶ die pathologische Trauerreaktion, bei der die Betroffen auch nach Monaten bis Jahren psychisch noch völlig auf den Verlust und die Erinnerung fixiert sind. Eine adäquate Anpassung an die Realität bleibt in diesen Fällen meist aus.

Allerdings kann auch die normale Trauerreaktion das Ausmaß einer depressiven Episode erreichen und bis zu sechs Wochen anhalten. Eine gedrückte Stimmung oder Antriebsstörung kann bis zu einem Jahr anhalten, allerdings in rückläufigem Maß. Dass in praktisch allen Kulturen das Trauerjahr und bestimmte Trauerkleidung etabliert sind, hat genau damit etwas zu tun. Nach einem Jahr sollten aber die letzten „grauen Wolken" verflogen sein. Wenn das nicht so ist, spricht man von dem Krankheitsbild der Depression."

Anamnese & Befund

„Körperlich geht's ihr gut", erzählt Robert weiter. „Ich hör ihr immer mal, wenn ich zu Besuch bin, auch auf Herz und Lunge und so, da ist nichts. Mit Drogen oder Medikamenten hat sie

135

auch nichts am Hut. Sie ist schließlich – na ja, oder sie war immerhin bis vor kurzem – eine überzeugte Kräutergärtnerin. Bei der wird alles mit Tee und Aufguss geheilt, vor ihrem Medikamentenschrank dürfte jeder Apotheker in lautes Weinen ausbrechen. Früher war das immer ein Grund für ellenlange Diskussionen, du kannst dir vorstellen: Der Lieblingsenkel macht Schulmedizin. Das ging ihr geradezu gegen die Ehre. Aber zu der Zeit hatte sie auch noch echten Pep, was man mittlerweile echt nicht mehr behaupten kann."

Untersuchung & Ergebnisse

„Gut wäre, trotzdem mal labormäßig ein paar organische Sachen auszuschließen", lass ich mal meinen Senf ab. „Vielleicht kannst du ihr beim nächsten Besuch mal ein paar Röhrchen abzapfen? Das kannst du doch über den kurzen Dienstweg machen, muss sie ja nicht extra herkommen zu."

Gesagt – getan. Wir drehen mal kurz an der Zeitmaschine:
Hb 13,5 g/dl, T_3, T_4, TSH alle normal; auch die Urintoxikologie ist sauber. Von der Seite gibt's also keinen Anhalt für 'ne körperliche Erkrankung.

Diagnose

Therapie & Komplikationen

Die Trauerarbeit hat manchmal so einen wellenförmigen Verlauf. Betroffene reden davon, dass es manchmal besser geht und die Trauer dann wieder wie eine Welle über sie kommt. Psychotherapie kann sehr hilfreich sein, den Verlust zu verarbeiten und diese Wellen zu mildern. Bei Schlafstörungen kann man Benzodiazepine geben. Die pathologische Trauer wird behandelt wie eine Depression.

Weitere Infos

Trauer ist eine normale Reaktion auf einen Verlust. Die depressive Verstimmung ist ein Teil davon. In der Regel nimmt diese im Verlauf des Bewältigungsprozesses an Intensität und Frequenz ab. Bei Persistenz bzw. Therapieresistenz kann sich die chronische Trauerreaktion aber durchaus zu einer faustdicken Depression entwickeln.

Während wir uns brav zurück auf den Weg in die Notaufnahme machen, trägt gerade ein besorgter junger Vater seine kleine Tochter in die Notaufnahme.

Patientin 11

Das zweijährige Mädel hat nämlich seit rund drei Stunden wässrigen Durchfall, Erbrechen und Fieber, das Ganze ziemlich heftig. RR 90/50, P 145, Temp. 38,4 °C.

DD-Vorüberlegungen

Es gibt 'ne ganze Latte von Erregern und Zuständen, die akute **Gastroenteritiden** auslösen können. Angefangen bei E. coli, Bacillus cereus, Clostridien, Salmonellen, Yersinien und Vibrio parahämolyticus, die als Lebensmittelvergiftung auftreten können, über iatrogen z.B. durch Antibiotika hervorgerufene Geschichten (Paradebeispiel pseudomembranöse Kolitis, ich erinnere da nur an Karl den Depp von der Chirurgie, der uns vorgestern hier beehrt hat), bis hin zu Parasitenbefall beispielsweise durch Amöben und systemischen Erkrankungen wie HIV/AIDS, Leukämie etc. Es gibt noch mehr Erreger, vor allem virale, die in Frage kämen. In ihrem Alter ist das Rotavirus einer der häufigsten Gründe für eine „Magen-Darm-Grippe".

Anamnese & Befund

Das Kind wirkt apathisch, hat trockene Haut und Schleimhäute und „halonierte" Augen (klinische Anzeichen der Exsikkose). Ob sie gut gepinkelt hat, lässt sich schwer erkennen, weil sich in ihrer Windel wässriger Stuhl ohne Schleim und ohne Blut befindet.

Ich persönlich mache mir innerlich so ein bisschen ins Hemd, wenn es darum geht, kleine Bälger zu pieksen und Blut abzunehmen. Aber E'lyte und Astrup sollte man bei diesem klinischen Eindruck schon kennen. Natürlich untersuchen wir auch, was das Kind uns freiwillig gibt: den Stuhl hier.

Untersuchung & Ergebnisse

In der Probe finden sich keine Leukos, Bakterien scheinen also nicht am Werk zu sein. Aber per ELISA werden Rotaviren nachgewiesen.

Therapie & Komplikationen

Symptomatisch, sprich Flüssigkeitszufuhr! Bei Erbrechen bzw. Nahrungsverweigerung am besten i.v. in der Klinik, besonders auf Säuglingsstationen ist konsequente Hygiene angesagt bzw. Kohortierung erkrankter Kinder. Sonst ist die Rota-Kiste nämlich epidemieartig ansteckend.

Weitere Infos

Das Virus wird fäkal-oral übertragen und hat eine Inkubationszeit von 48 h. Das Rotavirus ist weltweit der häufigste Erreger für Durchfall bei Kleinkindern und Kindern – und in Kinderkliniken berühmt-berüchtigt für wahre Epidemien. Manche Kinder entwickeln danach eine vorübergehende Laktoseintoleranz. Befallen ist haupsächlich der proximale Dünndarm: reversibler entzündlicher Befall der Lamina propria und einer Hyperplasie der Kryptzellen der Mucosa. So ein bis zwei Wochen kann das Ganze dauern, die Virusausscheidung kann sich aber noch länger hinziehen, besonders bei immundefizienten Kindern.

Diagnose Patientin 10: Trauerreaktion. Die Diagnose gehört in die Gruppe der akuten Belastungsreaktion. Die Ausprägung der Symptomatik erreicht nicht das Level, das bei einer depressiven Episode erreicht würde. Wäre es erreicht, würde die Diagnose „depressive Episode" lauten. Jeder, der trauert und deswegen in ärztliche Behandlung kommt, kann per definitionem die Diagnose Trauerreaktion erhalten.

Patient 12

Als Nächstes habe ich die Ehre mit einem sehr blass anmutenden, 83-jährigen Bewohner eines Seniorenheims. Seit einer guten Woche lässt er nämlich dunklen, übel riechenden Teerstuhl ab. Dem soll ich nun auf den Grund gehen.
RR 165/85, P 118, Temp. 37,4 °C.

DD-Vorüberlegungen

Teerstuhl (Blutstuhl = Melaena) riecht immer stark nach hoher GI-Blutung mit Blutungsquelle oberhalb der Plica duodenojejunalis (Treitz-Band). De facto kommen da eigentlich nur Ösophagus, Magen und Duodenum als Lokalisation der Blutung in Frage. Dickdarmblutungen sind im Vergleich heller. Hellrotes, frisches Blut, das dem Stuhl aufgelagert ist, kennzeichnet die Sigmablutung.

▶ Ösophagusblutung: Dahinter können eine Menge verschiedener Erkrankungen stecken, von rupturierten **Ösophagusvarizen** bei Leberzirrhose über Risse der gesamten Ösophaguswand beim **Boerhaave-Syndrom** (prädisponiert sind Bulimikerinnen, Alkoholiker und Schwangere) bis hin zum **Ösophagus-Ca** oder schweren **Refluxösophagitiden.** Hierbei kommt es dadurch zu Melaena, dass Hämoglobin mit Magensäure in Kontakt kommt. Je nach Blutmenge (viel Blut im Magen bewirkt einen starken Brechreiz) könnte sich diese Erkrankung aber auch vorher schon als Bluterbrechen äußern.

▶ Magen- oder Zwölffingerdarmblutung: Ursache ist hier meist ein **Ulcus ventriculi** oder **duodeni.** Die Patienten können über heftige Schmerzen im rechten Oberbauch und im epigastrischen Winkel klagen, die beim Ulcus duodeni nach dem Essen etwas besser werden, während sie beim Ulcus ventriculi gleich bleiben. Außerdem werden Völlegefühl und Sodbrennen beklagt; evtl. fällt ein unangenehmer säuerlicher, muffiger Mundgeruch auf. Leider verspüren viele – vor allem ältere – Patienten und Diabetiker oft überhaupt keine Schmerzen! Das macht die Diagnose natürlich schwieriger und verzögert sie auch häufig. Die Einnahme von NSAR kann zur Geschwürbildung beitragen und erhöht auch das Blutungsrisiko. Weitere Ursachen in diesem Bereich sind die **erosive Gastritis,** Tumoren, aorto-duodenale Fisteln. Als iatrogene Ursachen muss man im Anschluss an eine ERCP mit Papillotomie immer an eine oft sehr starke

Blutung aus dem Papillenbereich denken. Klarheit über die Lokalisation einer Blutung gibt einfach und schnell die Gastroskopie.

Anamnese & Befund

Der Mann hat vor ca. 16 Jahren einen Herzinfarkt erlitten. Seither nimmt er täglich 100 mg ASS. Nach mühsamer gemeinsamer Recherche kommt ans Licht, dass er die Protonenpumpenhemmer (Omeprazol) nur bedingt gewissenhaft einwirft. Bei milden linken Oberbauchbeschwerden ist sein Abdomen insgesamt weich, ohne Organomegalie oder Aszites.

Als weitere Vorerkrankungen zieht er nach einigem Nachfragen auch noch einen insulinpflichtigen Diabetes mellitus aus dem Hut, eine nicht dialysepflichtige Niereninsuffizienz und eine Hepatitis C. Da schau her! Stille Wasser ...

Dieser multimorbide alte Herr ist auf alle Fälle nix für 'ne ambulante Abhandlung. Mit der Verdachtsdiagnose obere gastrointestinale Blutung melde ich ihn oben auf Station an.

Schnell noch Blut für's Labor abnehmen (dem Aspekt nach wird der Junge ein paar Tütchen Ery-Konzentrat brauchen – deshalb mal mindestens vier Tüten kreuzen lassen) und dann schicke ich ihn auf die Schleife: Rö.-Thorax und baldige Endoskopie.

Untersuchung & Ergebnisse

Sieh da: Der Hb dümpelt bei 6,9 g/dl! In seinem Alter plus kardialer Vorgeschichte ist das schon echt sportlich ... das nenn ich gute Kurvenlage. Kreatinin und Harnstoff im Serum sind erhöht als Hinweis auf eine verminderte renale Ausscheidung bzw. Nierenfunktion, kein Wunder bei der berichteten Niereninsuffizienz. Außerdem erhöht das Vorhandensein von Blut im Gastrointestinaltrakt bei eingeschränkter Nierenfunktion ohnedies den Harnstoff.

Endoskopisch sieht man eine Sickerblutung aus einem Ulkus an der kleinen Kurvatur des Magens. Die entnommenen Biopsien werden klären, ob da eine Helicobacter-Infektion als Verursacher des Ulkus mitmengt.

Diagnose Patientin 11: Rotavirus-Enteritis.

Therapie & Komplikationen

Also, er braucht unbedingt einen zentralen Zugang (oder zwei
großlumige periphere) für Flüssigkeit und Erys (Ziel-Hb: klar
über 10 g/dl). Bei der Endoskopie wird die Blutungsquelle geclipt
oder kauterisiert – kurz: gestoppt. Das funktioniert zum Glück
auch, wenn nicht, würde der alte Herr über den abfallenden Hb
und das niedrige Volumen sowohl kardial als auch zerebral über
kurz oder lang ischämische Probleme bekommen. Für solche Fälle werden EKs, wenn notwendig sogar ungekreuzt, zur Transfusion
bereitgestellt.

Und auch das Ulkus selbst gehört natürlich behandelt: Sonst per-
foriert es irgendwann und beschert ihm eine prima Peritonitis.
Medikamentös sind dazu Protonenpumpenhemmer angesagt.
Falls eine Helicobacter-Infektion besteht, muss antibiotisch
behandelt werden (z.B. mit Metronidazol, Omeprazol plus Clarithromycin über eine Woche). Anschließend macht man eine
Kontrollgastroskopie: Solange nicht alle Ulzera restlos verschwunden sind, läuft Omeprazol weiter.

Weitere Infos

Häufiger als Magenulzera sind die Duodenalulzera. Duodenalulzera sind seltenst maligner Natur und häufiger durch Helicobacter bedingt. Magenulzera muss man nach Abklingen der akuten Blutung immer biopsieren zum Ausschluss eines Malignoms.
Apropos Blutung: Entscheidend dafür, welche Hektik man mit der
weiteren Diagnostik und Therapie bei Verdacht auf GI-Blutung an
den Tag legt (Ery-Konzentrate, Gastroskopie …) sind einzig und
allein die hämodynamische Relevanz (RR? Puls?) und der klinische Aspekt. Bei positivem Schockindex liegt aller Wahrscheinlichkeit nach eine akute Blutung vor und man hat möglicherweise
nur noch wenige Minuten Zeit: sofortige i.v. Volumengabe;
schnellstmöglich Gabe von Erythrozytenkonzentraten und bal-
digst Endoskopie. Auf solche Luxusuntersuchungen wie Röntgen
bloß verzichten, bis man den Patienten stabilisiert hat.

MI

Bei stabilem Blutdruck, wie ihn unser netter Herr aus dem Seniorenheim mit einem RR von 165/85 präsentiert, kann man wohl davon ausgehen, dass seine Sickerblutung intermittierend schon seit einiger Zeit vor sich hin sickert.

In meinem Mund habe ich ein Gefühl, als wäre da bereits alles versickert – Durst! Irgendwo muss doch hier noch eine Flasche Wasser aufzutreiben sein? Im Kühlschrank werde ich fündig und nehme einen gediegenen Schluck. Dann werfe ich einen Blick auf den Aufnahmebogen, den ich mir im Vorbeigehen gekrallt habe.

Patient 13

Er verrät, dass es rechtsseitige Flankenschmerzen sind, die den 54-jährigen Lehrer in Zimmer 4 in meine Arme treiben. Seit dem Vormittag kommen sie intermittierend, halten rund zehn Minuten an und strahlen ins Skrotum aus. Außerdem ist ihm übel; er hat schon mehrfach erbrochen.
RR 170/95, P 112, Temp. 39,3 °C.

DD-Vorüberlegungen

So, wie der Schmerz da beschrieben ist, könnte man Kolik-Schmerz beschreiben. Ursache ist dabei meist ein Steinleiden. Beispielsweise im Gallengangsystem: **Choledocholithiasis.** Häufig assoziiert mit den berühmten fünf F: Female, Fat, Forty, Fair, Fertile (weiblich, dicklich, vierzich, blondich, fruchtich). Die Klinik ist gekennzeichnet durch kolikartige postprandiale Schmerzen, die sich gürtelförmig im Oberbauch breit machen, und das Murphy-Zeichen (sie hält die Luft in tiefer Inspiration an, um den ausgelösten Druckschmerz vermeintlich zu lindern). Ultraschall zeigt die Steine im Gallengang bzw. in der Zyste und ein erweitertes Gallengangsystem und sichert so die Diagnose.
Andere Steinvariante ist die **Nephro-** oder **Urolithiasis,** bei der sich die Konkremente in der Niere oder im ableitenden Hohlsystem als Kelch- oder Beckenstein bilden. Wie bei den Gallensteinen merken die Patienten von diesen Steinen häufig nichts, aber wenn sie mal in Erscheinung treten, dann richtig: mit dumpfen

---

Diagnose Patient 12: Blutendes Ulcus ventriculi.

Koliken, die mehrere Minuten anhalten und bis in die Flanken ausstrahlen können. Dazu kommen ggf. Übelkeit, Erbrechen und ein geblähter Bauch. – *Würde ja schon mal ganz gut passen!* – Zusätzlich kann hohes Fieber mit Schüttelfrost auftreten. Die Nierenlager sind oft klopfschmerzhaft, außerdem können Urin-Stix bei der Diagnose helfen: Da findet man nämlich meist eine Mikrohämaturie, aber kein Nitrit, das eher auf ein entzündliches Geschehen deuten würde. Wenn die Patienten außerdem eine Leukozytose haben, wäre das ein Hinweis für eine komplizierende Infektion. Ansonsten für die Diagnostik das Übliche: Sono, Röntgenabdomen (Leeraufnahme). Nach Spasmoanalgesie im beschwerdefreien Intervall macht man dann als kleines Extra noch ein Ausscheidungs- und retrogrades i.v.-Pyelogramm. In der akuten Situation wäre das zu gefährlich, weil es unter der forcierten Diurese des Kontrastmittels zu Einrissen im Nierenkelchsystem kommen kann – keine schöne Sache, das.

Nierensteine machen übrigens keine typischen Koliken, sondern nur Uretersteine – durch den Urinrückstau in die Niere mit konsekutiver Dehnung des Hohlraumsystems. Tief sitzende Uretersteine strahlen übrigens in den Hoden aus, deshalb ist das hier nun mein heißester „Favorit" …

Aber es müssen ja nicht unbedingt Steine sein: **Vertebratogener Schmerz,** der auf irgendeine Pathologie an der Wirbelsäule zurückgeht (Bandscheibenvorfall, Facettendegeneration oder so), kann ebenfalls in die Flanken oder nach vorne ausstrahlen und diverse Erkrankungen im Bauchraum (oder auch mal einen Herzinfarkt) imitieren. Wenn der Verdacht mal geweckt ist (Röntgenaufnahme), kann man die genaue Abklärung und Therapie den Spezialisten, den Orthopäden und Traumatologen, überlassen. Allerdings würde man da keine so kolik- oder wellenartigen Schmerzen erwarten.

Auch ein **Herzinfarkt** könnte schon mal eine solche Schmerzsymptomatik hervorrufen; da dürften aber Labor und EKG Aufschluss geben.

Also dann, die Flasche ist leer, genug theoretisiert, jetzt geht's in medias res.

Anamnese & Befund

Der schnell atmende Pauker ist verschwitzt, fühlt sich sichtlich unbehaglich und gestresst. „In der vierten Stunde ging das urplötzlich los. Herr Doktor, diese Schmerzen! Und auch sonst, ich fühle mich so richtig krank. Was ist das denn bloß? So etwas hatte ich noch nie …" Ich murmele etwas Beruhigendes vor mich hin und klopfe – ganz zart, ehrlich – die rechte Flanke ab. Der gute Mann geht schier an die Decke. Der restliche körperliche Befund ist unauffällig: Abdomen weich, gute Darmgeräusche vorhanden, keine Organomegalie. Sackinhalt ist ebenfalls unauffällig, keine Hernie, kein Prehn-Zeichen (da würde das Anheben des Skrotums die Schmerzen verschlimmern), keine Schwellung. Auch die Rektaluntersuchung ist totaal normaal.

Für's Labor und für die Urinanalyse noch schnell in einen Becher pullern lassen und ab die Post. Anschließend geht's zum Röntgen: eine Abdomen-Übersicht, bitte.

Untersuchung & Ergebnisse

Im Serum sind die Leukos, das Kreatinin und der Harnstoff erhöht, was eine eingeschränkte Nierenfunktion anzeigt. Die Urinanalyse offenbart einen alkalischen pH von 7,8. Daraus kann man schließen, dass da irgendwelche Urease-positiven Bakterien rumschwirren. Die spalten den Harnstoff zu Ammoniak und CO_2 – das hebt den pH. Außerdem hat man Urinkristalle und Leuko-

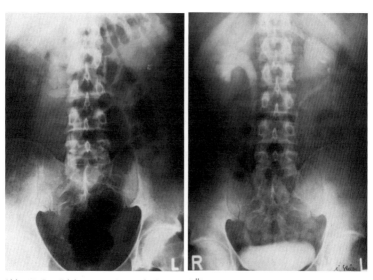

Abb. 10: I.v.-Pyelogramm, Leeraufnahme und Übersichtsaufnahme 15 min nach Infusion eines nierengängigen Kontrastmittels.

zytenzylinder gefunden. Da muss jetzt die Mikrobio ran und Keimnachweis und Antibiogramm durchziehen, damit man gezielt und effektiv auf die Bakterien schießen kann. Auf der Abdomenaufnahme sieht man rechts deutlich ein Ureterkonkrement prävesikal. Ein daraufhin angefordertes Pyelogramm zeigt ein erweitertes Nierenbecken rechts gegenüber links, da dort der Abfluss behindert ist.

Diagnose

Therapie & Komplikationen

Ein Stein dieser Größe (über 0,5 cm) stellt neben den Eingangssymptomen Fieber und/oder Leukozytose, Erbrechen, unerträglicher Schmerz eine Indikation zur stationären Aufnahme dar. Nach Antibiose und Spasmoanalgesie kann man dann mit Stoßwellen eine Lithotripsie versuchen, frei nach dem Motto: „Was nicht passt, wird passend gemacht!" Der Stein wird so lange zertrümmert, bis er kalibermäßig durch den Ureter passt und spontan abgehen kann. Wegen der Kotzerei muss man natürlich vorher dran denken, den Wasser- und E'lythaushalt des Patienten wieder auf Touren zu bringen ...

Ein Nierenstein in einer Einzelniere (das gilt auch für funktionelle Einzelnieren, wenn die andere wegen Niereninsuffizienz k.o. gegangen ist) ist ebenfalls ein Einweisungsgrund. Steine, die kleiner sind als 0,5 cm, können, insbesondere wenn sie sich prävesikulär befinden, auch ambulant mit Analgetika und evtl. Antibiotika als Prophylaxe behandelt werden. Da ist nämlich die Chance gut, dass die Teile spontan abgehn.

Weitere Infos

Der Schmerz des unbehandelt abgehenden Nieren- bzw. Uretersteines wird im Volksmund als schlimmer als der Geburtsschmerz gehandelt – wobei diese Einordnung sicherlich von einem Mann vorgenommen wurde, wahrscheinlich einem mit Ureterstein ... Zurück ins Land der Fakten: Wer permanent zu wenig trinkt, riskiert die Entstehung von Nierensteinen. Von denen sind über 80 % röntgendicht (also mindestens teilweise kalziumhaltig) und lassen sich auf Nativaufnahmen darstellen. Die nicht-röntgen-

MI

dichten bestehen aus Harnsäure und lassen sich (sofern sie in der Niere oder Harnblase sind und somit gut umspült werden) durch Alkalisieren des Urins auflösen.

„Hey, Homa, bevor du dich hier häuslich niederlässt: Du hast da noch Kundschaft in der 6; der Typ sieht so aus, dass man ihn lieber nicht zu lange warten lassen sollte . . . ", belehrt mich Moss und macht dabei eine typische Mischung aus Gorilla- und Bodybuilderpose. Steht ihm gut. Er hatte nicht übertrieben . . . ich schließe die Türe hinter mir und strecke einem Schrank die Hand entgegen. Sein Gang ist breiter als der von John Wayne . . .

Patient 14

Ein 34-jähriger Gewichtheber klagt über Schmerzen in der Leiste, die beim Heben von Gewichten zunehmen.
RR 150/90, P 66, Temp. 37,2 °C.

DD-Vorüberlegungen

Also, bei diesem Typen muss ich zuerst an **Hernien** denken. Eine Hernie ist ja grundsätzlich ein Vorfall von Bauchinhalten (meist Darmanteile) durch einen Peritonealdefekt. Meist werden kleinere Defekte symptomatisch, da der Darm sich in diesen Defekten eher einklemmen kann als in größeren Löchern. Aus der großen Zahl verschiedener Hernien hier nun einige wenige Beispiele:

▶ **Direkte/indirekte Inguinalhernie:** Hier lohnt sich nochmal ein Blick in den Sobotta! Man suche das Hesselbach'sche Dreieck, welches aus A. epigastrica inferior, dem Leistenband und dem lateralen Rand des M. rectus abdominis gebildet wird. Indirekte Hernien entstehen lateral davon. Darmanteile kriechen durch den tiefen Leistenring in den Leistenkanal, der sie bis in den Sack führen kann. Was dann als dicke Eier ausschauen mag, ist in Wirklichkeit eine Skrotalhernie, die den indirekten Hernien zuzuordnen ist. Grund für diesen Irrlauf ist das Persistieren des Processus vaginalis, der eigentlich nach der Geburt verödet und zum Epi- respektive Periorchium wird. Damit wird klar, warum diese Art von indirekter Hernie angeboren ist und eher bei Jungs

---

Diagnose Patient 13: Ureterstein rechts.

auftritt. Die direkte Inguinalhernie ist dagegen eher erworben und bricht medial der epigastrischen Gefäße direkt (quasi mit dem Kopf durch die Wand) zum superfizialen (äußeren) Leistenring.

Wenn man mit dem Finger den prolabierten Darmwulst – sofern das überhaupt möglich ist – zurückschiebt und den Patienten husten lässt, kann man das Ausmaß der Bruchpforte abschätzen. Man kann auch ein Sonogerät drüberhalten. Inguinalhernien gefährden besonders den Transportweg der männlichen Gene, es kann zu Abquetschungen der Samenleiter kommen.

▶ **Umbilikalhernie:** Beim sog. Nabelbruch brechen Darmanteile in Nabelnähe durch die Bauchwand. Das sieht aus wie ein Ei auf dem Bauch, das beim Husten oder Pressen größer wird.

▶ **Femoralhernien:** Die findet man in erster Linie bei adipösen, pyknischen Männern und Frauen. Dabei zwängt sich der Bruch durch die Lacuna vasorum und dann zwischen Leistenband (oberes Dach) und horizontalem Schambeinast (untere Begrenzung) hindurch. Lateral liegen die Femoralgefäße und medial begrenzt das Lig. lacunare den Bruchkanal.

Solche Brüche sind eigentlich alle mehr oder weniger einfach zu tasten. Bei Männern muss man die Hoden gewissenhaft mituntersuchen und den Hustentest durchführen. Durch den Hoden kann man gut in den äußeren Ring des Leistenkanals hineintasten und dabei den Patienten bitten zu husten (nicht vergessen, ihn beim Husten unbedingt zur Seite schauen zu lassen. Normalerweise schauen die Patienten einem nämlich bei der Arbeit zu und husten dann einen netten Sprühregen, oft mit Essensresten, auf einen herab ... lecker!).

Anamnese & Befund

Der Mann arbeitet auf dem Bau und trainiert nebenbei sechs Tage die Woche. Er hofft, sich bei den süddeutschen Meisterschaften gut behaupten zu können. Er raucht zwei Schachteln Zigaretten am Tag und leidet an saisonalem Heuschnupfen.

Er bringt reichlich Masse mit. Ich bin sicher, dass unter dem üppigen subkutanen Fettgewebe auch kräftige Muskeln sitzen. Das Abdomen ist weich und druckindolent. Unterhalb des linken Leistenbandes ist im Stand eine weiche Vorwölbung zu tasten, die sich durch Husten verstärkt und in Rückenlage spontan zurückbildet. Hier braucht's wohl keine weitere Labordiagnostik, oder?

MI

Therapie & Komplikationen

Dem stämmigen Stemmer hier sollte man dringend zur chirurgischen Reparatur raten (Hernioplastik), um der Inkarzeration zuvorzukommen. Noch könnte man das Ganze nämlich durchaus als Elektiveingriff gestalten ... Mal ganz abgesehen von seinem Hernien-lastigen Hobby neigen kleinere Hernien eher zur Inkarzeration als größere.

Weitere Infos

Wenn die Schwachstelle mal so groß ist, dass Darmanteile hindurchtreten können, besteht die Gefahr, dass die Blutversorgung dieser Anteile durch den Bruchring abgeklemmt wird. Selbst wenn die Durchblutung nicht komplett sistiert, fängt damit schon ein Teufelskreis an. Der Darm nimmt Sauerstoffmangel nämlich ziemlich übel, schmollt und schwillt an, was die Durchblutungssituation nicht gerade verbessert. Gleiche Wirkung hat ein eingeschränkter venöser Abfluss. Am Ende steht der Untergang des Darmgewebes mit Nekrose, Perforation, akutem Abdomen – das volle Programm.

Etwa drei von vier Hernien sind Leistenhernien. Die indirekten Hernien sind häufiger als die direkten und kommen meist im Kindesalter vor. Männer sind häufiger betroffen als Frauen.

Im Gang höre ich das schrille Kreischen zweier sich streitender Rangen. Offenbar geht es um ein Spielzeugauto, dessen Besitzverhältnisse nicht so ganz geklärt sind. Die Mutter der beiden versucht zu schlichten, aber mit wenig Erfolg. Sie schaut etwas derangiert aus mit ihren nassen Haaren, als sei sie ganz plötzlich in Windeseile hierher aufgebrochen. Ein Unfall? Dabei sehen die Kids doch ganz gesund aus?

Patientin 15

Im Stationszimmer studiert Mahatma gerade den Aufnahmebogen einer 33-jährigen Frau, die ich da gerade im Wartezimmer
gesehen habe. Sie hat beim Duschen festgestellt, dass sie aus ihrer
rechten Mamille blutet. Völlig panisch hat sie gleich alles
zusammengepackt und ist hier herübergelaufen – sie wohnt um
die Ecke.
RR 120/80, Puls 84, Temperatur 36,6 °C.

DD-Vorüberlegungen

Gemeinsam überlegen wir schon mal, was sie haben könnte ...
Was sie hergetrieben hat, ist ja eindeutig die Angst vor einem
Mammakarzinom. Das ist auch durchaus denkbar, denn solche
Sekretionen kommen dabei schon mal vor, und zu jung für so eine
Diagnose ist sie leider auch nicht mehr. Allerdings zeigt sie nicht
die „Roten Flaggen" des Mammakarzinoms: Brustasymmetrie
durch Hauteinziehungen und/oder Schwellungen, Peau d'orange
(sprich: po doronsch; bedeutet nicht Orangenpopo, sondern
Orangenhaut) und supraklavikuläre/axilläre Lymphadenopathie.
Aber die treten auch erst auf, wenn der tumoröse Prozess schon
ziemlich weit fortgeschritten ist. Genaues weiß man da natürlich
erst durch 'ne Histo.
Der **Morbus Paget** der Mamille ist eher unwahrscheinlich, da er
gewöhnlich mit deutlicher ekzematöser Rötung, Erwärmung und
Pruritus auftritt. Das Histobild würde typische Paget-Zellen zeigen. Bei diesem Tumor handelt es sich um die intraepidermale
Ausbreitung eines intraduktalen Karzinoms. Selbstverständlich
müsste er vollständig entfernt werden.
Symptommäßig ziemlich gut passen würde das **Milchgangspapill-
lom.** Es handelt sich dabei um eine gutartige Proliferation der
Duktusepithelien, die mitunter mal den ein oder anderen Milch-
gang blockieren kann. Deshalb wird es übrigens auch als intra-
duktales Papillom bezeichnet. Es können kleine, zystenartige
Schwellungen im Bereich der Areola (also nicht der eigentlichen
Mamma) entstehen, die sich auch tasten lassen. Blutig-seröse Ausscheidungen kommen dabei häufig vor. So was müsste man ebenfalls chirurgisch entfernen.
Tja, da bliebe noch das **Fibroadenom** – immerhin die am häufigsten vorkommende gutartige Brustneoplasie junger Patientinnen
(Peak zwischen 20 und 25). Das ist im Allgemeinen gut verschieb-

lich und verursacht auch keine Einziehungen der Haut, ist also nicht mit dem umliegenden Gewebe verbacken. Allerdings wären Mamillensekretionen dabei eine ziemliche Rarität, hab ich ehrlich gesagt noch nie was von gehört. Aber da nix in der Medizin unmöglich ist, darf man auch hier nicht auf eine Histo des Gewebes verzichten! Das gilt übrigens für alle o.g. Tumoren. Das Fibroadenom muss also auch chirurgisch entfernt und histologisch begutachtet werden.

Anamnese & Befund

Die Frau ist noch immer völlig aufgelöst vor Schreck. Ihre Anamnese ist leer, keine nennenswerten Erkrankungen, die beiden Schwangerschaften und Geburten völlig problemlos. In der Familie sind bisher keine Mammakarzinome aufgetreten.

Während sie sich für die Untersuchung auszieht, sieht man, dass auch ihr BH in der Mamillengegend blutverschmiert ist. Ihre Brüste erscheinen auf den ersten Blick völlig unverändert, ohne Hauteinziehung oder sichtbare Schwellung. Beim Abtasten sind sie zwar indolent, aber aus der rechten Brust treten dabei spontan ein paar blutig-seröse Tropfen aus. Außerdem taste ich darunter einen Knoten, vielleicht 2 cm im Durchmesser, der aber gut abgegrenzt und verschieblich zu sein scheint. Axilläre Lymphknoten spüre ich keine.

Hier ist jetzt auf jeden Fall mal eine Mammographie samt Galaktographie (radiologische Darstellung des sezernierenden Milchgangs mit einem Kontrastmittel) angesagt. Außerdem Sono und sehr wahrscheinlich auch 'ne Gewebsprobe für eine Histo.

Untersuchungen & Ergebnisse

Die Sono bleibt ohne pathologischen Befund, aber in der Galaktographie zeigen sich Kontrastmittelaussparungen in einem Gang.

Diagnose

Diagnose Patient 14: Femoralhernie.

Therapie & Komplikationen

Nach Terminabsprache wird das erkrankte Gewebe exzidiert. Dazu wird intraoperativ zunächst der sezernierende Gang sondiert und mit Methylenblau angefärbt. Anschließend wird das angefärbte Gewebe vollständig entfernt. Die Histologie sichert die Diagnose des Milchgangspapilloms.

Weitere Infos

Diese Erkrankung ist zu über 90 % harmlos und tritt so um die Menopause gehäuft auf. Es handelt sich hierbei um die häufigste Ursache einseitiger seröser bzw. blutig-seröser Ausscheidung. Befällt auch gerne mal mehrere Gänge gleichzeitig, so dass ein solitärer Blutungsherd nicht identifiziert werden kann!

Was man generell bei allen Veränderungen, die vom Patienten mit was Bösartigem in Verbindung gebracht werden können – auch wenn sie de facto noch so gutartig sind – nie außer Acht lassen darf, ist die psychische Belastung für die Betroffenen. Das kann bis hin zur Dekompensation mit Depression und sozialer Isolation führen. Daran muss man denken und die Patienten so gut es geht beruhigen und vor allem wirklich gut aufklären. Bei so sensiblen Themen kann man mit Kleinigkeiten, einem gedankenlosen Wort, Ängste säen, die hinterher echt schwer wieder einzudämmen sind.

Na, das ist ja nochmal gut ausgegangen. Und zum guten Schluss ...

Patient 16

... kommt da noch ein 26-jähriger Medizinstudent an mit starken pulsierenden Kopfschmerzen, hochrotem Kopf, wiederholten Schweißausbrüchen und Übelkeit. Den Beginn der Beschwerden kann er klar benennen: Das war vor knapp zwölf Stunden bei Bekanntmachung der vorläufigen Antworten der aktuellen Physikumsfragen. Diesen Ergebnissen nach ist er wohl nun zum zweiten Mal durchgefallen.

RR 220/110, P 94, Temp. 36,7 °C.

DD-Vorüberlegungen

Wenn das stimmt, wäre mir an seiner Stelle auch schlecht. Und ein Grund für Kopfschmerzen ist so ein durchgefallenes Physikum allemal. Aber hier liegt der Fall wohl doch ernster, schließlich treibt sein Blutdruck gerade echt gefährliche Spielchen! Da glaube ich erst an so was vergleichsweise Harmloses wie **Spannungskopfschmerzen,** wenn alles andere ausgeschlossen wurde!

Solche Hochdruckkrisen bekommt man beispielsweise, wenn man irgendwo (meist in den sympathischen Ganglien im Nebennierenmark, seltener im Grenzstrang) ein **Phäochromozytom** beherbergt. Dieser in neun von zehn Fällen benigne Tumor produziert Katecholamine – manche entweder nur Adrenalin oder nur Noradrenalin, manche beides, und dann gibt es noch die „Luxusversion", die „kann" sogar noch Dopamin. Auffällig wird der Tumor durch die physiologische Auswirkung der Katecholamine, also Blutdruckkrisen, Kopfschmerzen, Schweißausbrüche, Herzrasen etc. Diagnostisch wegweisend ist neben der Anamnese der Nachweis von Katecholaminen und deren Abbauprodukten (Vanillinmandelsäure) im 24-Stunden-Sammelurin.

Ansonsten sollte man natürlich auch die Schilddrüse im Blick behalten: Eine **thyreotoxische Krise** kann schließlich auch solche Symptome machen. Schwere Erkrankungen, Operationen oder Jodzufuhr (z. B. gut verpackt in Röntgen-Kontrastmittel!), aber auch besondere Anspannungen oder Stress können eine schlecht oder gar nicht behandelte Schilddrüsenüberfunktion zum Entgleisen bringen. Allerdings sollte man da Fieber erwarten, so richtig hoch, über 40 °C. Ansonsten: Herzrasen mit Vorhofflimmern, Hautrötung, Schweißausbrüche, Muskelschwäche und Erbrechen. Im weiteren Verlauf können Bewusstseinsstörungen und Somnolenz sowie komatöse Zustände mit Kreislaufversagen und Niereninsuffizienz hinzukommen. Zur Diagnosestellung genügen Schilddrüsenhormone und Antikörperbestimmung. Wichtig ist, dass man den Kreislauf mit Flüssigkeit und Elektrolyten stabil hält, außerdem gibt man Kortisol, Thyreostatika, Betablocker und Lithium. Sobald die Vitalparameter halbwegs stabil sind, sollte man möglichst sofort operieren: Immerhin beträgt die Letalität einer thyreotoxischen Krise satte 20 %!

In dem Zusammenhang kann man die allesamt autosomal dominant vererbten **polyadenomatösen Syndrome** ausschließen, als da wären: **MEN-Syndrome:** steht für „multiple endokrine Neoplasien" und umfasst Zustände, bei denen mehr als nur ein endokrines Organ überaktiv ist, wobei häufig Tumoren und Hyperplasien

---

Diagnose Patientin 15: Milchgangspapillom.

die Ursache für die überschießende Aktivität ist. Die Gelehrten haben drei Typen definiert: MEN I, II, III (oder auch: MEN I, IIa, IIb), wobei hyperplastische Krankheitsbilder der Schilddrüse, Nebenschilddrüse, des Pankreas, der Nebennierenrinde und der Hypophyse in jeweils bestimmter Kombination gemeinsam auftreten.

Und dann käme als Ursache des Hypertonus noch eine **Aorten-isthmusstenose** (ISTA = IsthmusSTenose der Aorta) in Frage. Der pathophysiologische Regelkreis führt da über die Nierenarterien: Ein relativ geringer Blutdruck nach der Stenose führt zur Up-Regulation.

Anamnese & Befund

Das war heute nicht das erste Mal – genau die gleichen Beschwerden hat er in den letzten paar Monaten schon zweimal so erlebt. Jedes Mal aus einer Stresssituation heraus. Drogen lehnt er grundsätzlich ab. Er trinke nicht einmal Alkohol (tun wir doch alle nicht, oder?). Er ist schlank und schlaksig und erzählt, er habe während des vergangenen Semesters ungewollt rund sechs Kilo abgenommen, was er aber auf die erhöhte Anspannung nach dem versandeten ersten Physikum schiebt. Die körperliche Untersuchung fällt normal aus: keine auffälligen Geräusche bei der Thorax-auskultation, Pulse der oberen und unteren Extremität symmetrisch und seitengleich tastbar, keine Temperatur oder Blutdruck-Unterschiede zwischen oberer und unterer Extre-mität. Der hohe Blutdruck lässt sich an mehreren Tagen bestätigen.

Vom Labor brauche ich nun die Katecholamin- und die Vanillinmandelsäure(VMS)-Spiegel im 24-Stunden-Urin, außerdem Blutzucker (Katecholamine treiben schließlich auch den Blutzucker in die Höhe!) und Schilddrüsenhormone. Und ein CT Abdomen zur Darstellung der Nebennieren.

Untersuchung & Ergebnisse

Der Nüchtern-BZ liegt über 250 mg/l. Serumkatecholamine und Serum-VMS sind, ebenso wie die VMS im Sammelurin, auch stark erhöht. Das Abdomen-CT zeigt eine linksseitige Raumforderung des Nebennierenmarks.

Diagnose

Therapie & Komplikationen

Der Tumor sollte unbedingt chirurgisch reseziert werden. Vorher muss aber der Blutdruck durch geduldige medikamentöse Einstellung (Alpha- und Beta-Blockade) unter Kontrolle gebracht werden. Der chronisch erhöhte Katecholaminreiz an den Gefäßen führt natürlich zu der berühmten Up-Regulation. Postoperativ droht daher der Sturz in eine Hypotension! Deshalb gehört der Patient postoperativ unbedingt in Intensivbetreuung bis zur sicheren Stabilisierung.

Weitere Infos

Das Phäochromozytom ist der häufigste Tumor des NNM des Erwachsenen und findet sich so ungefähr bei einem von 500 Hypertensiven. Hier gibt's mal wieder so eine nette Zehnerregel: 10% extraadrenal, 10% familiär, 10% beidseitig, 10% maligne, 10% kalzifizierend und 10% Kinder. Das Phäochromozytom gehört übrigens auch zu MEN IIa und IIb, deshalb unbedingt auch die entsprechenden Organe (Schilddrüse, Nebenschilddrüse, Pankreas, Hypophyse) checken!

Achtung! Erhöhte VMS-Spiegel im Blut können auch auf die Rechnung von Medikamenten, Teein, Koffein oder Schokolade gehen. Deshalb sollte man sich wirklich lieber auf den Sammelurin verlassen, auch wenn's umständlich ist.

Das Phäochromozytom kommt in 10% der Fälle gemeinsam mit Phakomatosen vor:

- ▶ **Hippel-Lindau-Syndrom:** Das ist charakterisiert durch Hämangioblastome der Netzhaut und des ZNS (besonders Zerebellum). Da das alles ektodermalen Ursprung hat, wird dieses Syndrom auch zu den Phakomatosen gerechnet. Die Betroffenen leiden u. a. an Gleichgewichts- und Sehstörungen.
- ▶ Die **Neurofibromatosis generalisata,** ebenfalls zu den Phakomatosen zählend, beschert den Leuten jede Menge Café-au-lait-Flecken (per Definition mehr als fünf), außerdem subkutane Knötchen (Neurofibrome der sensiblen Fasern), die sich eindrücken lassen wie ein Klingelknopf, sowie Irishamartome mit Sehstörungen. Hamartome sind atypische Differenzierungen von Keimgewebe in der Embryonalentwicklung: tumorartige Fehlbildungen, am häufigsten in Lunge, Leber, Haut. Die Neurofibrome können übrigens auch das ZNS befallen.

Diagnose Patient 16: Phäochromozytom.

Ambulanz leer, Feierabend naht, nur Paul hält tapfer die Stellung heute Nacht. Aber der hatte ja auch lang genug Urlaub und ist viel zu gut erholt ... Mahatma hat sich schon aus ihrem Kittelchen geschält und macht sich gerade klar zum Abmarsch. Da fällt mir ein – heute ist doch Mittwoch? „Hey, Mahatma, hast du für heute Abend schon was vor? Im Freilichtkino zeigen sie nämlich heute den alten Jim-Jarmusch-Streifen „Down by Law", und das Wetter ist doch super. Hast du nicht Lust mitzukommen?" Sie legt den Kopf kurz schief, denkt nach und meint: „Warum eigentlich nicht?" – Na also! Dann mal einen schönen Abend allerseits! – Wo krieg ich denn jetzt auf die Schnelle einen guten Rotwein fürs Picknickkörbchen her? Dann stünde einem romantischen Abend unter Sternen doch eigentlich nicht mehr viel im Wege, oder?

▶▶ Was habe ich heute gelernt?

- CO-Vergiftung ▶ schweinchenrosa im Gesicht heißt bereits höchste Lebensgefahr!
- Pick-Krankheit ▶ Atrophie im Frontal- und Temporallappen
- Colles-Fraktur ▶ typische Verletzung beim Sturz auf den gestreckten Handballen
- Urethritis non-gonorrhoica ▶ fast alles kommt in Frage ... bloß keine Gonokokken
- stielgedrehte Ovarialzyste ▶ typisch: Schmerzbeginn bei Bewegung
- Pavor nocturnus ▶ auch wenn's schwer fällt: die Kids nicht wecken, dann ist der Spuk am schnellsten vorbei
- Seminom ▶ unter allen bösartigen Hodentumoren der gutartigste
- Brown-Séquard-Syndrom ▶ auf der einen Seite gelähmt und ohne Sensibilität, auf der anderen weder Schmerz- noch Temperaturempfinden
- Pseudogicht ▶ am häufigsten betroffen sind die Knie
- Trauerreaktion ▶ das berühmte Trauerjahr kommt nicht von ungefähr, so was braucht Zeit
- Rotavirus-Infektion ▶ häufigste Durchfallerkrankung bei Säuglingen und Kleinkindern, ansteckend!!
- obere gastrointestinale Blutung ▶ die Endoskopie kann den Gang in den OP oft ersparen

- Urolithiasis ▶ Schmerzen wie die Hölle
- Leistenhernie ▶ je kleiner die Hernie, desto größer die Gefahr der Inkarzeration
- Milchgangspapillom ▶ größtenteils harmlos, trotzdem: ohne Histo läuft nix
- Phäochromozytom ▶ MEN checken!

DONNERSTAG

Heute Morgen hat der Wecker ja mal wieder viiiel zu früh geklingelt! Verpennt trabe ich in Richtung Krankenhaus. So richtig mit romantisch ist das gestern leider nix geworden – Mahatma hat eine ganze Gruppe von Kommilitonen getroffen ... War dann aber trotzdem ganz nett, die waren alle schon ziemlich gut drauf. Jetzt bin ich gespannt, was der Tag so bringt ...

Patient 1

Als Erstes bringt er mir einen 43-jährigen Pförtner vom Bürogebäude gegenüber. Er wird von Mitarbeitern in die Notaufnahme geschleppt und wie eine Statue im Gang abgestellt. Er scheint außerstande, sich zu bewegen, und schwitzt ganz fürchterlich. Außerdem ist er völlig desorientiert.
RR 85/60, P 130, Temp. 41,2 °C.

DD-Vorüberlegungen

Der Mensch scheint ein Problem mit der Willkürmotorik zu haben. So was kommt beispielsweise bei der **Katatonie** vor. „Kata" bedeutet „herab" und steht wohl für die Hemmung der Motorik, die den Betroffenen zu schaffen macht. Zwei gegensätzliche Ausprägungen gibt es: Die eine ist gekennzeichnet durch Stupor, Rigor und Negativismus (scheinbar stures Verweigern), die andere durch einen ausgeprägten Erregungszustand der Psychomotorik. Die Patienten können ziemlich schlagartig von einem in den anderen Zustand wechseln.

Dann gibt's da noch die **febrile Katatonie,** die im Gefolge von Fieber auftritt und sogar lebensbedrohliche Formen annehmen kann. Keine Panik – ist ziemlich selten. Allerdings ist es eine Ausschlussdiagnose. Dagegen helfen nur intensivmedizinische Überwachung und Neuroleptika.

Apropos Neuroleptika: Wenn man's mit denen übertreibt, kann man sich was ganz Ähnliches einhandeln: ein **malignes neuroleptisches Syndrom** nämlich. Wird am häufigsten (ist aber trotzdem insgesamt ziemlich selten) durch Überdosierung von Haloperidol verursacht. Das Krankheitsbild ist parkinsonähnlich, aber ohne Tremor. Stattdessen haben die Betroffenen hohes Fieber, Stupor, sind verwirrt und können sogar einen Schock entwickeln (RR ↓, P ↑). Ein bis zwei Wochen kann dieser Zustand andauern. Aber auch das ist eine Ausschlussdiagnose.

Wesentlich häufiger kommt das **Parkinson-Syndrom** vor. Stichwort: Dopaminmangel in der Substantia nigra. Kennzeichnend ist die extrapyramidale Symptomatik mit der Trias Rigor, Tremor und Akinese. Auch dabei kann so eine Bewegungsstarre vorkommen.

Na, aber bevor ich hier das Neurologiebuch rauf und runter zitiere – vielleicht ist es ja auch was viel Naheliegenderes, immerhin haben wir gerade Sommer und draußen glüht es ganz schön. Wer weiß, was der Pförtner heute so getrieben hat, vielleicht hat er sich ja einen **Hitzschlag** zugezogen? Wenn die Wärmeabgabe nicht funktioniert, steigt die Körpertemperatur – eine Binsenweisheit. Die Wärme kann entweder exogen durch hohe Außentemperaturen oder endogen, beispielsweise durch körperliche Arbeit, Fieber oder Medikamente, entstehen. Besonders effektiv ist natürlich, beides zu kombinieren … Der Körper meldet sich oft zunächst mit Kopfschmerz und steigert sich dann rasch richtig rein bis hin zur Bewusstlosigkeit, wenn nix unternommen wird. Warme, trockene, rote Haut, Tachykardie und Körpertemperatur von über 40 °C zementieren neben der Anamnese die Diagnose. Okay, okay, von trockener Haut kann bei dem Mann hier keine Rede sein, sein Schweiß perlt nur so auf die frisch gewienerten Linoleumböden …

Dann vielleicht eine **thyreotoxische Krise?** Eine schlecht oder gar nicht behandelte Schilddrüsenüberfunktion kann im Rahmen von schweren Erkrankungen, Operationen oder ganz einfach durch exogene Jodzufuhr die Krise kriegen. Hab ich mich ja gestern Abend bei dem Patienten mit dem Phäochromozytom in epischer Breite zu ausgelassen.

So, nun fällt mir allmählich nichts Neues mehr ein. Immerhin hat er ja nicht gerade eine Narkose hinter sich. Eine seltene Komplikation bei Narkosen besonders mit depolarisierenden Narkotika

(Succinylcholin) allein oder in Verbindung mit volatilen Inhalationsnarkotika ist nämlich die **maligne Hyperthermie.** Durch Störung des Kalziumtransportes durch die Zellmembranen kommt's da zu einer Steigerung der Kalziumausschüttung aus dem sarkoplasmatischen Retikulum. Die Folge davon ist die lebensbedrohliche Steigerung der Körpertemperatur sowie Rigor, Azidose, CK-Erhöhung im Serum, Myoglobinurie, Blutdruck- und Pulsanstieg. Diese Patienten gehören dringend intensivmedizinisch überwacht, außerdem helfen Dantrolen i.v. und Kühlung.

Anamnese & Befund

Da der Pförtner in seinem Zustand mit Rigor und Stupor nichts von sich gibt, muss mir sein Kollege Rede und Antwort stehen. Er habe ihn schon in dieser Verfassung angetroffen, als er ihn am Morgen ablösen wollte, lautet die erhellende Aussage. Eine Viertelstunde ist das jetzt her. Weder Kaffee noch sein Gesicht mit Wasser zu bespritzen habe irgendeinen Effekt gehabt. Ich versuche, ein bisschen was zu seiner Krankengeschichte rauszukriegen, aber das gestaltet sich mühsam. Aber endlich fällt dem Kumpel doch was ein: „Er geht seit Jahren zu einem Nervenarzt und muss immer Tabletten nehmen." Das ist doch schon mal was.

Die Extremitätenmuskulatur ist steif, die Muskeleigenreflexe überlebhaft (3+). Fokale Ausfälle (im Sinne eines Krampfanfalles) gibt es nicht. Die Pupillen sind isokor und reagieren seitengleich unauffällig, der restliche körperliche Befund ist auch normal. Nach Durchsuchen seiner Taschen finden wir eine angebrochene Packung Perphenazin, ein Phenothiazinderivat (Neuroleptikum), das zur Behandlung der Schizophrenie eingesetzt wird.

Die Sache ist mir nicht ganz geheuer; da spreche ich mich lieber mit meinem Oberarzt ab und wir verlegen ihn auf Intensiv, wo er mit allen Zugängen (arteriell, zentralvenös) versehen wird. Dort erfolgt neben dem Routinelabor samt Blutgasanalyse eine Lumbalpunktion, außerdem Röntgen Thorax und 'ne Urinanalyse.

Untersuchung & Ergebnisse

Die BGA ist als Erstes verfügbar und zeigt einen pH von 7,32 bei nicht erhöhtem pCO_2 (metabolische Azidose). Die Urinanalyse ergibt zwar keinen Anhalt für Drogen, aber dafür eine ausgeprägte Myoglobinurie. Auch im Blut ist das Myoglobin erhöht, bei mäßiger Leukozytose und ebenfalls erhöhter Kreatinkinase-Aktivität. Der Röntgen-Thorax und die Lumbalpunktion sind unauffällig. Also alles wie bei 'ner malignen Hyperthermie, einziger Schönheitsfehler ist, dass da keine Narkose im Spiel ist. Schilddrüsenhormone im Serum liegen übrigens alle in Normbereich.

Therapie & Komplikationen

Das Neuroleptikum absetzen, Benzodiazepine und/oder Dantrolen i.v. gegen den Rigor, Intubation und Ventilation, die Atemmuskulatur bleibt nämlich vom Rigor nicht verschont! Außerdem natürlich unbedingt intensivmedizinisch überwachen! Mit Mannit kann – und sollte – man die renale Myoglobinausscheidung ankurbeln. Ansonsten muss man das Fieber bekämpfen. Dazu geeignet sind externe Kühlung und ggf. kühle Infusionen. NSAR bringen hier wenig. Die Symptome können über zehn Tage anhalten, hier ist Geduld gefragt. Herzrhythmusstörungen sind ebenfalls keine Seltenheit.

Weitere Infos

Das maligne neuroleptische Syndrom beruht auf einer zentralen Blockade der dopaminergen Rezeptoren. Das führt wahrscheinlich durch Störung in der zentralen Temperaturregulierung (Sollwert) zu einem pathologischen Anstieg der Körperkerntemperatur. Der einzige Weg, den Körper „von innen her zu erhitzen", wäre durch Muskelkontraktionen. Daher also auch der Myoglobinanstieg mit pH-Abfall. Junge Patienten scheinen anfälliger zu sein als ältere. Auch wenn's selten zu diesen Komplikationen kommt, macht dabei doch jeder Fünfte die Grätsche – meist weil die Situation zu spät erkannt wird.

Katatonisch bin ich zwar gerade nicht, aber trotzdem noch ein bisschen steif in den Gliedern. Vielleicht hilft da ja mal ein starker Kaffee gegen? Typisch! Die Kaffeemaschine läuft auf Hochtouren und verbäckt gerade die letzten Tropfen Kaffee in der Kanne zu einer schwarzen Scheibe. Bääh. Also dann: ausspülen, Filtertüten suchen, Kaffeepulver löffeln, Wasser einfüllen – während die Brühe durchläuft, schau ich mir schon mal die nächste Patientin an.

Patientin 2

Die 32-Jährige klagt über eine offene Stelle im Bereich der linken großen Schamlippe. Sie tue nicht weh, deshalb hat sie anfangs nicht viel drauf gegeben und dachte, es sei einfach ein Pickel oder so. Aber obwohl sie es sauber halte, so gut sie könne, heilt es einfach nicht zu. Jetzt macht sie schon seit zwei Wochen damit rum und langsam kommt es ihr komisch vor. Deshalb hätte sie es gerne abgeklärt.
RR 120/80, P 64, Temp. 36,8 °C.

DD-Vorüberlegungen

Das **Ulcus molle,** der weiche Schanker, ist eine insbesondere in den Tropen und Subtropen vorkommende Geschlechtskrankheit (STD) und wird durch Haemophilus ducreyi ausgelöst. Leitsymptom ist eine ovale Ulzeration mit fauligem Geruch und Lymphknotenschwellung im Kontaktbereich. Was allerdings hier nicht passt, ist, dass das Geschwür beim Ulcus molle ziemlich schmerzhaft ist.

Anders ist das bei dem Ulkus, das im ersten Stadium einer **Syphilis** (Lues) auftritt. Das ist schmerzlos. Auch die Syphilis gehört zu den STD. Man verdankt sie einer Infektion mit Treponema pallidum (Spirochäten). Sie verläuft in folgenden drei Stadien:

- ▶ I. Stadium, 8 bis 21 Tage nach der Infektion: Es ist gekennzeichnet durch ein schmerzloses, induriertes Ulkus am Infektionsort. Verschwindet spontan nach vier bis fünf Wochen.
- ▶ II. Stadium, zwei bis drei Monate nach der Infektion: Roseolen und die berühmten Condylomata lata treten auf. Es kann bis fünf Jahre andauern und heilt in ca. 30% spontan aus.
- ▶ III. Stadium, ein halbes bis zehn Jahre nach der Infektion: Nun treten die systemischen Gummen in Erscheinung, die Muskeln, ZNS, Herz, Lunge etc. befallen können. Darüber hinaus kommt es zur Entmarkung der Hinterstränge – Tabes dorsalis – und zur Neurosyphilis mit fortschreitender Paralyse und Demenz.

Die Diagnose erfolgt durch den Nachweis von beweglichen Treponemen in der Dunkelfeldmikroskopie aus dem Ulkusgrund, der deshalb nur im Stadium I gelingt. Serologisch kann man die Infektion aber auch beweisen durch verschiedene Tests: TPHA-, VRDL- oder FTA-Abs-Test, IgM-Antikörper-Test oder ELISA.

Eher Bläschen als Ulzera und vor allem auch anfänglichen Juckreiz, oft brennenden Schmerz lokal und Lymphknotenvergrößerung verursacht **Herpes genitalis** und wäre deshalb jetzt nicht unbedingt meine Nummer 1, was die wahrscheinlichsten DDs angeht. Aber wer weiß. Das Herpes-simplex-Virus gelangt meist durch Schmierinfektion in den Genitalbereich und befällt dort die Vulva beziehungsweise den Penis. Dort entstehen dann die berühmten geröteten Bläschen, die nach einer guten Woche verkrusten und abheilen, ohne bleibende Narben zu hinterlassen. Hat man sich jedoch einmal mit dem Virus infiziert, wird man es ein Leben lang nicht mehr los, denn die Erreger nisten sich dauerhaft in den Ganglien ein und können immer wieder zu akuten Herpes-Schüben führen. Die Krankheit wird über die klinischen Zeichen und über den Erregernachweis diagnostiziert und mit Aciclovir behandelt.

Anamnese & Befund

Bis auf das reizlose Ulkus an der Vulva fällt mir bei der körperlichen Untersuchung nichts Berichtenswertes auf. Also schau ich mir jetzt mal diese Stelle etwas genauer an: Durch Rollen, Reiben und vorsichtiges Quetschen der Läsion trotze ich ihr etwas Flüssigkeit (Reizserum) ab, das sich die Mibi-Leute mal im Dunkelfeld anschauen sollen. Immerhin hat mir die Lady nämlich mittlerweile gestanden, dass sie vor ca. drei Wochen nach einer Party im Suff Sex mit jemandem hatte, den sie nicht näher kennen gelernt hat. Blut nehme ich ihr natürlich auch ab. Ein Teil davon geht ebenfalls zur Mikrobio zum FTA-Abs- und TPH-Test. Auf die Resultate muss ich allerdings zwei bzw. drei Wochen warten. Der zweite Teil Blut ist für einen Schwangerschaftstest bestimmt. Schließlich kann man sich bei ungeschütztem Sex nicht „nur" 'ne Syphilis einfangen. Und schwanger plus Lues ist eindeutig keine gute Mischung.

Untersuchung & Ergebnisse

Aber der Schwangerschaftstest ist negativ. Dafür ist die Dunkelfeldmikroskopie ergiebig: Sie zeigt die zappeligen Treponemen.

Diagnose Patient 1: Malignes neuroleptisches Syndrom (Ausschlussdiagnose! … andere Krankheitsbilder kommen nicht in Frage).

Therapie & Komplikationen

Therapiert wird mit Penicillin G. Sicherheitshalber sollte ein wirksamer Gewebsspiegel für fünf bis sechs Tage aufrechterhalten werden; orale Präparate sind daher ungünstig. Worauf man sich jedoch gefasst machen muss, ist, dass durch den massiven Erregerzerfall ein Endotoxinschock verursacht werden kann (Jarisch-Herxheimer-Reaktion).

Weitere Infos

Eine Ansteckung ist erst ab dem 5. SS-Monat möglich. Kongenitale Syphilis führt in der Regel zur Totgeburt oder zu schweren Fehlbildungen.

Jetzt müsste der Kaffee aber locker fertig sein! Auf dem Weg zum Aufenthaltsraum kommt mir aber leider eine 38-jährige Architektin dazwischen, die gerade stöhnend vor Schmerz von den Sanis hereingerollt wird.

Patientin 3

Sie sitzt halb aufrecht auf der Liege, auf ihrem Bauch hält sie eine grüne Röntgentüte. Beim Absteigen vom Fahrrad – noch vor ihrer Wohnung – haben plötzlich solch killermäßige Schmerzen im rechten Obeschenkel eingesetzt, dass sie zusammengebrochen ist. Die Nachbarn haben sie dort in ihrer Garagenauffahrt liegen sehen, sich um sie gekümmert und den Notarzt gerufen. Trotz der Schmerzen war sie noch geistesgegenwärtig genug, an die Röntgenbilder zu denken, die ihr Orthopäde vor rund drei Monaten gemacht hat.
RR 120/80, P 82, Temp. 37,4 °C.

DD-Vorüberlegungen

So heftige Schmerzen aus heiterem Himmel deuten auf eine Spontanfraktur, beispielsweise aufgrund eines Knochentumors. Mit am häufigsten ist da das **Enchondrom.** So nennt man Knorpelzell-Nester innerhalb der Knochenspongiosa, wo sie ja eigentlich nichts zu suchen haben. Man findet sie eher in den kleinen, aber manchmal auch in den langen Röhrenknochen. Eigentlich gilt das Enchondrom als benigne, aber laut Statistik entarten bis zu

163

zwanzig Prozent. Bemerkbar macht es sich entweder als Zufallsbefund beim Röntgen oder durch eine Spontanfraktur.

Anamnese & Befund

Die Frau hat vor einigen Monaten bereits über unspezifische Schmerzen im Bereich ihres rechten Oberschenkels geklagt. Der Orthopäde hat sie nach Ansicht der Rö.-Bilder mit der Diagnose „Enchondrom" nach Hause geschickt und ihr erklärt, das sei harmlos und sie könne getrost abwarten. Nun ist ihr der Oberschenkel beim normalen Auftreten einfach weggeknackt.

DD-Vorüberlegungen

Differenzialdiagnostisch kommen **Knochenzysten** und sämtliche **Knochentumoren** in Frage.

Ich schick die Gute erst mal zum Röntgen: Ich hätte gerne eine aktuelle Aufnahme vom rechten Femur in zwei Ebenen.

Untersuchung & Ergebnisse

Das Bild spricht für sich: scheinbar zystische Veränderungen, die den größten Teil der Knochenbreite einnehmen. Im Rahmen der nun indizierten OP wird intraoperativ eine Probe entnommen und in die Patho eingeschickt. Die Histopathologie bestätigt die Verdachtsdiagnose:

Diagnose

Therapie & Komplikationen

So weit es geht, müssen die Enchondrom-Herde aus dem Oberschenkelknochen entfernt und die Lücken durch gesunden Knochen ersetzt werden. Den bekommt man gewöhnlich aus dem Beckenkamm. Habe aber auch schon Chirurgen erlebt, die einfach ein mittleres Drittel einer Fibula hergenommen haben. Die Fibula erfüllt zwar ihren Zweck im Bereich des oberen Sprunggelenkes (als Außenknöchel), hat aber sonst keine Funktion als Lastträger. Somit kann man problemlos auf ein mittleres Stück Fibula verzichten.

Diagnose Patientin 2: Syphilis im Primärstadium.

Allerdings muss nicht jedes Enchondrom operiert werden. Das ist davon abhängig, wie breit sich der Herd macht in Relation zum Querdurchmesser des betroffenen Knochens. Solange es unter einem Drittel bleibt, tut man erst mal nix. Es gilt, eine stabile Knochenarchitektur zu erhalten.

Weitere Infos

Unter den Knochentumoren der Hände und Füße ist das Enchondrom der häufigste (siehe Bilder).

Also in diesem Fall ein etwas untypischer Befall ... obwohl ich ein Enchondrom des Femurs schon mal vorher (im PJ) gesehen hatte. Vielleicht untypisch, aber nicht selten ...?

Shit happens. Mittlerweile ist die Kaffeekanne nämlich schon wieder leer. Das ist mir jetzt aber zu doof, dann muss halt so ein Instant-Tässchen genügen ... Während ich mir an dem gerade die Schnute verbrühe, kommt Nadine, die Praktikantin, und fragt mich, ob ich mir nicht mal ihre Freundin anschauen könnte. Sie ist Krankenpflegeschülerin oben in der Gyn und hat gerade Pause. „Nur, wenn du dann einen vernünftigen Kaffee kochst. Und mir was davon sicherstellst, okay?" – Abgemacht.

DO

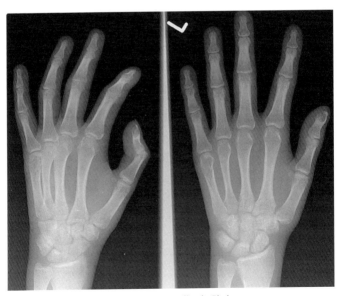

Abb. 11: Enchondrom am linken Daumen, distale Phalanx.

Patientin 4

Seit vier Jahren hat das Mädel ständig wiederkehrende rechtsseitige (über der Schläfe), pulsierende Kopfschmerzattacken. Das fängt dann meist schon morgens an und hält mindestens den halben Tag an.

RR 120/80, P 68, Temp. 37,0 °C.

DD-Vorüberlegungen

Herzlich willkommen im Labyrinth der Kopfschmerz-Differenzialdiagnosen!

Der „Promi" unter den anfallsartigen, pochenden Kopfschmerzen ist die meist halbseitig (oft hinter oder über dem Auge) auftretende **Migräne.** Von Anfall zu Anfall kann dieser Kopfschmerz die Seite wechseln und manchmal auch nur frontal, nur okzipital oder sogar holokraniell auftreten. Bei rund jedem dritten Patienten kündigt sich so eine Attacke ein paar Tage vorher durch Prodromi wie Stimmungsschwankungen, Müdigkeit oder Hyperaktivität an. Nicht selten sind im Vorfeld auch neurologische Wahrnehmungsstörungen, beispielsweise das berühmte Flimmerskotom (Aura). Zusätzlich kann so ein Migräne-Anfall „gewürzt" sein durch teilweise extreme Lärm- und Lichtscheu, Übelkeit, Erbrechen. Das Ganze dauert Stunden bis Tage, anschließend sind die Patienten meist völlig erschöpft.

Ebenfalls halbseitig tritt der **Cluster-Kopfschmerz** in Erscheinung. Die Anfälle treten periodisch gehäuft auf, daher auch der Name Cluster (= Haufen). Beispielsweise können die Betroffenen innerhalb von ein, zwei Wochen oder meist Monaten bis zu drei Anfälle täglich von bis zu 120 Minuten Dauer haben, und dann ist wieder monatelang Ruhe. Im Gegensatz zur Migräne, die sich unter körperlicher Aktivität verschlimmert, ertragen Cluster-Patienten meist keine Ruhe, sondern sind permanent in Bewegung („pacing around"). Außerdem bleibt der Cluster-Kopfschmerz konstant einer Kopfhälfte treu und wechselt nicht die Fronten wie die Migräne. Auch das Auge wird in Mitleidenschaft gezogen, ist gerötet und tränt. Der Schmerzcharakter ist intensiv und stechend und wahrscheinlich so grauenhaft, dass er die Leute echt in den Wahnsinn treiben kann. Den Beinamen „Suizidkopfschmerz" hat er sicher nicht von ungefähr …

Diagnose Patientin 3: Enchondrom.

Neben der Migräne sicher die bekannteste Kopfschmerzvariante ist der **Spannungskopfschmerz.** Er ist charakterisiert durch einen ganzseitigen (holokraniellen), dumpf drückenden Schmerz ohne vegetative oder autonome Begleitsymptome und kommt episodisch und chronisch vor. Bei leichten Formen können Schmerzmittel ausreichen, chronischer Spannungskopfschmerz (Kopfschmerz an mehr als 15 Tagen pro Monat) bedarf medikamentöser Prophylaxe, z. B. mit trizyklischen Antidepressiva.

Sehr ähnlich imponieren **iatrogen induzierte Dauerkopfschmerzen:** anhaltende Kopfschmerzen nach regelmäßiger und lang dauernder Einnahme von Analgetika. Die Symptomatik ist ähnlich einer Mischung aus einer Migräne und einem Spannungskopfschmerz. Die Schmerzen treten jeden Tag auf – und werden auch prompt jeden Tag mit Schmerzmitteln „kuriert"; ein Teufelskreis. Die einzige Möglichkeit der Behandlung besteht in einem Entzug der Schmerzmittel.

Eine **Arteriitis temporalis Horton** oder auch **temporale Arteriitis** ist eher den höheren Semestern vorbehalten und hier nicht besonders wahrscheinlich. Sie gehört in den rheumatischen Formenkreis und tritt in der Regel erst ab dem 60. Lebensjahr auf. Auch hier ist das Leitsymptom der Kopfschmerz, garniert von Müdigkeit, Fieber und Myalgien. Die A. temporalis ist, wie der Name schon sagt, entzündet und deshalb druckschmerzhaft und verhärtet. Die BSG ist als Zeichen der Entzündung stark beschleunigt. Sobald die Diagnose steht (Biopsie der A. temporalis), sollte man rasch mit Kortison behandeln. Verpasst man die rechtzeitige Therapie, besteht die Gefahr, dass auch die Augenarterie befallen wird. Für den Patienten bedeutet das Blindheit!

Ganz was Scheußliches für die Betroffenen ist die **Trigeminusneuralgie:** Als Folge einer Erkrankung der Myelinscheiden, traumatisch, nach operativen Eingriffen oder auch idiopathisch, springen hier die Erregungen der taktilen Fasern des Trigeminus auf die Schmerzfasern über. Alle paar Minuten werden die Patienten von blitzartig einschießenden regelrechten Vernichtungsschmerzen gequält. Eine Quälerei, die auch eine starke psychische Belastung darstellt. Die Depressions- und Suizidrate dieser Menschen ist deutlich erhöht. Deshalb sollte man zur Behandlung und Betreuung am besten Spezialisten einer Schmerzambulanz und auch Psychotherapeuten hinzuziehen.

DO

Anamnese & Befund

Ihre Mutter habe die gleichen Attacken. Ein paar Minuten bevor's losgeht, fängt's vor ihrem linken Auge immer an zu flimmern. Während der Kopfschmerzen reagiert sie extrem empfindlich auf Licht, Krach und Bewegung.

Die körperliche Untersuchung fällt völlig normal aus. Sehstärke, Fundoskopie und gesamte Neurologie sind ebenfalls unauffällig. Palpation der Schläfen ist indolent und reizlos.

Trotzdem interessiert mich die BSG zum Ausschluss einer temporalen Arteriitis – und natürlich ein Routinelabor mit kleinem Blutbild und E'lyten.

Untersuchung & Ergebnisse

Da ist aber alles komplett unauffällig.

Diagnose

Therapie & Komplikationen

In der Akutphase gibt man NSAR, bei heftigeren Attacken Triptane. Das Beste ist aber, wenn man die Sache prophylaktisch in den Griff bekommt – dazu sind Betablocker oder Flunarizin geeignet.

Weitere Infos

Wenn man sich im Bekanntenkreis umhört, so kennt man mehr Frauen als Männer, die über Migräne klagen. So bestätigt es auch die Statistik in der Literatur. Insbesondere nach der Pubertät sind Faktoren wie Stress, Menstruation, die Pille, zu wenig Schlaf, körperliche Arbeit, der Genuss von Rotwein, das Auslassen von Mahlzeiten, Koffein etc. häufig die Auslöser einer Migräneattacke, die mit oder auch ohne Aura vorkommen kann. Ursächlich ist jedoch eine genetische Disposition. Von einem Sonderfall der Migräne, der sog. „familiär hemiplegischen Migräne" (FHM), weiß man sogar schon die Chromosomen (nämlich Chromosom 1 und 19) und das Genprodukt (ein P/Q-Kalziumkanal).

Perfekt. Der Kaffee dampft, und sogar Milch hat mir Nadine organi-
siert. War ein guter Deal, danke! Außerdem finde ich noch so ein Stück
abgepackten Marmorkuchen, den die Krankenhausküche hier den Sta-
tionären so gerne als Nachmittagsmahlzeit aufs Tablett knallt ...
schmeckt zwar, als hätte man den Teig mit ein paar Sägespänen ein-
gedickt und zur geschmacklichen Abrundung 'ne Sonderlieferung von
der BASF gekriegt, aber egal, zum in den Kaffee tunken taugt's alle-
mal. Frisch gestärkt kann ich mich nun meiner nächsten Patientin
stellen.

Patientin 5

Die 70-jährige Frau, mit der ich als Nächstes das Vergnügen habe,
hat ebenfalls Kopfschmerzen, allerdings sind sie bei ihr ausschließlich links. Vor ein paar Wochen haben die Schmerzen über
der linken Schläfe begonnen, begleitet von Sehstörungen links.
Seither sei sie auf Suppen umgestiegen, weil das Kauen der Nahrung den Schmerz noch verstärke. Ihre Perücke könne sie auch
nicht mehr tragen, weil sie so unangenehm links drücke und die
Beschwerden ebenfalls verschlimmere.
RR 120/75, P 68, Temp. 38,2 °C.

DD-Vorüberlegungen

Schon wieder 'ne **Migräne?** Klingt aber irgendwie nicht so anfalls-
artig, wie sie das schildert. Damit wäre dann auch der **Cluster-
Kopfschmerz** als DD schon fast erledigt. Auch zum **Spannungskopfschmerz** passt die Beschreibung nicht wirklich und auch eine
Trigeminusneuralgie stellt sich anders dar. Bliebe noch der **iatrogen induzierte Dauerkopfschmerz** – na ja.

Vom Alter und von der Symptomatik eindeutig am besten passen
würde die **Arteriitis temporalis Horton** – wer sich nicht mehr so
genau erinnert, kann gerne eine Seite zurückblättern, da hab ich
mich darüber ja schon mal ausgelassen.

Da sie aber so ausgeprägte Sehstörungen hat, muss man das Pferd
vielleicht eher von der Seite her aufzäumen, statt sich primär auf
den Kopfschmerz zu konzentrieren. Da wäre beispielsweise die
Neuritis nervi optici – wie der Name schon sagt, eine Entzündung
des zweiten Hirnnervs. Sie wird je nach Lokalisation in Papillitis
und Retrobulbärneuritis eingeteilt.

DO

▶ Bei der Papillitis ist der Sehnervenkopf entzündet. Es kommt zu einem akuten Sehverlust mit ophthalmoskopisch deutlich sichtbaren Veränderungen: Die Papille ist unscharf begrenzt, geschwollen und stärker durchblutet.

▶ Bei der Retrobulbärneuritis findet das entzündliche Geschehen hinter dem Bulbus statt. Resultat: „Der Patient sieht nix (wegen der Neuritis), der Arzt sieht auch nix (weil das Auge intakt ist)." Kopfschmerz kommt nie vor und nur selten beschreiben Patienten einen Bulbusdruck- und -bewegungsschmerz. Die Diagnose erfolgt klinisch, weitere apparative Zusatzuntersuchungen umfassen ein zerebrales Kernspin (Suche nach Marklagerläsionen), elektrophysiologische Untersuchungen (VEP, SEP) und eine Liquoruntersuchung (oligo-klonale Banden). Nicht selten entwickeln solche Patienten im späteren Leben eine Multiple Sklerose.

Auch ein **Glaukom** ist aufgrund der intraokulären Druckerhöhung extrem schmerzhaft und kann zu Visusstörungen führen. Kopfschmerzen sind allerdings eher selten.

Anamnese & Befund

Hypersensibilität überm linken Scheitel und der linken Schläfe. Die Temporalarterien sind hart, derb und ohne tastbaren Puls ziemlich knotig und schmerzhaft. Inspektorisch ist auch der auffällig gewundene Verlauf des Gefäßes suspekt. Die Fundoskopie zeigt links einen ödematös aufgequollenen Diskusrand. Die Sehschärfe der Frau ist bei Untersuchung aber nicht geschwächt. Also brauch ich jetzt erst mal Labor mit Blutbild und vor allem CRP und BKS, und dann möglichst bald eine Biopsie der A. temporalis.

Untersuchung & Ergebnisse

Na, die Entzündung zeigt sich schon im Labor deutlich: Leukos 14 000, BKS 43/80 mm, CRP erhöht. Die Histologie der A.-temporalis-Biopsie zeigt Riesenzellgranulome in der Gefäßwand. Damit steht die Diagnose ja wohl fest:

Diagnose Patientin 4: Migräne mit Aura.

Therapie & Komplikationen

Notfall! Drohende Erblindung! Deshalb hoch dosiert Glukokortikoide, so lange, bis die Laborparameter (besonders die BKS) sich normalisiert haben. Der Kopfschmerz und die Sehstörungen sind häufig schon nach zwei bis drei Tagen weg, trotzdem muss lange therapiert werden. Cave: Diabetes! Üblicherweise besteht die initiale Therapie aus 100 mg Kortison über acht bis zehn Wochen. Anschließend ausschleichen auf 20 mg. Bei weiterhin normaler BKS und fehlenden Symptomen kann man dann die Dosis weitersenken, um 4 mg alle zwei Tage auf 8 mg. Diese Dosis sollte man erst nach zwei bis drei Monaten weiter absenken. Sobald die BKS wieder ansteigt oder Symptome wiederkehren, muss man mit dem Kortison wieder höher einsteigen. Erst nach Erlöschen der Symptome wieder langsam ausschleichen.

Weitere Infos

Bevorzugt tritt diese Erkrankung bei Frauen über 60 Jahren auf. Betroffene Gefäße sind besonders die A. ciliaris posterior, A. vertebralis und natürlich die A. temporalis. Die Gefäßwand selber entzündet sich und die pathognomonischen so genannten „Riesenzellgranulome" verengen das Lumen bis zum Verschluss. Das Resultat ist ein Infarkt oder die Erblindung.

August läuft ein bisschen herrenlos suchend über den Flur und kommt erleichtert auf mich zu, als er mich sieht. „He, Home. Haste gerade viel zu tun? Ich hab mal wieder so was Neurologisches hier, irgendwie bin ich mir da nicht so sicher. Vielleicht kannste dir den Mann mal mit mir anschauen?"

DO

Patient 6

Anamnese

August brieft mich kurz: Es geht um einen 63-jährigen Bankdirektor, dem in letzter Zeit aufgefallen ist, dass seine Muskeln ungewohnt rasch ermüden. Das betrifft nicht nur die Beine, die beim Treppensteigen – nachdem es anfangs ganz prima geht – schnell schlappmachen, sondern auch die Arme, die selbst beim Autofahren das Lenken und Schalten nicht mehr abkönnen. Wie Gummi fühlen sie sich dann an, er hat einfach keine Kraft mehr. Vorhin beim Einbiegen auf den Patientenparkplatz hätte er zum Beispiel seinen rechten Arm nach dem Schalten nicht mehr ans Lenkrad heben können.

Vor 'nem halben Jahr ist er lobektomiert worden – den rechten oberen Lungenlappen hat er einem Bronchial-Ca geopfert. Bis dahin war er seit seinem 20. Lebensjahr Kettenraucher mit zwei bis drei Schachteln Zigaretten am Tag. Aber auch sonst hat er anamnestisch reichlich was zu bieten: COPD, Herzschrittmacher vor vier Jahren bei KHK und ventrikulärer Arrhythmie. Die Bankers von heute hams offenbar auch nicht immer leicht. Ach ja! Eine unangenehme Mundtrockenheit gibt er auch noch an.

RR 160/90, P 88, Temp. 37,4 °C.

DD-Vorüberlegungen

Dieses Bronchial-Ca lässt's bei mir klingeln. Da gibt's doch, besonders im Zusammenhang mit kleinzelligen Bronchialkarzinomen oder im Gefolge von Autoimmunerkrankungen, dieses **pseudomyasthenische Syndrom,** auch nach seinen Erstbeschreibern Lambert-Eaton-Rooke-Syndrom genannt. Die Mundtrockenheit kann übrigens ein Hinweis hierauf sein. Es zählt zu den paraneoplastischen Syndromen und ist gekennzeichnet durch Schwäche und rasche Ermüdbarkeit in der proximalen Muskulatur. Während repetitiver Bewegung nimmt die Kraft zunächst zu und lässt dann rasch nach. Ein diagnostisch wichtiges Charakteristikum zeigt sich im Stimulations-EMG. Da ist nämlich typischerweise das Muskelantwort-Potenzial nach starker Kontraktion erhöht.

Aber natürlich könnte er auch an einer **Myasthenia gravis** laborieren. Acetylcholinrezeptoren, die eigentlich für die Reizweiter-

---

Diagnose Patientin 5: Temporale Arteriitis.

leitung an den motorischen Endplatten sorgen sollten, werden da durch Autoimmunantikörper vorübergehend blockiert. Ergo sind die Muskeln weniger leistungsfähig.

Und dann gibt's noch die **symptomatische Myasthenie,** die aber vor allem im Zusammenhang mit Kollagenosen wie Lupus erythematodes, Autoimmunerkrankungen, Virusinfektionen oder bestimmten Medikamenten auftritt.

Hätte sich das Ganze ein bisschen akuter entwickelt, müsste man auch einen **Botulismus** ausschließen (siehe das Muttersöhnchen vom Montagvormittag). Aber so protrahiert, wie der Bankdirektor hier seine Symptome beschreibt, müsste er ja schon seit Wochen an seinen verdorbenen Konserven knabbern. Sofern ihn nicht jemand wirklich sehr stümperhaft zu vergiften versucht, kann man davon hier wohl absehen.

Anamnese & Befund

Körperliche Untersuchung: keine Halbseitensymptomatik, Herz, Lunge etc. unauffällig, Bauchdecke weich und schmerzfrei. Auch die Untersuchung des Bewegungsapparates ist altersentsprechend mit guter symmetrischer Kraftentwicklung. Tja, wesentliche Erkenntnisse hat das jetzt nicht gebracht, zumindest nicht, was die geschilderten Beschwerden angeht.

Er merkt mir meine Ratlosigkeit wohl an und beginnt plötzlich mehrmals mit den gestreckten Armen zu flattern, als wolle er wegfliegen. Nach kurzer Zeit scheint die Abduktion immer geringer zu werden, und er sagt: „Jetzt schaun's nochmal, Herr Doktor." Und tatsächlich: Ihm fehlt beidseits die Kraft in den Schultern, die Arme gegen die Schwerkraft abduziert zu halten (= 2/5). Den schick ich gleich nach der Blutabnahme (Routinelabor) zu den Kollegen der Neurologie zur Stimulationselektromyographie.

Untersuchung & Ergebnisse

Das Labor ist unauffällig. Mit dem EMG-Gerät wird ein proximaler Muskel (z. B. Oberschenkel) stimuliert. Die Aktionspotenziale (APs) werden aufgezeichnet. Begonnen wird zunächst mal mit fünf bis neun Stimulationen mit einer Frequenz von 3/sec. Bei der echten Myasthenie müssten die APs von Stimulation zu Stimulation immer weiter abnehmen. Bei diesem Burschen ist der Ausgangswert schon sehr gering (geringe ACh-Ausschüttung), so dass von einer Abnahme des Potenzials kaum die Rede sein kann.

Danach wird der Patient aufgefordert, sein Bein mal kräftig für einige Sekunden gegen Widerstand zu strecken, um die Muckis mal anzuspannen. Es folgt dann die gleiche Stimulation wie vorhin und diesmal sind die APs mehr als zehnmal so groß. Bei der echten Myasthenie wäre das nicht der Fall … ganz im Gegenteil: Da würde man nach Anstrengung ganz kleine Potenziale zu sehen kriegen.

Diagnose

Therapie & Komplikationen

Da es sich dabei um ein paraneoplastisches Syndrom handelt, ist erst mal die weiterführende Diagnostik auf Rezidivtumor angesagt. Symptomatisch helfen Steroide und ACh-Esterase-Hemmer oder Guanidinhydrochlorid. Beide führen zur Erhöhung des Acetylcholins in der Synapse.

Weitere Infos

Nur der Botulismus und die Pseudomyasthenie reagieren mit einer Amplitudenzunahme des Muskelantwortpotenzials bei der oben beschriebenen Stimulation des versorgenden Nerven. Sie setzen sich damit gegen die Myasthenia gravis ab!

So, im Gegenzug muss August jetzt aber auch mit, wenn es zu der nächsten Patientin geht. Das ist mal wieder so eine Schwangerschaftsgeschichte mit Blutung, heikel, da braucht man sicher Fingerspitzengefühl. Obwohl, wenn sich da gleich zwei Männer im Doppelpack auf die Frau stürzen, ist das vielleicht auch nicht das Gelbe vom Ei. Vielleicht suche ich ja lieber mal Mahatma, die hat von Zeit zu Zeit echt einfühlsame Anwandlungen. Da kommt sie ja schon!

Patientin 7

Wir schauen uns schon mal den Aufnahmebogen und den Mutterpass der Dame an. Bei der Patientin handelt es sich um eine 39-jährige schwangere Multipara (G5, P4). „Was sind denn das für kryptische Kürzel?", fragt Mahatma. „Das G steht für ‚Gravida‘ und das P für ‚Para‘, heißt, dass sie zum fünften Mal schwanger ist und schon vier Geburten hinter sich hat. War also offensichtlich keine Fehlgeburt dabei", erkläre ich souverän wie immer. Die Frau ist jetzt in der 34. SSW (ganz genau: 33 Wochen und 4 Tage) und kommt jetzt mit plötzlich einsetzenden starken vaginalen Blutungen und heftigen Unterleibsschmerzen. Die Blutung hat vor einer Stunde begonnen und ist jetzt etwa so stark, wie sonst während ihrer Periode. Da ihr Mann vor einem halben Jahr einen tödlichen Autounfall erlitten hat, ist sie nun allein erziehende Mutter von vier Kindern.

RR 100/60 mmHg (grenzwertig niedrig – da ist Achtung geboten!), P 115, Temp. 36,8 °C.

DD-Vorüberlegungen

Jede vaginale Blutung in der Spätschwangerschaft ist pathologisch und muss abgeklärt werden! Aber das riecht doch sehr nach einem echten geburtshilflichen Notfall!!! Daher ist es wichtig, auf die Schnelle die wichtigsten Differenzialdiagnosen parat zu haben ...

... zum Beispiel eine **Ablatio placentae** – die vorzeitige Ablösung der Plazenta von der Uteruswand. Ist diese Ablösung von noch nicht gelöstem Plazentagewebe begrenzt, fehlt das klinische Leitsymptom: die vaginale Blutung. In Abhängigkeit von der Größe der Blutung kann es jedoch zu anderen Symptomen kommen: Schmerz, Schock und fetaler Stress mit auffälligem CTG (Kardiotokogramm). Anders ist das, wenn die Ablösung bis zum Plazenta-Rand reicht; dann kann es sogar ganz krass vaginal bluten. Der Anteil des Uterus, der sich unter der abgelösten Plazenta befindet, leitet eine Kontraktion des Uterus ein, was im klassischen Fall schmerzhaft und hart tastbar ist.

Ein weiterer geburtshilflicher Notfall ist die **Placenta praevia,** dabei sitzt die Plazenta nämlich tiefer, als sie sollte, und reicht entweder teilweise über den Muttermund oder verschließt ihn vollständig. Ist die Placenta praevia totalis schon bekannt (Ultraschalldiagnose), so gibt es nur einen (unkomplizierten) Geburtsweg: die primäre Sectio caesarea.

Das wichtigste Diagnostikum ist der abdominale Ultraschall, hier muss dann die Plazenta in Ausdehnung, Lokalisation und ggf. mit Hämatomen dargestellt werden. Bei der vorzeitigen Plazentalösung und Blutung bei Placenta praevia sähe man im ungünstigsten

Fall auch die Beeinträchtigung des Feten schneller als im CTG: Herzfrequenz bestimmen!

Und jetzt gucken wir uns die Frau mal an.

Anamnese & Befund

Die Frau ist 172 cm groß und wiegt 89 kg, hat aber in den letzten Tagen nicht wesentlich zugenommen. Sie verneint jegliche äußere Krafteinwirkung, Anstrengung, Nikotin-, Koks- oder anderen Drogengenuss. Allerdings habe sie bereits seit über sechs Jahren zu hohen Blutdruck und gestern sei ihr Vierjähriger von der Schaukel gefallen und mit einer blutenden Platzwunde am Kopf hier in der Klinik genäht worden – der Schock sitze ihr jetzt noch in den Gliedern. Schon da hatte sie mehrmals ein krampfartiges Gefühl im Unterleib, aber keine echten Schmerzen – die seien erst vor 'ner Stunde mit der Blutung eingetreten. Aber sie spüre noch immer Kindsbewegungen.

Bis heute war die Schwangerschaft völlig unkompliziert. So unkompliziert, dass sie, gestärkt durch die Erfahrung ihrer vier vorherigen Schwangerschaften, fand, sie brauche keine Schwangerschaftsuntersuchungen.

Bei der körperlichen Untersuchung bestätigt sich die etwa regelstarke Blutung, die hellrot und von Koageln durchsetzt ist. Wichtiger als eine Spekulumuntersuchung und digitale Palpation (bei der könnte es, falls eine Placenta praevia vorliegt, zu bluten anfangen wie Sau – so was kann innerhalb kürzester Zeit in einem Desaster enden!) ist der Ultraschall! Spekulumuntersuchung höchstens in Sektiobereitschaft! Da lass ich lieber die Finger davon.

Mahatma zapft ihr ein paar Röhrchen Blut ab. Vor allem die Gerinnungswerte sind wichtig – und vorsichtshalber noch Blutgruppe und Kreuzblut … man weiß ja nie. Deshalb das Ganze in Eile ins Labor und am besten noch hinterhertelefonieren und Dampf machen. Nach der Ultraschalluntersuchung soll dann gleich noch ein CTG angelegt werden, um den kindlichen Zustand bis zur endgültigen Entscheidung über das weitere Procedere überwachen zu können – oder gleich ab in den OP.

Diagnose Patient 6: Lambert-Eaton-Rooke-Syndrom oder pseudomyasthenisches Syndrom.

Untersuchung & Ergebnisse

Der Ultraschall zeigt zwar eine ganz vernünftig lokalisierte Hinterwandplazenta mit ausreichendem Abstand zum inneren Muttermund. Damit ist die P. praevia schon mal vom Tisch. Aber hey, der eine Teil der Plazenta ist unscharf begrenzt und weist ein anderes echogenes Muster auf: Wenn das keine Randsinusblutung ist!! Zum Glück zeigt das geschriebene CTG dauerhaft ein normales Herzfrequenzmuster bei unauffälliger Basisfrequenz. Trotzdem gibt es noch keine völlige Entwarnung. Die Gerinnungswerte (Quick, PTT und Thrombos) sind okay. Der Hb dümpelt bei 9,2 g/dl und der Hkt bei 28 %. Die leichte Reduktion spricht dafür, dass die Blutung, wenn auch nur leicht, schon länger besteht. Allerdings scheint die Ablösung der Plazenta nun einen echten „Schub" erlitten zu haben. Wie auch immer … die Situation ist heikel und bedarf höchster Aufmerksamkeit! Und auf noch was muss ich aufpassen: Blutgruppe 0, Rhesus-negativ.

Da die Blutung nach Krankenhausaufnahme jetzt nur noch gering ist und eine Plazenta praevia sonographisch ausgeschlossen ist, kann nun doch die Spekulumuntersuchung durchgeführt werden. Dies ist für die Einschätzung einer eventuellen Wehentätigkeit und der Öffnung des Muttermundes wichtig.

DO

Diagnose

Therapie & Komplikationen

Erste Therapiehürde ist, dieser Frau klar zu machen, dass nicht nur das Leben des Ungeborenen, sondern auch ihr eigenes auf dem Spiel steht. Sie meint, sie müsste unbedingt nochmal nach Hause, um dort alles zu organisieren für ihre Abwesenheit. Ausgeschlossen! Sie muss jetzt umgehend stationär aufgenommen werden – keine weitere Diskussion! Die Situation bedarf der Intensivüberwachung im Kreißsaal, ein CTG muss dauerhaft geschrieben werden! Falls sich eine Veränderung der Herzfrequenz des Kindes oder aber des Herzfrequenzmusters (mit Dezelerationen) zeigt, Sectio …

Mahatma nimmt sich der Frau an, während sie in den Kreißsaal gebracht wird, versucht sie zu beruhigen und lässt sich von ihr eine ganze Reihe von Telefonnummern diktieren. Mit deren Hilfe verspricht sie, eine vernünftige Betreuung für die vier Kiddies zu organisieren. Unterdessen lege ich der Frau in dem Gewühl zwei 14-Zoll-Zugänge für Flüssigkeits- und Erythrozytensubstitution. Der Hb sollte nicht weiter abfallen und auch der Blutdruck muss stimmen, um das Baby nicht zu gefährden.

Da war doch noch was: Ach ja … sie ist Rhesus-negativ! Also unbedingt eine Anti-D-Prophylaxe mit Anti-D-Immunglobulin i.m. für die Mama, um Antikörperbildung zu vermeiden, sollte das Kind Rhesus-positiv sein.

Da die Blutung vor Ende der 34. SSW aufgetreten ist, sollte nach Erhalt der Entzündungswerte eine Glukokortikoidtherapie zur Induktion der Lungenreife des Kindes durchgeführt werden! Immerhin muss man sich jetzt jederzeit auf eine Sektion gefasst machen.

Weitere Infos

Hypertonus, Präeklampsie, Eklampsie, Koksgenuss, frühzeitiger Blasensprung, Gewalteinwirkung und 'ne Plazentaablösung in der Anamnese gehören zu den Risikofaktoren für eine Ablatio placentae. Sie ist die Ursache für jede dritte Blutung im letzten Schwangerschaftstrimenon. Weitere mögliche (seltenere) Differenzialdiagnosen für die regelstarke vaginale Blutung bei der Frau sind Uterusruptur, Blutung bei ausgeprägter Portiovarikosis oder Insertio velamentosa (die ungewöhnlich verlaufende Nabelschnur reißt z.B. bei Blasensprung ein).

Das Hauptsignal bei der vorzeitigen Plazentalösung ist neben der plötzlich einsetzenden Blutung der Schmerz. Es blutet in die Dezidua. Bei einer gedeckten Blutung bilden sich retroplazentare Koagel, während eine offene Blutung direkt aus der Zervix über die Vagina abfließt. Zum Glück ist dieser Notfall nicht häufig: Nur 0,4 % der Schwangerschaften sind durch die vorzeitige Lösung der normal sitzenden Plazenta bedroht. Die Prognose der Ablatio placentae ist abhängig von der Ausdehnung und führt bis zur völligen Ablösung, Schocksymptomatik für die Mutter und intrauterinem Fruchttod (Mortalitätsrate für das Kind ca. 10 % und auch für die Mutter deutlich erhöht!!).

Nachdem wir die Frau sicher im Kreißsaal abgeliefert haben, wo man sich weiter um sie künmmert, warten in der Ambulanz zwei Polizisten

---

Diagnose Patientin 7: Randsinusblutung bei teilweiser Plazentaablösung.

auf uns, die die malerische Umrahmung für einen 26-jährigen Strafge-
fangenen in Häftlingskluft abgeben.

Patient 8

Der hat sich nämlich ein sehr schmerzhaftes Geschwür auf der
Eichel eingefangen, wahrscheinlich beim Geschlechtsverkehr mit
einem anderen Insassen vor vier Tagen.
RR 115/75, P 94, Temp. 38,2 °C.

DD-Vorüberlegungen

Bei einem **Harnwegsinfekt** hätte er zwar typischerweise Schmerzen, vor allem beim Wasserlassen (= Dysurie), aber ein Geschwür
auf der Eichel passt da eigentlich nicht so ganz ins Bild. Per Definition besteht so ein Harnwegsinfekt, sobald sich Bakterien im
Harntrakt nachweisen lassen, da dieser normalerweise steril ist. So
was kann durchaus auch mal völlig asymptomatisch abgehen. Da
man aber an den sterilen Blasenurin nur so schwer drankommt
und Keime in den äußeren Harnwegen ja durchaus auch physiolo-
gischerweise vorkommen, hat man sich auf die grobe Faustregel
geeinigt, dass man ab einer Bakterurie von mehr als 10^5 Kei-
men/ml Mittelstrahlurin von einem Harnwegsinfekt ausgehen
kann. Es muss normalerweise keine Resistenzbestimmung vorgenommen werden, da durch die Niere eine Konzentrierung des
Antibiotikums erreicht wird. Der häufigste Erreger ist E. coli.
Frauen sind auf Grund der kürzeren Harnröhre und der unmittel-
baren Umgebung zur bakteriell besiedelten Vulva deutlich häufiger betroffen. Schwangerschaft, Postpartalzeit, Kindesalter, Harn-
abflussstörungen und Diabetes mellitus sind Indikationen, auch
eine asymptomatische Bakterurie zu behandeln. Na, der Typ hier
ist ziemlich offensichtlich weder schwanger noch im Kindesalter
und zuckerkrank ist er auch nicht, ich glaube, den Harnwegsinfekt
kann ich mal getrost weiter nach hinten ins Hirn schieben.
Anders sieht das aus mit den diversen **STDs,** sprich den sexual
transmitted diseases oder einfach zu Deutsch den Geschlechtskrankheiten. Sex mit einem der Insassen – da wette ich einiges
drauf, dass da kein Gummi dazwischen war …
Am bekanntesten ist sicher die **Gonorrhö,** in manchen Kreisen
auch besser unter seinem Kosenamen „Tripper" bekannt. Immer-

DO

hin ist sie die häufigste bakterielle Geschlechtskrankheit und wird durch Neisseria gonorrhoeae ausgelöst. Sie verläuft bei 50 % der Frauen, bei Männern zu 25 % asymptomatisch. Bei den Herren der Schöpfung macht sie sich durch Urethritis und eitrigen Urethralfluor bemerkbar, aus dem sich auch der Keimnachweis erbringen lässt. Gelegentlich wird auch eine Prostatitis oder Epididymitis beobachtet. Allerdings wäre mir neu, dass ein Tripper auch für Geschwüre verantwortlich zeichnet.

Das hört man eher vom **Ulcus molle.** Der weiche Schanker, wie man es auch nennt, kommt allerdings bevorzugt in den Tropen und Subtropen vor und wird durch Haemophilus ducreyi ausgelöst. Leitsymptom ist eine schmerzhafte ovale Ulzeration mit fauligem Geruch und Lymphknotenschwellung im Kontaktbereich. Begleitet wird das Ganze durch leichtes Fieber und eine schmerzhafte Schwellung der Lymphknoten der Leiste. Klingt doch in diesem Fall schon ziemlich verheißungsvoll. Diagnose per Abstrich, Färbung und Nachweis der Erreger in Fischzugformation ... so riecht's auch.

Ebenfalls Ulzerationen, aber im Allgemeinen nicht schmerzhaft, macht eine **Syphilis** (Lues) im Primärstadium. Mit der hab ich ja heute früh schon Bekanntschaft gemacht. Es gibt Kollegen, die schwören auf das Gesetz der Serie, also behalte ich das auch mal im Kopf.

Und dann gibt's noch, obwohl nicht zu den klassischen STDs gezählt, aber doch häufig sexuell übertragen, den **Herpes genitalis.** Die Stellen, an denen sich das Herpes-simplex-Virus häuslich niederlässt, sind meist zunächst durch ausgeprägten Juckreiz und gerötete Bläschen gekennzeichnet, es kann aber auch wehtun. Nach einer guten Woche verkrusten sie und heilen ab, ohne bleibende Narben zu hinterlassen, bleiben aber für immer ... mit allen Konsequenzen.

Anamnese & Befund

Rechtsseitig auf der Glans sieht man 'ne ca. 1 × 1 cm große, weiche, fleischige, eitrige Läsion mit schmutzig erscheinendem, gezacktem Wall (ein Ulkus also). Auf der restlichen Eichel sind mehrere kleinere solcher Geschwüre verteilt. Seine Lymphknoten in der Leiste sind sichtbar geschwollen und ziemlich schmerzhaft – ebenso wie die Untersuchung der Glans. Nach Herpes schaut das nicht aus: keine gruppierten wasserklaren Bläschen ...

Also dann mal an die Arbeit: Ich brauche zunächst die Ergebnisse

(Gramfärbung und Kultur) des eitrigen Abstriches vom Ulkusgrund. Solche Wunden an der Gurke erhöhen die Infektionsgefahr für weitere Geschlechtskrankheiten. Besonders für HIV – also auch einen HIV-Test durchführen. Außerdem ein VDRL-Test und einen Blick durchs Dunkelfeldmikroskop.

Untersuchung & Ergebnisse

Im Dunkelfeldmikroskop erkennt man nix – also keine Treponemen im Boot. Auch der VDRL-Test kommt negativ zurück. Damit ist auch die Syphilis raus aus dem Spiel. HIV-Test negativ (Schwein gehabt). Nach Gramfärbung erkennt man unterm Mikroskop fischzugartig versammelte Viecher, typisch für H. ducreyi. Die machen sich später auch in der Kultur breit.

Diagnose

Therapie & Komplikationen

Azithromycin, Cotrimoxazol, Ceftriaxon sind Antibiotika, die neben Sulfonamiden gegeben werden können. Was auch geht, ist 2 × 500 mg Ciprofloxacin für zwei Tage. Wichtig: Der Sexualpartner muss ausfindig gemacht und mitbehandelt werden. Unbehandelt können sich andere Infektionen überlagern und zu Wundheilungsstörungen führen.

Weitere Infos

H. ducreyi kommt nicht durch die intakte Haut hindurch. Eine kleine Verletzung der Genitalhaut muss der Infektion also vorausgehen. Später bilden sich an der Eintrittsstelle die Geschwüre. Männer sind bis zu 25-mal häufiger von dieser Sauerei betroffen als Frauen. Ach ja! H. ducreyi ist ein gramnegatives Stäbchen.

Jetzt bin ich mal gespannt, ob das mit der Partnerbehandlung klappt oder ob wir uns demnächst für eine Flut von Knackis mit Genitalulzera rüsten müssen ... Aber erst mal brauch ich was zu trinken. Mann, ist das eine Hitze heute!

DO

Patient 9

Die besorgten Eltern eines elfmonatigen Jungen bringen den lethargischen Kleinen mit trockenem Husten und hohem Fieber in die Klinik. Fieber habe er tagsüber öfter, nachts sei es dann wieder völlig verschwunden. Über die Winter- und Frühlingsmonate sei das Kind völlig gesund. Aber in der Tageshitze fiebere es auf. Sie waren auch schon bei Ihrem Hausarzt, der hat Tabletten verschrieben, die aber nichts gebracht haben. Heute ist es besonders schlimm. Mit einem Blick auf die Vitalparameter des Kleinen glaube ich das sofort: RR 80/60, P 140, Temp. 41,8 °C!

DD-Vorüberlegungen

Hohes Fieber und Husten: Besonders in dem Alter sind die Kinder durch **Epiglottitis** gefährdet. Allerdings haben sie einen inspiratorischen Stridor, sind heiser, sabbern verstärkt, haben Schluckschmerzen, Zyanose und präsentieren sich in der typischen „Schnüffelhaltung" (Kopf rekliniert, Unterkiefer vorgeschoben). Sieht hier alles nicht so aus. Das kleine Mädchen von vorgestern bot da ein wesentlich typischeres Bild.

Husten und Fieber könnten auch zu einer **Bronchiolitis** passen. Die Bronchiolen bezeichnen die letzte und vorletzte Bronchialverzweigung vor der Alveole. Die können sich in vier verschiedenen Formen entzünden, nämlich:

► infektiös
► toxisch
► obliterans, d. h. durch schleimige Verlegung des Lumens.

Allen gemeinsam ist der exspiratorische Stridor mit diffusen Rasselgeräuschen über beiden Lungen, die überbläht sind (hypersonorer Klopfschall).

Und über die **Pneumonie,** na, da kann man ein eigenes Buch schreiben … Man unterscheidet auch hier verschiedene Formen, je nach Lokalisation:

► Lobärpneumonie: Hauptsächlich Streptococcus pneumoniae verursacht diese Form. Da gibt's die berühmten Stadien, die die Pathologen einen immer runterbeten lassen: Anschoppung, rote, graue, gelbe Hepatisation, Karnifikation.
► Bronchopneumonie: Bei der hält sich die Entzündung nicht an die Grenzen der Lungenlappen, sondern kann auf die gesamte

---

Diagnose Patient 8: Ulcus molle.

Lunge übergreifen. Als Erreger kommen alle möglichen Bakterien oder Viren in Frage.

▶ interstitielle Pneumonie: Meist – aber nicht immer – sind hier Viren am Zug. Interstitiell heißt diese Entzündung deshalb, weil der Alveolarraum eigentlich nicht befallen wird.

In jedem Fall kommt es bei einer Pneumonie zur Behinderung des Gasaustausches mit Ödem- und Schleimbildung – daher das Knistern und Rasseln bei der Auskultation. Diagnose: diffuse, fokal oder lappenbegrenzte Infiltrate im Rö.-Thorax, schlechte Sauerstoffsättigung, Bronchoskopie mit Abstrich vom Trachealsekret.

Aber dass das Fieber so wechselhaft auftritt, ist komisch. Vielleicht waren sie ja in letzter Zeit irgendwo, wo einem Anopheles den Urlaub versaut? Dann könnte sich der Kleine ja auch eine **Malaria** eingefangen haben. Durch Biss der Anopheles-Mücke werden die Plasmodien übertragen. Die von ihm infizierten Erythrozyten zerfallen, wobei es zu einem Fieberschub kommt. Während die bei der Malaria tertiana und quartana rhythmisch an jedem dritten oder vierten Tag (daher der Name, schlau, gell?) kommt, hält sich die Malaria tropica an keine Regel, weil Plasmodium falciparum sich nicht so schön im Gleichschritt vermehrt. Nach wie vor ist die Krankheit weltweit in den (Sub-)Tropen sehr verbreitet, so dass sich jährlich 300–500 Millionen Menschen infizieren – für immerhin 1 % der Befallenen das Todesurteil. Diagnose erfolgt durch Mikroskopie (Dicker Tropfen, Blutausstrich) mit Erregernachweis.

Aber es ist auch echt heiß heute. Besonders bei hoher Luftfeuchtigkeit und großer Hitze kann der Organismus nicht mehr für die nötige Abkühlung durch Schweißsekretion sorgen und bekommt einen **Hitzschlag.** Und da bei so kleinen Kindern die Wärmeregulation noch nicht so perfekt funktioniert, sind sie besonders gefährdet. Folge ist eine ab 41 °C lebensbedrohliche Erhöhung der Körpertemperatur mit nachfolgendem Kreislaufversagen und Hitzekollaps. Neben extrapyramidalen Hyperkinesen und Versagen des Atem- und Kreislaufzentrums findet man schließlich schwere Herzarrhythmien, die zum sog. Wärmetod führen können.

Und noch was ziemlich Abgefahrenes: die **ektodermale anhydrotische kongenitale Dysplasie** (Synonym: Christ-Siemens-Touraine-Syndrom). Das kann ein X-chromosomal oder autosomal rezessiv vererbtes Syndrom sein, bei dem die ekkrinen Schweißdrüsen hypo- oder völlig aplastisch sind. Auch die Talgdrüsen sowie die Speichel- und Schleimdrüsen von Mund bis Bronchien

wollen nicht so recht. Die Folgen sind daher verminderte Hitze-
toleranz mit der Gefahr hohen Fiebers (über 41,0 °C, besonders im
Säuglingsalter). Haarwuchs und Zahnentwicklung sind stark vermindert oder bleiben ganz aus. Charakteristisch sind die sog.
„Old-man-Facies" (Greisengesicht mit etwas eingefallenen Wangen und schwach ausgebildetem Unterkiefer usw.), Riechstörun-
gen und rezidivierende Schleimhautentzündungen. Ansonsten
meist normale psychomotorische und somatische Entwicklung.
Diagnose: Klinik, humangenetische Analyse, im Grunde ist es eine
Ausschlussdiagnose.

Und dann wäre da noch das **Münchhausen-Stellvertreter-Syndrom.**

Anamnese & Befund

Der Junge hat eine warme, trockene Haut. Sein Haar ist brüchig
und seine Stimme heiser. Die Zunge erscheint ziemlich trocken.
Ansonsten gähnt mir in seinem Mund die Leere entgegen: Das
Kind hat bis auf die zwei Einser im Oberkiefer noch keinen einzigen Zahn, und das sind auch bloß so kleine Zapfenzähnchen, erinnern ein bisschen an das, was Klaus Kinski in „Nosferatu" im
Mund trug. Im Rachen sowie in der Nase sieht man trockenes, ver-
borktes Sekret. Er hat einen trockenen Husten ohne Stridor. Aber
wenn man bei der Auskultation genau hinhört, hört man einen
endexspiratorischen Stridor. Nackentonus ist nicht erhöht, Kernig
und Brudzinski sind negativ. Die Familienanamnese gibt auch
nichts her ... soweit sich die Eltern entsinnen können, hat es solch
einen Fall bei ihren Ahnen noch nicht gegeben.

Zunächst brauche ich ein Blutbild. Wenn's da Hinweise auf einen
Infekt gibt, kann ich die weitere Diagnostik planen. Und vorsichtshalber eine Liquorpunktion zum Ausschluss einer Meningitis. Durch Einspritzen von ACh in die Haut kann man die ekkrinen Drüsen stimulieren – damit kann man dann leicht sehen, ob
davon überhaupt welche vorhanden sind, die funktionsfähig sind.
Die genetische Untersuchung könnte dann, nach Ausschluss von
akuten gesundheitlichen Bedrohungen, später durchgeführt werden.

Untersuchung & Ergebnisse

Blutbild und Liquordiagnostik sind aber völlig unauffällig. Nach
kutaner ACh-Injektion bleibt die erwartete Schweißsekretion aus.
Die molekulargenetische Untersuchung zeigt später keine Verän-

derung im Bereich des X-Chromosoms, wohl aber im Bereich des langen Arms von Chromosom 2.

Therapie & Komplikationen

Eine Kausaltherapie gibt es nicht. Bei Kinderwunsch ist eine genetische Beratung zu empfehlen. Ansonsten wird symptomatisch behandelt, sprich: Zahnprothesen, chronische Behandlung der oberen Atemwege mit Inhalation, Schleimlöser, Meiden heißer Klimata, regelmäßige Kühlung bei sportlicher Aktivität usw. Wichtig ist auch eine ausführliche Beratung der Eltern, die meist um die weitere Entwicklung ihres Kindes sehr besorgt sind. Betroffene haben eine völlig normale Entwicklung und Lebenserwartung.

Weitere Infos

Es gibt unterschiedliche Unterformen dieser Erkrankung. Neben der X-chromosomalen kennt man auch autosomale Formen, die mit uneinheitlicher Ausprägung auftreten. Die Spannbreite reicht von nur dünnem Haar mit fehlenden Schweißporen bis hin zu geistiger Behinderung, körperlicher Fehlentwicklung und Kiefer-Gaumen-Spalte. Die Häufigkeit ist je nach Ausprägungsform ebenfalls gestreut von 1 : 200 bis 1 : 1 000 000.

Ein Blick auf die nächste Akte weckt sofort mein didaktisches Verantwortungsgefühl. Schließlich will Mahatma, die geschätzte PJlerin, dringend was lernen. Hier kann sie zeigen, was sie kann!

Patient 10

„Hey, Mahatma, hier hab ich was für dich! Der Sechsjährige hier ist nämlich schon ein alter Bekannter. Seit er drei ist, kommt er einmal im Jahr zur Kontrolle her. Ich sag dir aber nicht, warum. Mal sehen, ob du's rauskriegst. Kleiner Tipp: Seit er drei ist, klagt er über wechselnd starke Hüftgelenks- und Rückenschmerzen. Na, was fällt dir dazu ein?"

DD-Vorüberlegungen

Mahatma legt den Kopf auf die Seite und legt los:

„Schmerzen in der Hüfte können bei Kindern von einer **Hüftluxation** herrühren. Da unterscheidet man zwei Formen:

▶ Die angeborene oder postnatale Hüftgelenksdysplasie, die zur Hüftluxation führt, ist bei Kindern die häufigere. Dabei ist das Bein nach außen rotiert und verkürzt. Ein Hinweis können ungleiche Adduktorenfalten, schiefe Gesäßfalten sein. Wesentlich zuverlässiger ist aber die Sonographie der Hüfte, die mittlerweile im deutschsprachigen Raum fast überall bereits in den ersten Lebenswochen routinemäßig durchgeführt wird. Allerdings sind davon wesentlich mehr Mädchen als Jungs betroffen.

▶ Die traumatische Hüftluxation kommt durch ein schweres Trauma (Auffahrunfall, hoher Sturz) zustande, bei dem der Hüftgelenkskopf aus der Pfanne geschoben wird. Je nachdem unterscheidet man eine Luxatio iliaca (nach hinten oben oder unten), eine Luxatio pubica (nach vorn oben) und eine Luxatio obturatoria (nach vorn unten) oder eine nach medial. Bei der geht dann meist auch das Acetabulum zu Bruch. Das Ganze tut sauweh, die Patienten können nicht mehr gehen und das Gelenk ist federnd fixiert. Die Beinfehlstellung ist abhängig von der Luxationsrichtung. Sobald man das Ganze via Röntgenbild diagnostiziert hat, sollte man den Hüftgelenkkopf umgehend notfallmäßig reponieren, sonst riskiert man eine Hüftkopfnekrose. Außerdem besteht die Gefahr, dass der Ischiadikus lädiert wird. Diese beiden unschönen Komplikationen kommen insgesamt immerhin in ca.15% der Fälle vor, also bei jedem Sechsten! Nach der Reposition sollte man dann möglichst bald eine funktionelle Behandlung mit Krankengymnastik und Co. anschließen.

Noch ein bisschen jung ist der Kerl für eine **Epiphysiolysis capitis femoris.** Die macht sich nämlich eher so in der Pubertät bemerkbar durch Verschiebung des Schenkelhalses nach vorne und oben. Die Epiphyse des Humeruskopfes bleibt nahezu vollständig in ihrer Position, weil sie durch das Ligamentum capitis femoris fixiert wird. Die Epiphysiolyse kann ein- oder beidseitig auftreten und bevorzugt das männliche Geschlecht. Prädisponierend sind Androgenmangel, familiäre Disposition und das Vorliegen von

---

Diagnose Patient 9: Christ-Siemens-Touraine-Syndrom als Unterform der ektodermalen Dysplasie.

aseptischen Knochennekrosen (z. B. Morbus Scheuermann), weil da ein Missverhältnis zwischen Beanspruchung und Gewebequalität entsteht. Die Kids klagen anfangs über Oberschenkel- und Knieschmerzen, dann kommen rasche Ermüdbarkeit und zunehmende Bewegungseinschränkung des Hüftgelenkes, Hinken und Außenrotation des Beins hinzu. Per Röntgenbild (Beckenübersicht und axiale Aufnahme nach Lauenstein) und Bestimmung des Abkippwinkels kommt man der Sache auf den Grund. Die Epiphysiolysis capitis femoris muss immer operativ behandelt werden. Dabei ist meistens eine Fixation mit Kirschner-Drähten oder mit einer Lochschraube notwendig, in selten Fällen mal eine korrigierende Osteotomie.

Dann gibt es noch die **Perthes-Calve-Legg-Krankheit (Morbus Perthes)** – oder wie der Lateiner sagt: die Osteochondropathia deformans coxae juvenilis. Man kann es auch ganz schlicht beschreiben mit aseptischer Knochennekrose im Bereich der Femurkopfepiphyse. Sie tritt meist einseitig und nur ganz selten mal beidseitig auf und sucht am liebsten Jungs zwischen dem fünften und zwölften Lebensjahr heim. Die Ursache ist unklar, evtl. ist das Ganze erblich. Auffällig wird es durch ein sich langsam verstärkendes Hinken mit Bewegungsschmerz und frühzeitiger Einschränkung der Gelenkbeweglichkeit, besonders der Rotation. Im Röntgenbild fallen eine Gelenkspaltverbreiterung (durch Knorpelödem), Epiphysenkern-Sklerosen, z. T. auch zystische Aufhellungen im epiphysennahen Schenkelhalsbereich und in der Gelenkpfanne auf. Rein theoretisch zeigt die Knochen-Szinti bereits rund vier Monate, bevor die röntgenologischen Zeichen sichtbar werden, Speicherdefekte auf. Aber wer macht schon einfach so 'ne Szinti? Man sollte Geduld mitbringen: Die Erkrankung verläuft über mehrere Jahre. Oberste Prinzipien der Behandlung sind „motion" und „containment" d. h., die Zentrierungsbehandlung des Hüftkopfs in der Hüftpfanne.

Häufig mit dem Morbus Perthes verwechselt wird die **epiphysäre Dysplasie.** Das ist 'ne autosomal rezessiv vererbte Krankheit des Knochenwachstums, schaut aber auf dem Röntgenbild genauso aus wie ein beidseitiger Perthes – Falle! Morbus Perthes gibt es nur ganz selten mal beidseits. Die Kinder entwickeln einen ganz typischen Watschelgang, deshalb sollte man sie bei der Untersuchung ruhig mal umherflitzen lassen. Sie sind kleinwüchsig mit insgesamt aber normalen Körperproportionen. Die Wirbelkörper zeigen besonders im Thoraxbereich so 'ne typische Hagebuttenform.

Wegen der Wirbelkörperbeteiligung läuft das Ganze auch als multiple spondylo-epiphysäre Dysplasie.

So, nun fällt mir nichts mehr ein." – Mir auch nicht. Ich bin beeindruckt! Also schau'n wir uns jetzt den Knaben mal in Echt, Life und in Farbe an.

Anamnese & Befund

Der Sechsjährige ist ungefähr so groß wie die dreijährige Tochter meiner Schwester. Er ist ansonsten ein sehr reger, spielfreudiger Kerl. Ich lasse ihn im Zimmer umherlaufen und bemerke den Watschelgang. Bei der körperlichen Untersuchung fällt außerdem eine stark eingeschränkte Außenrotation der Hüftgelenke beidseits auf. Ab zum Röntgen für aktuelle Hüft- und Wirbelsäulenaufnahmen.

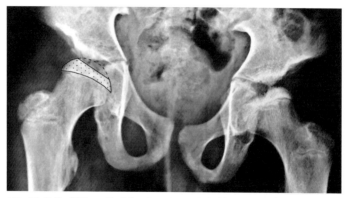

Abb. 12: Dellenbildung ähnlicher Ausprägung in beiden Schenkelköpfen. Die charakteristische Deformierung ist am rechten Hüftgelenk markiert: Die gestrichelte Linie entspricht der normalen Kopfoberfläche, die gepunktete Zone entspricht der verdichteten Epiphyse.

Untersuchung & Ergebnisse

Auf dem Röntgenbild der Hüften erkennt man einen Zerfall der Epiphysen (ähnlich wie beim Perthes) im Bereich beider Schenkelhälse – beidseits. Und die Brustwirbelkörper sind hagebuttenförmig.

Diagnose

Therapie & Komplikationen

Meistens muss man gar nichts behandeln, sondern erst mal weiter beobachten. Während des Wachstums kontrolliert man lediglich die Achsenstellung der Beine, lässt die Kinder aber weiterhin in gewohnter Manier alles auf den Kopf stellen. Nach Wachstumsabschluss werden dann Achskorrekturen durch Osteotomien in Erwägung gezogen, falls höhergradige Fehlstellungen bestehen bleiben.

Nachdem Mahatma die epiphysäre Dysplasie ja mit Bravour gemeistert hat, verdrückt sie sich zum PJ-Unterricht. Steh ich also wieder mutterseelenallein da. Macht aber nichts, Moss sorgt schon dafür, dass ich Unterhaltung kriege. Er wedelt mit dem nächsten Krankenblatt vor meiner Nase. Mal gucken:

Patient 11

Der Tag heute steht eindeutig unter dem Stern der kleinen Jungs. In Zimmer 3 wartet schon wieder einer auf mich: fünf Jahre alt, mit Fieber und Ohrenschmerzen links seit zwei Tagen. Die Mutter erzählt, dass er ständig an dem linken Ohr reibt und zieht. RR 95/65, P 128, Temp. 39,2 °C.

DD-Vorüberlegungen

Klingt ja schwer nach 'ner Otitis. Je nachdem, welcher Teil des Ohrs da rumzickt, unterscheidet man drei Versionen:

▶ **Otitis externa:** Wenn's umschrieben auftritt, kann man auch ganz plump Ohrfurunkel dazu sagen und bekommt schon einen Eindruck, was man sich darunter vorstellen darf. Aber auch diffus ist keine schöne Angelegenheit. Das Ohr juckt, ist feuerrot, schuppen tut's auch noch, und das Ohr schwillt fett an. Sind wir nicht alle ein bisschen Dumbo? Klinisches Leitsymptom: Tragusdruckschmerz.

▶ **Otitis media:** Stechender Schmerz und Klopfen im Ohr, Schwerhörigkeit, Ohrgeräusche, Kopfschmerzen, Fieber, vielleicht auch noch eitriges Ohrenlaufen – schuld daran ist nicht der letzte Discobesuch, sondern so fiese Bakterien, die – evtl. gerade in besagter Disco – ins Ohr gekrochen sind. Diagnostik: Bei der Ohrinspektion ist das Trommelfell massiv gerötet und vorgewölbt. Der Gehörgang ist reizlos – kein Tragusdruck-schmerz.

▶ **Labyrinthitis:** Eine mögliche Komplikation der Otitis media ist, dass sie aufs Innenohr übergreift. Weil das Innenohr aber nicht nur fürs Hören zuständig ist, kommt hier auch noch Dreh-schwindel ins Spiel. So richtig mit Erbrechen, Nystagmus zur erkrankten Seite, und hören tut man auch fast nix. Die klinische Untersuchung mit Weber und Rinne identifizieren die erkrank-te Seite und die Innenohrläsion. Die Details offenbart dann das CT. Je nachdem genügen dann Antibiotika oder Virostatika und Kortikoide; schlimmstenfalls läuft's auf eine Mastoidektomie zur Sanierung der Entzündung im Mittelohr hinaus.

Allerdings kann auch 'ne **Mastoiditis** Ohrenschmerzen und Fieber machen und auch das Gehör in Mitleidenschaft ziehen. Außerdem tut's hinter dem Ohr weh und das Ohr steht ab. Zur Diagnostik hinzu kommen eine Röntgenaufnahme nach Schüller und/oder ein CT vom Felsenbein. Anschließend müssen die befal-lenen Areale operativ saniert werden.

Anamnese & Befund

Vor einer Woche hatte der Junge Husten und war erkältet. Das hat er aber gerade überstanden und durfte seit drei Tagen wieder in den Kindergarten, als es heute Nacht mit dem Ohr losging. Ansonsten ist er ein aufgeweckter Junge in unauffälligem Allge-meinzustand, gut entwickelt; seine Impfungen sind komplett. Halslymphknoten sind nicht tastbar, aber das ist ja normal. Im Rachen sieht man auch keine Rötung und kein Exsudat. Ein Blick ins Ohr mit dem Otoskop: Die tympanische Membran ist zwar intakt, jedoch gerötet und vorgewölbt. Der Lichtreflex fehlt. Der Stimmgabelversuch nach Weber lateralisiert nach links, der Stimmgabelversuch nach Rinne ist links negativ und rechts posi-tiv. Das spricht für Flüssigkeit im Mittelohr. Weitere Untersuchun-gen wären nur bei schlechtem Allgemeinzustand angezeigt, davon kann man bei dem jungen Mann hier aber nicht reden.

Diagnose

Diagnose Patient 10: (Multiple) spondylo-epiphysäre Dysplasie.

Therapie & Komplikationen

Zur guten Ventilation des Mittelohres via Tuba auditiva sind schleimhautabschwellende Nasentropfen das Wichtigste. Systemisch gibt's Antibiotika (z.B. Amoxicillin oder Trimethoprim-Sulfomethoxazol) für sieben Tage, allerdings gibt's da auch ein paar Hardliner, die auf die Bakterien erst draufhauen, wenn sich nach drei, vier Tagen nicht spontan was gebessert hat. Für meinen Geschmack liegt jedoch das Mastoid einfach zu nah am Ohr, um lange zuzuwarten. Paracetamol gegen die Schmerzen, das gibt's für die Kids als Zäpfchen oder als Saft. Ibuprofen geht auch, Hauptsache: kein ASS! Bei Kindern droht das Reye-Syndrom!

Weitere Infos

Die akute Infektion des Mittelohres ist die zweithäufigste Erkrankung im Kindesalter und kommt direkt nach der popeligen Erkältung. Die häufigsten bakteriellen Erreger sind Streptococcus pneumoniae, Moraxella catarrhalis und Haemophilus influenzae. B-Streptos und gramnegative Enterobakters machen sich gerne an Neugeborenenohren zu schaffen, während Staph. aureus und Chlamydia trachomatis auch häufig in den ersten Lebensmonaten vorkommen. Dann schreien die Bälger unentwegt, lassen sich schwer füttern und sind kaum zu beruhigen. Unter den Viren hat das RS-Virus bei der Otitis media so ziemlich das Monopol.

Oft geht der Otitis media eine Erkrankung der oberen Atemwege voraus, das muss aber nicht immer so sein. Passives Rauchen, ältere Geschwister und Kindergartenbesuch prädisponieren, langes Stillen beugt der Otitis media vor.

Aus dem Nebenzimmer rauscht gerade Schwester Ursula, bepackt mit einem Schwung Tücher und einer Nierenschale.

Patient 12

Dort hat ein dreiwöchiges Baby (schon wieder ein Junge!) gerade im Schwall alles voll gespuckt. Damit sind wir auch gleich in medias res: Seine Mutter bringt ihn her, weil er seit seiner Geburt die verfütterte Milch nach kurzer Zeit mit viel Schwung wieder ans Tageslicht bringt. Dabei ist er eigentlich permanent hungrig. RR 90/60, P 130, Temp. 36,2 °C.

DD-Vorüberlegungen

Bei der Beschreibung drängt sich doch der Verdacht auf **Pylorus-stenose** auf. Dabei ist der Magenausgang durch hypertrophe Darmwandmuskulatur verengt. Die Schose ist angeboren und wird im ersten Lebensmonat symptomatisch. Die Babys kotzen nämlich jedes Mal nach dem Füttern oder Stillen alles wieder aus, und zwar so, dass man in Deckung gehen muss. Letztendlich kommt aber eindeutig zu wenig im Darm an, sie sind unterernährt und deshalb ständig hungrig. Unterhalb des Rippenbogens kann man im Oberbauch oft 'ne kirschgroße Masse tasten: den Sphinkter! Neben der typischen Anamnese und Klinik fällt eine metabolische Alkalose auf (durch die Kotzerei). Die Ultraschalluntersuchung räumt dann mit allen Zweifeln auf.

Möglicherweise liegt die Engstelle aber auch weiter oben: Bei der **Achalasie** entspannt sich der kardiale Sphinkter nicht, wenn der verschluckte Brei auf ihn zu rutscht. Er hält alle Ritzen dicht und die Nahrung staut sich im Ösophagus wie die Autos an den Péage-Stellen auf der französischen Autobahn bei Ferienbeginn. Mittels Röntgenaufnahme während und nach Schlucken von Kontrastmittel kann man das Ganze sichtbar machen. Wenn orale Kalzium-Antagonisten und/oder Nitrate den Sphinkter nicht zum Erschlaffen bringen, kann man es mit Infiltration von Botulinum-Toxin versuchen. Sonst: ab unters Messer.

Auch der schon so oft zitierte **Volvulus** bei Malrotation der Darmschlingen könnte dahinter stecken. Gerade intestinale Stieldrehungen sind häufig angeboren und werden deshalb schon im Neugeborenen- oder Kleinkindalter symptomatisch.

Und auch das **Meckel-Divertikel** als häufigste Fehlbildung des Gastrointestinaltraktes präsentiert sich mit Kotzerei und gespannter Bauchdecke. Außerdem zeigen die Kids Hämatochezie (Blutstuhl) und oft ist im rechten Unterbauch eine Masse tastbar. Wer sich nicht mehr so genau erinnert, kann ja den vergangenen Montag nochmal nachschlagen ...

Anamnese & Befund

Der Kleine erscheint energielos und exsikkiert (eingefallene Fontanellen, trockene Windel). Für sein Alter und seine Länge ist er untergewichtig (8. Perzentile). Bei genauem Hinsehen erkennt man hin und wieder von links nach rechts verlaufende peristalti-

---

Diagnose Patient 11: Mittelohrentzündung.

sche Wellen im rechten Oberbauch. Dort kann man 'nen ovalen Knoten ertasten. Da halte ich doch erst mal das Sonogerät drauf: Alles so weit normal, außer im Bereich des Pylorus – dort ist die Darmwand verdickt (das heißt, dass die Pyloruswand mehr als 4 mm betragen muss).

In diesem Zustand gehört der Kleine auf 'ne pädiatrische Intensivstation! Bis die Kollegen ihn abholen, ordne ich schon mal ein Blutbild mit E'lyten, 'ne Blutgasanalyse und ein Röntgenbild mit Kontrastmittel an.

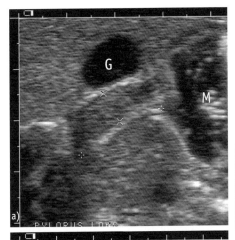

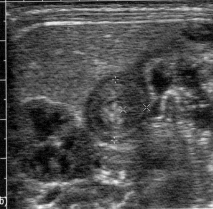

Abb. 13: a) Sonographischer Längsschnitt durch den Pylorusmuskel: 19 mm Länge (+) des Gesamtkanals (normal: 15 mm), Muskeldicke (x) 6 mm (normal: 3 mm und weniger). M: Magen, G: Gallenblase.
b) Sonographischer Querschnitt: Gesamtdurchmesser (+): 15 mm. Muskeldicke (x) 6 mm.

Untersuchung & Ergebnisse

Das Labor zeigt eine metabolische Alkalose samt Kalium- und Chloridmangel – kein Wunder, wenn das Kind das Chlorid des Magensaftes ständig auskotzt! Außerdem sind Hb und Hkt erhöht (Exsikkose). Im Rö.-Kontrast lässt sich der Bereich des Pylorus nur noch als langer dünner Faden darstellen.

Diagnose

Therapie & Komplikationen

Der Knirps gehört auf Intensiv zur Stabilisierung des Wasser-, E'lyt- und Kalorienhaushaltes. Dort legen ihm die Kollegen eine Magensonde zur Druckentlastung. Wenn der Kleine dann wieder bei Kräften ist, geht's ab in den OP zur Myotomie des Pylorus (nach „Ramstedt").

Weitere Infos

Bei der Pylorusstenose handelt es sich einfach nur um eine idiopathische Verdickung sowohl der Längs- als auch der Ringmuskulatur des Darmes am Übergang zwischen Magen und Duodenum. Typischerweise werden die Kids in ihrer dritten bis vierten Lebenswoche vorgestellt. Jungs kriegen so was übrigens rund sechsmal häufiger als Mädels. Ausgleichende Gerechtigkeit: Bei der kongenitalen Hüftdysplasie ist's umgekehrt. Außerdem findet man eine Häufung bei eineiigen Zwillingen sowie bei überreifen Geburten. Wichtig für die Differenzialdiagnose ist, dass das Erbrochene nicht gallig ist! Die Stenose ist ja noch vor der Ampulla Vateri, wo Gallengang und Pankreasgang in das Duodenum münden.

Puuh, mir ist ganz blümerant, so weich in den Knien? Ich brauch jetzt ganz dringend irgendwas zu essen. Den Marsch in die Kantine kann ich mir bei dem Menschenandrang hier wohl knicken. Ob Irmgard wohl . . . ? Ein echter Kumpel. Sie marschiert für mich zum Kiosk und besorgt ein, zwei belegte Brötchen. Bis sie damit wieder hier anrückt, schau ich mir noch schnell die nächste Patientin an, die die Sanis in Zimmer 4 „abgelegt" haben.

Patientin 13

Die 60-jährige Frau ist heute vor ihrem Haus über die letzte Treppenstufe gestolpert und gestürzt. Seither hat sie starke Schmerzen in der rechten Leiste und kann das rechte Bein nicht belasten.

DD-Vorüberlegungen

Frau im besten Osteoporose-Alter, da denkt man – klar – zuerst an eine **Schenkelhalsfraktur.** Die Bruchstelle ist spontan – aber auch auf Zug und/oder Druck – ziemlich schmerzhaft; bei instabiler Fraktur liegt das Bein in Außenrotationsstellung und ist verkürzt. Die Diagnose wird durch Röntgen in zwei Ebenen gesichert. Wenn man will, kann man diese Frakturen dann noch einteilen: Es gibt 'ne Einteilung nach Pauwels, für die der Frakturwinkel, und eine nach Garden, für die die Fragmentverschiebung entscheidend ist. Aber auch **Femurfrakturen,** vor allem pertrochantäre und subtrochantäre, sind ziemlich typische Frakturen bei Osteoporose. Der Oberschenkelschaft kann auch gebrochen sein. Symptome wie gehabt: Beinverkürzung, Außenrotation, schmerzhafte Bewegungseinschränkung, lokaler Druckschmerz. Auch hier liegt das diagnostische Heil im Röntgen in zwei Ebenen. Hüfte und Knie sollten mit drauf sein, wegen möglicher Gelenkbeteiligung.

Möglich wäre aber auch eine traumatische **Hüftluxation.** Da ist das Bein auch außenrotiert und verkürzt. Im Gegensatz zur angeborenen Hüftlux braucht's dazu aber schon ein anständiges Trauma. Hat Mahatma ja vorbildlich drüber referiert, vorhin bei dem Jungen mit der epiphysalen Dysplasie.

Anamnese & Befund

Die gute Frau macht insgesamt einen gesunden, gut genährten Eindruck. Außerdem ist sie ziemlich gut drauf und reißt sogar Witze über die B-Note, die sie mit ihrer eleganten Treppen-Pirouette kriegen müsste. Vor elf Jahren hatte sie zum letzten Mal ihre Periode, nimmt keine Medikamente regelmäßig ein – also auch keine Hormonersatztherapie – und als Sport betreibt sie Gartenarbeit. Als sie versucht, das rechte Bein zu bewegen, kriegt sie so krasse Schmerzen in der rechten Leiste, dass ihr schlagartig das Lachen vergeht. Im Vergleich zum linken ist das rechte Bein verkürzt und stark außenrotiert.

Ist klar, dass es jetzt erst mal runter zum Röntgen gehen muss. Eine Hüftübersicht hätte ich gerne und den rechten Oberschenkel zum

DO

Ausschluss weiterer Frakturen. Routinemäßig bei jeder Neuaufnahme: Blutbild.

Untersuchung & Ergebnisse

Das Blutbild ist normal. Auf dem Röntgenbild sieht man, dass der Schenkelhals direkt neben dem Femurkopf gebrochen ist – eine mediale Schenkelhalsfraktur also. Sie liegt intraartikulär mit sehr steiler Bruchlinie (Pauwel III). Ihre Gelenke sind auch nicht mehr die frischesten: Arthrose lässt grüßen. Außerdem zeigt das Röntgenbild Knochen mit relativ niedriger Dichte; ihr Knochenstatus ist reichlich osteoporotisch.

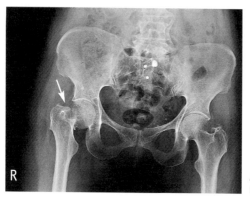

Abb. 14: Schenkelhalsfraktur rechts.

Therapie & Komplikationen

Angesichts ihrer Osteoporose und der verschlissenen Knorpel muss man sich überlegen, ob es nicht ratsamer ist, das Hüftgelenk gleich komplett zu ersetzen, statt die Fraktur mit Schrauben zu fixieren. Das wäre nämlich das normale Vorgehen: den Schenkelhals wieder gerade hinbasteln und mit dem Hüftkopf verschrauben. Bei 'ner lateralen SHF benutzt man häufig die dynamische Hüftschraube. Diese erlaubt trotz Achsenfixierung eine dynami-

Diagnose Patient 12: Spastisch-hypertrophe Pylorusstenose.

sche Kompression der Knochenfragmente. Ansonsten wird entweder eine nicht-dynamische Schraube eingebracht oder gleich das ganze Gelenk ersetzt. Hängt ganz von Alter, Mobilität, Knochenstatus (intraoperativ) etc. ab.

Aber egal, für welche OP sich die Dame entscheidet: In jedem Fall ist Thromboseprophylaxe mit Antikoagulanzien essenziell, sonst landet sie vom Regen in die Traufe.

Übrigens: Wenn junge Leute, d. h. vor Abschluss ihres Wachstums, sich den Schenkelhals brechen, unbedingt auch an eine Epiphysenlösung denken!

Was die Osteoporose-Prophylaxe angeht, sollten sich sämtliche Ladys, vor allem aber diejenigen, die ihre Wechseljahre schon hinter sich haben, in einem Fitness-Studio anmelden und da kräftig Hanteln stemmen. So gut das mit der Ausdauer auch für Herz und Kreislauf sein mag – was die Kräftigung der Knochen angeht, bringt's der Kraftsport wesentlich besser. Und außerdem: anständig Vitamin D und Kalzium einwerfen. Das bremst den Knochenzerfall.

Weitere Infos

Postklimakterische Frauen mit Osteoporose neigen zur SHF. Manche Experten sind der Meinung, dass die Betroffenen stürzen, weil sie sich den Schenkelhals gebrochen haben, und nicht umgekehrt. Wie auch immer – kaputt ist kaputt, und die Therapie ändert sich dadurch nicht. Jüngere Patienten ziehen sich so was eher durch 'nen Unfall zu.

Irmgard ist mit zwei Käsesemmeln und 'nem Schokoriegel zurück. Köstlich! Während ich noch auf beiden Backen kaue, schrammt mein Blick das Wartezimmer: Huups, was macht die Syphilis-Dame von heute vormittag denn wieder da?!?

Patientin 14

Sie hängt ziemlich schlapp mit glasigen Augen auf dem Plastikstühlchen und bibbert. Seit zwei Stunden ungefähr hat sie Schüttelfrost, Kopf- und Gliederschmerzen. Na, bravo!

RR 105/70, P 92, Temp. 39,4 °C.

DD-Vorüberlegungen

Sie wird doch keine **Penicillin-Allergie** haben? Ein anaphylaktischer Schock fehlte heute gerade noch! IgE-Antikörper sind für diese Soforttyp-Reaktion verantwortlich, die ausgelöst wird, wenn nach einer Sensibilisierungsphase der Körper wieder in Kontakt mit einem bestimmten Allergen kommt. Penicillin ist ziemlich berüchtigt dafür, solche Sensibilisierungen hervorzurufen. Dabei müssen die Patienten gar nicht unbedingt schon mal mit Penicillin behandelt worden sein: Erstens gibt es eine Kreuzreaktivität mit Cephalosporinen (so in ca. 10%), zweitens verdanken wir es der großzügigen Fleischindustrie, dass sie uns so manche Penicillin-Dosis mit dem Geflügel-Burger oder Schweineschnitzel frei ins Haus liefert. Symptome können von Triefaugen und Schnupfen über Asthma, Hautausschläge und Ödeme bis hin zum anaphylaktischen Schock reichen. Diagnose: klinisches Bild, Hauttest (Prick-Test). Akut gibt man Epinephrin, Kortison, Antihistaminika und im Zweifelsfall Sauerstoff.

Aber halt: Eben habe ich sie doch mit Penicillin wegen ihrer Syphilis nach Hause geschickt! Man erinnere sich: **Jarisch-Herxheimer-Reaktion!** Behandelt man die Syphilis erstmals mit Antibiotika, so zerfallen die Erreger (Treponema pallidum), und die Endotoxine der Bakterien werden freigesetzt. Hierauf reagiert der Körper Stunden später (i.d.R. innerhalb von 12 h) massiv mit Fieberanstieg, Entzündungsgeschehen sowie einer dramatischen Verschlechterung der zugrunde liegenden Krankheit selbst. Diese Reaktion kann so ähnlich auch bei anderen Infektionskrankheiten auftreten.

Anamnese & Befund

Außer den o.g. Vitalzeichen und ihren Syphilis-Manifestationen gibt es keinen weiteren auffälligen körperlichen Befund.

Diagnose

Therapie & Komplikationen

Da kann man wenig machen, außer vielleicht symptomatisch zu lindern, so gut es geht. Das heißt also: Volumengabe i.v., Gluko-

---

Diagnose Patientin 13: Schenkelhalsfraktur (SHF).

kortikoide, in krassen Fällen ggf. Katecholamine zur Kreislaufsta-bilisierung. Um ruhiger zu schlafen, melde ich sie zur Beobach-tung auf der Intensivstation an. Der Trost ist, dass sich das Ganze in der Regel innerhalb von 24 Stunden von alleine wieder legt.

Weitere Infos

Man glaubt, dass die Liposaccharide der Treponemen für diese Reaktion verantwortlich sind. Im Rahmen der Frühsyphilis muss man bei jedem zweiten, bei der Spätsyphilis v. a. in treponemen-reichen Phasen bei Lues I, II und der Lues connata sogar bei drei von vier Betroffenen damit rechnen.

Und wer kommt jetzt?

Patientin 15

Meine nächste Patientin ist eine 28-jährige Frau, die darüber klagt, dass ihr Gesichtsfeld immer enger werde. Sie fühle sich, als hätte sie Scheuklappen auf. Außerdem sondern ihre Brüste Milch ab, dabei war der Schwangerschaftstest, den sie sich aus der Apotheke besorgt hat, negativ. Angefangen hat das Ganze vor rund fünf Monaten, da hatte sie auch zum letzten Mal ihre Periode. Anfangs fand sie es ganz klasse, dass ihre Regel ausblieb, weil sie dachte, sie sei endlich schwanger. Sie wünscht sich nämlich schon lange ein zweites Kind, aber das will und will nicht klappen. Ihr bislang also einziges Kind ist mittlerweile viereinhalb Jahre alt.
RR 130/75, P 72, Temp. 36,8 °C.

DO

DD-Vorüberlegungen

Ein Tumor in Hypophysennähe wäre eine Erklärung für alles, was sie so schildert. Beispielsweise ein **Kraniopharyngeom** (Erdheim-Tumor). Das ist ein unregelmäßig begrenzter und zum Teil verkal-kender, dysontogenetischer Tumor, der sich häufig im ersten bis zweiten Lebensjahrzehnt entwickelt und aus Zellresten des em-bryonalen Hypophysenganges resultiert. Da er auf die Hypophyse und das Chiasma opticum drücken kann, entwickeln die Betroffe-nen hormonelle Störungen und/oder Sehstörungen. Dieser Tumor ist zwar benigne, rezidiviert aber häufig, wenn man ihn nicht vollständig reseziert.

Eine weitere Möglichkeit stellen die Hypophysenadenome dar. Diese lassen sich in hormonaktive und -inaktive Adenome unterteilen. Das häufigste Adenom ist das **Prolaktinom,** das aus autonomen, Prolaktin produzierenden Zellen des Hypophysenvorderlappens besteht. Es ist zwar ein gutartiger Tumor, das Problem besteht aber in seiner zunehmenden Expansion. Durch die Hyperprolaktinämie funktioniert es oben zu gut (Galaktorrhö) und unten zu schlecht (Amenorrhö, Libido- und Potenzstörungen). Durch Kompression des Chiasma opticum kann es auch hier zu Sehstörungen kommen, außerdem zu einer (partiellen) Hypophysenvorderlappeninsuffizienz, Kopfschmerzen und Nausea. Man kann im Schädel-MRT wie auch im CCT eine Raumforderung in der Sella turcica erkennen. Hinweisend auf eine Raumforderung im Bereich der Hypophyse wäre ebenfalls eine ausgeleierte Sella turcica in der seitlichen Nativröntgenaufnahme des Schädels.

Anamnese & Befund

Die Untersuchung bestätigt ihre Angaben: temporale Gesichtsfeldeinschränkungen beidseits, die Brüste sind prall gefüllt und entleeren spontan und auf Druck Milch. Die restliche körperliche und auch die gynäkologische Untersuchung ist normal.

Also denn: noch mal ein Schwangerschaftstest – man weiß ja nie –, außerdem Prolaktin- und TSH-Spiegel, eine Brustbiopsie und ein CCT.

Untersuchung & Ergebnisse

Der Schwangerschaftstest ist negativ und der TSH-Spiegel normal. Aber das Prolaktin setzt mit 2800 mU/l zu Höhenflügen an – das ist schon sehr verdächtig auf ein Hypophysenmikro- bzw. -makroadenom. Und siehe da: Das CCT zeigt ein fettes Hypophysenmakroadenom mit über 10 mm Durchmesser, welches auf das Chiasma drückt. Die Mammabiopsie ist unauffällig, ohne Hinweis auf Malignität.

Diagnose

Diagnose Patientin 14: Jarisch-Herxheimer-Reaktion – bei der Konstellation eigentlich eindeutig!

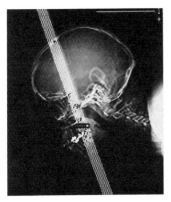

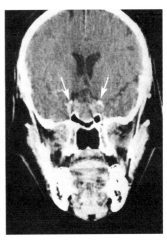

Abb. 15: CCT nach KM-Gabe: Hypophysentumor (Pfeile), links: Scout.

Therapie & Komplikationen

Grundsätzlich werden alle Prolaktinome, die sich nicht akut verschlechtern, konservativ mit Bromocriptin eingeschrumpft und in regelmäßigen Abständen mittels CCT bzw. MRT Schädel kontrolliert – so wird auch bei dieser Patientin verfahren. Erst bei akuter Visusverschlechterung (Einblutung, Hypophysenapoplex) oder bei frustraner medikamentöser Therapie würde man zum Messer greifen.

Komplikationen können die komplette oder partielle Hypophyseninsuffizienz (Panhypopituitarismus) sein, die in den meisten Fällen eine lebenslange Hormonsubstitutionstherapie erfordert. Sie führt übrigens – auch bei Männern – zur Unfruchtbarkeit. (Übrigens: Bei dieser Patientin hat trotz Therapie die Regelblutung nicht wieder eingesetzt. Aber dann war der Versuch, eine Ovulation mit Clomiphen einzuleiten, erfolgreich.)

Weitere Infos

Prolaktinome kommen auch bei Männern vor. Adenome, die kleiner als 10 mm sind, gelten als Mikroadenom. Alles über 10 mm nennt man Makroadenom. Prolaktinome kommen übrigens bei über 10% der Bevölkerung (asymptomatisch) vor. Allerdings kann man sich nicht einfach am Prolaktinspiegel orientieren. Zum einen, weil der normale Spiegel individuell ziemlich unterschiedlich ausfallen kann, zum anderen, weil eine Erhöhung des Prolaktinspiegels noch eine ganze Reihe anderer Ursachen haben kann: z. B. die anderen (nicht Prolaktin-produzierenden) Hypophysen-

DO

adenome, deren Raumforderung Druck auf das umliegende Gewebe ausübt und dadurch wohl alles aus den Prolaktinschläuchen drückt. Man spricht dann von einer Begleit-Hyperprolaktinämie. Medikamente wie Phenothiazide und Metoclopramid können ebenso die Ursache sein wie eine chronische Niereninsuffizienz oder eine Schilddrüsenunterfunktion, und auch idiopathisch kommt sie vor.

Ein zu hoher Prolaktinspiegel stört den pulsatilen Rhythmus der LH-Ausschüttung, das ebenfalls im Hypophysenvorderlappen produziert wird. Daraus resultieren, wie in diesem Fall, Zyklusstörungen und Infertilität.

Patient 16

Ich hab's geahnt: Mein (hoffentlich) letzter Patient für heute ist schon wieder ein Knabe, diesmal ein siebenjähriger. Er ist ein bisschen pummelig und hat während der letzten sechs Monate zu hinken begonnen, weil er in der rechten Leiste Schmerzen hat, die in Richtung medialer Oberschenkel ausstrahlen.

Vitalzeichen unauffällig.

DD-Vorüberlegungen

Bei dem Beschwerdebild fällt mir doch prompt der Vortrag ein, den Mahatma heute Mittag bei dem kleinen Jungen mit der epiphysären Dysplasie vom Stapel gelassen hat. **Morbus Perthes** und **Epiphysiolysis capitis femoris** kämen hier durchaus auch in Frage. Für eine angeborene **Hüftgelenksluxation** ist er vielleicht schon ein bisschen alt, und von einem Trauma ist bei dem Knaben nicht die Rede, daher ist die Lux hier wohl kein so heißer Kandidat. Aber rein theoretisch wäre auch ganz was anderes noch möglich: die **Lyme-Krankheit,** über die ich gestern ja bei dem Mann mit der Pseudogicht schon ausführlich meditiert habe. Dabei können als Spätsymptom schließlich auch Mono- oder Oligoarthritiden auftreten, die in eine chronisch-erosive Form (sog. Lyme-Arthritis) übergehen können. Diese Theorie würden spezifische IgM/IgG-Antikörper in Blut, Liquor oder Gelenkpunktat stützen.

Diagnose Patientin 15: Prolaktinom mit sekundärer Amenorrhö.

Anamnese & Befund

Sein rechtes Bein ist kürzer und in der Beweglichkeit besonders bei der Innenrotation und Abduktion im Vergleich zur Gegenseite schmerzhaft eingeschränkt. Der restliche körperliche Befund ist unauffällig.

Also dann: Das Routinelabor wird durch Borrelien-Antikörpertiter ergänzt, ansonsten hätte ich gerne zuerst eine Ultraschalluntersuchung der Hüftgelenke und danach eine Röntgenaufnahme des Beckens a.p. und eine axiale Aufnahme beider Hüftgelenke nach Lauenstein. Diese Röntgenaufnahme wird bei 70 Grad Beugung und 50 Grad Abspreizung des Hüftgelenkes angefertigt – so sieht man das Ausmaß des Hüftkopfbefalls am besten.

Untersuchung & Ergebnisse

Aus dem Labor kommt ein reinrassiges „o.B.". Auf der konventionellen Beckenübersicht und der Lauenstein-Aufnahme erscheint der rechte Hüftkopf abgeflacht und „verdichtet" und der rechte Gelenkspalt ist leicht verschmälert.

Diagnose

DO

Therapie & Komplikationen

In der Therapie des Perthes ist die Gelassenheit des Behandlers oberstes Gebot. Die Behandlungsprinzipien heißen „motion" und „containment", also Zentrierung des Hüftkopfs in der Pfanne und bewegen, bewegen, bewegen … Gelegentlich wird bei starken Schmerzen die Entlastung mit zwei Unterarmgehstützen für kurze Zeit notwendig. Außerdem natürlich konsequente Physiotherapie. Gegen mögliche Schmerzen und Entzündungsvorgänge helfen NSAR (kein ASS wegen Reye!).

Beim Auftreten von Risikozeichen ist die intertrochantäre varisierende Umstellungsosteotomie – also Knochen brechen, in die richtige Stellung schieben und wieder zuwachsen lassen – eine Alternative. Die Prognose ist abhängig vom Alter (je jünger, desto besser!), von der Beweglichkeit und der Zentrierung des Hüftkopfes in der Pfanne; bei Verschlechterung muss eine Verbesserung operativ erzwungen werden.

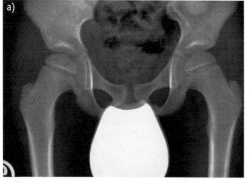
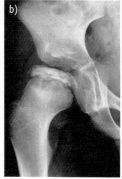
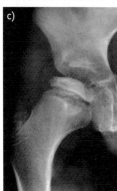
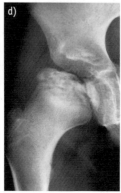

Abb. 16: a) Gering verbreitert erscheinender Gelenkspalt rechts; b) Nach 10 Monaten Kondensation der Epiphyse mit Höhenminderung und Verbreiterung der Metaphyse; c) Nach weiteren 4 Monaten scholliger Zerfall der Epiphyse; d) Nach weiteren 8 Monaten allmähliche Wiederherstellung der Feinstruktur der Epiphyse (Stadium der Reparation mit Übergang in Defektheilung).

Weitere Infos

Diese Hüfterkrankung zählt zu den avaskulären Knochennekrosen, das heißt, da ist die Durchblutung des Hüftkopfes gestört. Die Ursache der Erkrankung ist nach wie vor unbekannt. Jungs sind häufiger betroffen als Mädels, das Prädilektionsalter liegt zwischen vier und zwölf Jahren. In jedem Fall heilt die Erkrankung aus, fraglich bleiben aber die endgültige Hüftkopfform und Beweglichkeit. Diese sollen durch die konservative oder die operative Behandlung optimiert werden.

So. Meinereiner ist jetzt reif für den Feierabend; die Wartezimmerbelegung (gähnende Leere, juchhu) ist damit gut kompatibel, also mach ich mich jetzt aus dem Staub!

Diagnose Patient 16: Morbus Perthes.

►► *Was habe ich heute gelernt?*

- malignes neuroleptisches Syndrom ► Ausschlussdiagnose, aber dann ab auf Intensiv!
- Syphilis ► behandeln mit Penicillin i.v., damit lange genug ein konstanter Wirkspiegel besteht
- Enchondrom ► ist es kleiner als ein Drittel des Querdurchmessers des Knochens, kann man eigentlich zuwarten, aber manchmal geht das trotzdem schief
- Migräne ► kann die Seiten wechseln
- Arteriitis temporalis ► Kortison schnell und lange genug, sonst droht Erblindung
- Pseudomyasthenie ► paraneoplastisches Syndrom, also entsprechenden Tumor (v.a. kleinzelliges Bronchial-Ca) suchen
- Vaginalblutung in der Spätschwangerschaft ► ist immer pathologisch und muss abgeklärt werden!
- Ulcus molle ► schmerzhaftes Ulkus, das unangenehm riecht, und Erreger in Fischzugformation
- kongenitale ektodermale Dysplasie ► schafft man es, die Kinder vor Hitze zu schützen, ist die Lebenserwartung unverändert
- epiphysäre Dysplasie ► kleinwüchsige Kinder mit normalen Proportionen, die beim Gehen watscheln
- Otitis media ► die wichtigste Therapie sind Nasentropfen
- Pylorusstenose ► Jungs sind bevorzugt und müssen nach „Ramstedt" unters Messer
- Schenkelhalsfraktur ► Osteoporose-Alarm! Bein verkürzt in Außenrotation
- Jarisch-Herxheimer-Reaktion ► zerfallende Treponemen verschießen ihr letztes Gift: symptomatisch behandeln und zuwarten
- Prolaktinom ► so was hat rund jeder Zehnte, ohne was davon zu merken
- Morbus Perthes ► das A und O ist, „contAinment" (in der Pfanne) und „mOtion".

DO

FREITAG

Als ich morgens die Ambulanz betrete, sitzt im Wartezimmer schon eine alte Bekannte: die strenge Bibliothekarin, die an der Uni im Fachbereich Medizin das Regiment führt. Ich weiß gar nicht, wie oft ich mit der schon zusammengerasselt bin, weil man im Lesesaal nicht schwätzen und in der Garderobe die Jacken nicht so „hinschlampern" darf. Völlig ausgerastet ist sie immer, wenn irgendwo in ihrem Heiligtum bei einem Studenten ein Handy geklingelt hat ... Aber wenn's drum ging, ein bestimmtes Buch oder einen Zeitschriften-Artikel aufzuspüren, war sie immer einsame Spitze, und außerdem hat sie manchmal ein Auge zugedrückt, wenn die Copy-Karte mal wieder leer war, und mir zwei, drei Kopien „auf Kosten des Hauses" spendiert. Muss ich doch gleich mal hallo sagen gehen. Sie freut sich offenbar, mich zu sehen.

Patientin 1

Anamnese

Ob ich mal einen schnellen Blick auf ihr linkes Knie werfen kann, bevor sie in der Bibliothek sein muss? Das tut ihr nämlich nun schon seit Jahren weh, aber mittlerweile wird's immer schlimmer. Die vielen Treppen im Institut und auch diese Leitern, die sie ständig erklimmen muss, machen ihr jetzt echt das Leben schwer. Unter Belastung sind die Schmerzen hauptsächlich hinter der Kniescheibe, entlang der „Innenseite" und in der Kniekehle lokalisiert. Dagegen hat sie bisher nur Schmerztabletten (Ibuprofen) genommen. Diagnostik für rheumathoide Arthritis sei noch nicht gelaufen. 53 Jahre ist sie mittlerweile alt und auch ein klitzekleines bisschen übergewichtig (höflich formuliert).
RR 140/85, P 74, Temp. 37,1 °C.

DD-Vorüberlegungen

Da wäre erst mal die **Bakerzyste:** Sie entsteht, wenn entzündungs-
bedingt vermehrt Synovia gebildet wird, beispielsweise aufgrund
von **RA, Meniskusläsion, degenerativer Arthrose, Bänderriss**
oder so. Der intraartikuläre Druck steigt, woraufhin die Synovia
die Kapsel ausdehnt, normalerweise durch die Bursa des M. semi-
membranosus. Kann ganz prallhart werden, fluktuieren, je nach
Belastung kleiner oder größer werden und sich manchmal auch
spontan wieder zurückbilden. Symptome sind eine fett geschwollene Kniekehle, Steifegefühl und Schmerzen, vor allem bei Belastung, besonders beim Beugen der Knie. Diese Zyste ist leider das

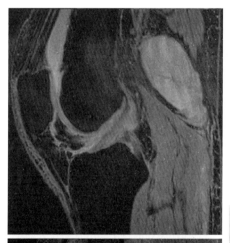

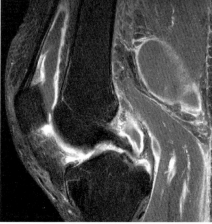

Abb. 17: MRT in sagittaler
Orientierung mit großer
Bakerzyste (T_2-gewichtet:
also Zysteninhalt mit Flüssigkeit hell und Fettsätti-
gung) sowie T_1-gewichtet
nach MK i.v. (Zysteninhalt
dunkel, randständige KM-
Aufnahme).

Schicksal vieler Knieverletzter. Ultraschall und Kernspintomographie bestätigen die Diagnose.

Eine **Beinvenenthrombose,** also der Verschluss einer tiefen Beinvene, kann manchmal mit ziemlich heftigen Symptomen auf sich aufmerksam machen: Das Bein schaut wegen der Abflussstörung aus wie ein roter Luftballon, ist prall gespannt und heiß mit glänzender Haut. Drückt man drauf, springt der Patient vor Schmerz an die Decke. Das muss aber alles gar nicht sein, manch einer merkt gar nichts davon, vor allem wenn er ans Bett gefesselt ist. Bei der vergleichenden Umfangsmessung ist das Bein dicker, aber Goldstandard für die Diagnose sind natürlich Duplexsonographie, Phlebographie und die Bestimmung der D-Dimere („Abfall"-produkte, die bei der Thrombenbildung entstehen).

Nicht zu verwechseln mit der **Thrombophlebitis,** der Entzündung einer oberflächlichen Vene. Bei der dominiert eine unschöne Beulenbildung entlang der jeweiligen Vene, in deren Umgebung die Haut glüht und tomatenrot ist. Selten leiden die Patienten unter Allgemeinbeschwerden wie Fieber. Das ist eine Blickdiagnose, trotzdem sollte man zum Ausschluss einer tiefen Thrombose mal den Gefäßdoppler draufhalten.

Anamnese & Befund

Während ich sie untersuche, klagt sie ohne Punkt und Komma weiter: Schmerzen hat sie auch im Bereich der Lenden- und Halswirbelsäule, der Iliosakralgelenke beidseits, an beiden Hand- und sämtlichen Fingergelenken. Ach ja, und die Sprunggelenke tun ihr auch schon seit Jahren weh. Die schmerzfreie Gehstrecke gibt sie mit null Metern an, da sie auch in Ruhe Schmerzen hat.

Der körperliche Befund ist so weit eigentlich nicht dramatisch, bis auf die Knieregion: Beide Knie sind überwärmt, gerötet und geschwollen. In der Kniekehle lässt sich – besonders rechts – eine deutlich abgrenzbare Schwellung ertasten. Ansonsten sind die Beine symmetrisch in Form und Umfang. Kein Wadendruckschmerz. Hier wäre eine weitere Abklärung der Arthritis notwendig. Das Gesamtbild schaut zwar aus wie eine rheumatoide Erkrankung, kann aber auch chronisch degenerativ sein. Wie dem auch sei, jetzt halte ich erst mal den Ultraschallkopf in die Kniekehle.

Untersuchung & Ergebnisse

Dabei sehe ich eine deutlich abgegrenzte flüssigkeitsgefüllte Raumforderung in der rechten Poplitea. Links auch, aber dort ist sie kleiner. Außerdem ein deutlicher Erguss beidseits im Kniegelenk.

_____

Therapie & Komplikationen

Die Therapie ist zunächst konservativ mit NSAR, physikalischer Kühlung, Entlastung und – wie bringe ich ihr das schonend bei? – Gewichtsreduktion. Ansonsten kann man die Schose auch operativ angehen, mittels Synovektomie, sprich: Abtragung respektive Vernarbung der inflammatorisch aktiven Synovia. Das ist aber eher die Ausnahme, in den meisten Fällen rührt man Bakerzysten nicht an. Besonders dann nicht, wenn die zugrunde liegende Arthrose mit einer Totalendoprothese (TEP) versorgt wird. Denn wenn einmal der Grund für die ursprüngliche Entzündung behoben ist, bildet sich die Zyste zurück oder wird asymptomatisch.

Weitere Infos

Bei chronischer Reizung eines Gelenks reagiert die Synovialmembran mit gesteigerter Absonderung von Synovialflüssigkeit. Besonders bei anhaltender Belastung führt das dazu, dass sich mit der Zeit eine mit Flüssigkeit gefüllte Aussackung der Synovialmembran nach hinten in die Kniekehle drückt – et voilà: die Bakerzyste. Deshalb findet man sie nicht nur bei rheumatoider Arthritis, sondern auch beim banalen, primär nicht-entzündlichen Knorpelverschleiß.

Da kommt die nächste Frühaufsteherin, die sich noch schnell untersuchen lassen will, um anschließend rechtzeitig zur Arbeit zu erscheinen:

Patientin 2

Diesmal ist es eine Sekretärin (halb so alt und halb so schwer wie die Dame von der Bibliothek ...), die von stechenden, in die Hand

FR

ausstrahlenden Schmerzen und Kribbeln im Bereich der rechten Handgelenksinnenseite gequält wird, vor allem nachts.
RR 120/80, P 68, Temp. 36,9 °C.

DD-Vorüberlegungen

Das Medianuskompressionssyndrom, besser bekannt als **Karpaltunnelsyndrom (CTS)**, könnte solche Symptome machen. Durch Einklemmung des Nerven unter dem Retinaculum flexorum verkümmert die Muskulatur des Daumenballens – so wird aus der kräftigsten Männerhand ein zierliches Damenhändchen. Das Gefühl setzt auch aus, und zwar sowohl in der hohlen Hand als auch an dem dann so grazilen Daumen, dem noch kräftigen Zeigefinger, dem Stinkefinger und der medialen Seite des Ringfingers. Frauen scheinen irgendwie prädisponiert für diese Störung. Risikofaktoren sind Schwangerschaft, rheumatiforme Erkrankungen. Bei der klinischen Untersuchung fällt ein positives Tinel-Zeichen auf: Leichtes Beklopfen der entsprechenden Nervenkompressionsstelle löst beim Patienten Missempfindungen wie Schmerz und Parästhesien im Versorgungsgebiet und im Verlauf des Nervs aus. Zur Diagnosesicherung gehört dann noch die Messung der Nervenleitgeschwindigkeit.

Ansonsten kriegt man auch solche kribbelnden Schmerzen, wenn die entsprechenden Nervenwurzeln etwas angeschlagen sind. Bei Symptomen in der Hand kämen also **Radikulopathien der Halswirbelsäule** (genauer: der C6-Wurzel) in Frage. Durch längere Fehlhaltung oder Fehlbelastung kann es zu Verspannungen im Nacken-/Schulterbereich kommen, was ja bei so einer Schreibtischtätigkeit nicht so unwahrscheinlich wäre. Auf die Dauer sorgen die Verspannungen für erhöhten Verschleiß der Wirbelsäulengelenke, wodurch sich wiederum die Fehlhaltung verstärkt, woraus dann auch die Reizung der Nervenwurzeln resultiert. Diesen Teufelskreis findet man (grob vereinfacht) übrigens auch bei systemisch-entzündlichen Erkrankungen wie der rheumatoiden Arthritis, durch Befall der Synovia der Halswirbelgelenke. Distal an der oberen Extremität machen sich die Radikulopathien bemerkbar als Taubheitsgefühl, Kribbeln, Schmerz oder gar motorische Ausfälle. Nachweisen lässt sich so was durch Röntgenaufnahmen der HWS, MRT und CT.

Wesentlich weiter verbreitet und auch schlechter zu kurieren ist

---

Diagnose Patientin 1: Bakerzyste.

die **rheumatoide Arthritis (RA)**. Charakteristisch ist, dass die Gelenke vor allem am Morgen so steif sind, dass die Patienten sie kaum bewegen können. Im Lauf des Tages wird das dann besser. Betroffen sind in erster Linie Synovialgelenke (Finger-, Hüft-, Knie-, Sprung-, HWS- und Ileosakral-Gelenke). Mit der Zeit verlieren die Gelenke auch ihre normale Gestalt und Funktion. Die ulnare Deviation und Schwanenhalsdeformität der Finger fallen wohl jedem ein beim Stichwort RA. Eine ernste Komplikation ist die Luxation im Atlanto-Axial-Gelenk, wobei die Dens axis sich in die Formatio reticularis drücken kann. Mit Fortschreiten der Erkrankung nehmen die Einschränkungen im täglichen Leben zu: Bücken geht nicht mehr, Waschen wird schwieriger, Ankleiden ist nur unter größten Anstrengungen möglich. Auch das Atmen und Tasten wird zunehmend belastender. Die Destruktion der Gelenke sieht man zwar im Röntgenbild, aber dann ist die Zerstörung meist schon ziemlich weit fortgeschritten. Im Vorfeld kann die RA durch Bestimmung der Rheumafaktoren oder durch einen Gen-Test entlarvt werden. An Laborbefunden findet man neben den Rheumafaktoren meistens auch eine beschleunigte BKS und erhöhte Akut-Phase-Proteine.

Anamnese & Befund

Sie ist als Schreibkraft im Büro eines Großhandels tätig und wacht nachts wegen Schmerzen in der Hand und Kribbelgefühl auf. Nach Ausschütteln des Armes wird es besser. Inzwischen hat sie immer ein pelziges Gefühl in den ersten drei Fingern. Die Beschwerden hätte sie schon seit drei Jahren, in letzter Zeit würden sie jedoch zunehmen, das taube Gefühl würde nicht mehr vergehen.

Befund: Bei der Inspektion der Hand fällt eine Verschmächtigung des Daumenballens auf, Faustschluss und Fingerstreckung sind unauffällig, die Kraft ist seitengleich. Die Dame gibt Pelzigkeit an den ersten dreieinhalb Fingern an, Spitz/Stumpfunterscheidung ist möglich und auch die Messung der Zwei-Punkte-Diskriminierung gibt kaum einen Unterschied zur gesunden Hand. Die übrige Untersuchung ist unauffällig.

So, jetzt brauche ich ein Routinelabor mit CRP. Entscheidend ist jedoch die Vorstellung beim Neurologen zur Messung der Nervenleitgeschwindigkeit. Eine Verlängerung der sensiblen und motorischen Latenz des Nervus medianus beweist das vorliegende CTS. Lässt sich dies jedoch nicht nachweisen, so muss man auch an eine Schädigung der Nervenwurzeln im Bereich der Halswirbelsäule denken und dies mittels HWS-Röntgen oder CT abklären, die Bestimmung der Rheumafaktoren, außerdem ein Röntgenbild vom Handgelenk in zwei Ebenen, ggf. auch Funktionsaufnahmen der HWS.

Untersuchung & Ergebnisse

Bei Beklopfen des Karpaldaches gibt die Patientin ein elektrisierendes Gefühl ausstrahlend in die betroffenen Finger an (der Tinel-Test ist also positiv), bei maximaler Beugung des Handgelenks mit Druck auf das Karpaldach kommt es nach 12 Sekunden zu den gleichen Beschwerden (positiver Phalen-Test). Wer mag, kann jetzt noch eine Aufnahme des Karpalkanals machen, denn anatomische Varianten können zu einer knöchernen Einengung des Karpalkanals führen. Vom Neurologen höre ich, dass die NLG sensibel und motorisch verlangsamt ist. Na, also.

Diagnose

Therapie & Komplikationen

Zunächst probieren wir's mal konservativ mit Ruhigstellung der Hand auf einer Gipsschiene zur Nacht und evtl. NSRA. Wenn das nichts bringt, muss der Hand- oder Neurochirurg ran und mit einer Spaltung des Retinaculum flexorum dem Nerv aus der Klemme helfen.

Weitere Infos

Kleiner Exkurs in die Anatomie: Die Fasern aus den Wurzeln C6–Th1 bilden den Fasciculus medialis und lateralis, die sich dann im Bereich der A. axillaris zum N. medianus vereinigen. Er versorgt im Groben die Pronatoren und fast alle Unterarmflexoren. Dann zwängt er sich gemeinsam mit einer Hand voll Sehnen unterhalb des palmaren Retinaculums (Karpaltunnel) hindurch, um die Mm. lumbricales I–III und den Thenar (M. opponens pollicis, M. abductor pollicis und der superficiale Anteil des M. flexor pollicis brevis) zu versorgen. Fällt der N. medianus, können die Leute keine anständige Faust mehr ballen, sondern beim Versuch resultiert die berühmte Schwurhand! Die sensiblen Äste versorgen palmar die Haut der Finger I, II, III und den radialen Anteil von IV, dorsal nur II, III und die radiale Hälfte von IV.

Aufgrund der Enge in diesem Tunnel kann es bei Überbelastung tatsächlich zu Reibereien zwischen Nerv und Sehnen kommen, die dann beleidigt sind und entzündlich anschwellen. Der Nerv wird etwas eingequetscht und gereizt und vernachlässigt seinen Job distal des Retinaculums.

So, jetzt habe ich mir aber meinen „Arbeitsantrittskaffee" echt verdient. Mit der Idee steh ich nicht alleine da: Robert und August schlürfen schon. Anschließend sucht sich jeder eines der diversen Krankenblätter raus, die sich inzwischen mal wieder angesammelt haben.

Patientin 3

Huups, ein Blick auf das dicke Krankenblatt hier lässt nichts Gutes ahnen: Eine an AIDS erkrankte 34-jährige Hausfrau, die sich nun vorstellt mit kürzlich aufgetretenen Gesichtsfeldausfällen, linksseitigen Hypästhesien und Krampfanfällen.
RR 120/80, P 78, Temp. 37,5 °C.

DD-Vorüberlegungen

Was sind das denn für Krampfanfälle? Steht da nicht. Mmmh. Möglicherweise könnten **fokal-motorische Anfälle** so eine Symptomatik verursachen. Wie der Name schon sagt, handelt es sich dabei nicht um einen generalisierten Krampfanfall, sondern es sind nur bestimmte Muskelgruppen betroffen (Finger, Gesicht, etc.). (Eine Sonderform ist übrigens der Jackson-Anfall. Der kann beispielsweise am kleinen Finger beginnen und sich von da aus immer weiter ausbreiten. Aber das gehört hier jetzt nicht her.) In bestimmten Fällen kann es auch zum Ausfall der Sprache kommen. Denkbar wären entsprechend auch Hypästhesien und Sehstörungen im Anfall. Bei entsprechender Klinik erhärtet das EEG die Diagnose.

Auf der anderen Seite hat die Frau mit ihrer AIDS-Diagnose ja nun echt ein Problem. Weiß nicht, wie sie das wegsteckt, aber denkbar wäre doch, dass sie es in Form einer **Konversionsstörung** verarbeitet. Aber das ist in jedem Fall eine Ausschlussdiagnose.

Also weiter im Text. Möglich wäre auch, dass sie zusätzlich zu ihrem AIDS eine **Multiple Sklerose** ausbrütet. Was den progredienten Zerfall der Myelinscheiden hervorruft, weiß man nicht. Aber erste Symptome können durchaus Sensationsausfälle sein. Auch hier braucht man zur Diagnose die seitenvergleichende Messung der Nervenleitgeschwindigkeit.

Wo wir gerade bei AIDS sind: Besonders immunkomprimierte Menschen (Transplantierte, AIDS- oder Tumorkranke etc.) sind anffällig für die **progressive multifokale Leukoenzephalopathie,** bei der sich die weiße Substanz sukzessive zersetzt. Es kommt zu kognitiven, motorischen und sensiblen Ausfällen, bis hin zur Wesensänderung und zum guten Schluss zum Exitus. Ursache scheint eine Infektion mit JC-Viren (Papovaviren) zu sein. Im MRT (T_2) vom Schädel sieht man hyperdense fleckige Läsionen im Bereich der weißen Substanz. Das ändert aber nicht viel, denn eine Therapie gibt's nicht.

Ebenfalls einen progredienden Zerfall der Persönlichkeit mit epileptischen Anfällen, Myoklonien, typischen EEG-Veränderungen und kortikaler Hirnatrophie verursacht die **subakute sklerosierende Panenzephalitis (SSPE),** eine Spätkomplikation der Maserninfektion.

Genauso fatal wäre eine der diversen **Prionkrankheiten,** die zurzeit in aller Munde sind (vgl. Patient 4 am Montag dieser Woche).

Anamnese & Befund

Die körperliche Untersuchung zeigt unregelmäßige Sensibilitäts- und Motorikausfälle links, außerdem eine sensible Aphasie. Das Gesichtsfeld ist unregelmäßig verschwommen eingeschränkt.

Also nehme ich ihr nun erst mal Blut ab zur HIV-Kontrolle und schicke sie anschließend zum Kernspin (T_2) des Schädels.

Untersuchung & Ergebnisse

ELISA und Western-Blot sind auf HIV positiv, aber das wussten wir ja schon. Im MRT sieht man vereinzelte Läsionen in der weißen Substanz der Parietal-, Okzipital- und Temporallappen der rechten Hemisphäre.

Diagnose Patientin 2: Medianuskompressionssyndrom, Karpaltunnelsyndrom.

Therapie & Komplikationen

Da gibt's nichts zu tun: Der Verlauf ist progressiv ohne Kausaltherapie. Wahrscheinlich überlebt sie das nächste halbe Jahr nicht!

Weitere Infos

Auslöser der PML sind das JC- oder BK-Papovavirus (JC und BK sind die Initialien derjenigen, bei denen der Virus erstmals entdeckt wurde) und machen sich hauptsächlich in Immunkomprimierten breit.

Puuh, was für eine fiese Kiste! Aber zum Grübeln bleibt keine Zeit, hier tobt grad echt der Bär!

Patienten 4a – h

Wow, das nächste Zimmer gehört wegen Überfüllung geschlossen. Darin tummelt sich eine Flüchtlingsfamilie (sprich: Eltern und sechs Kinder im Alter zwischen drei und zwölf Jahren) samt Dolmetscher. Sie leben im Flüchtlingslager alle in einem Zimmer – außer dem Dolmetscher natürlich. Der berichtet, dass die gesamte Familie unter starkem Juckreiz leidet, der sich am ganzen Körper breit macht, bloß nicht im Gesicht (!). Am schlimmsten sei es nachts.

DD-Vorüberlegungen

Das riecht doch förmlich nach Parasiten, oder? Da wäre erst mal die Krätze, vornehm: **Skabies.** Wenn die auf so engem Raum zusammenleben, haben die befruchteten Weibchen der Krätzmilbe (Sarcoptes scabiei) leichtes Spiel, sich durch Kontaktinfektion von Mensch zu Mensch zu verbreiten. Sie nisten sich in der Hornschicht zarter Hautpartien ein, wie Fingerseiten, Handgelenkbeugen, bei Frauen häufig die Brustwarzen und bei Männern die Genitalien. Dort bohren sie Gänge, in die sie ihre Eier ablegen. Der Wirtskörper quittiert das mit juckenden Bläschen und Papeln.

Das Leitsymptom ist hochgradiger Juckreiz, der nachts in der Bettwärme wesentlich stärker wird als tagsüber. Schaut man sich die Haut genauer an, kann man die Milbengänge erkennen und evtl. auch die Eier, die als kleine dunkle Punkte erscheinen. Wer schlechtere Augen hat, kann auch das Mikroskop zur Hilfe nehmen: Da sieht man mit etwas Glück am Ende des Milbenganges auch die Milben selbst samt Kot. Als Komplikationen muss man mit Ekzemen und regionärer Lymphadenitis rechnen, deshalb nach den berühmten roten Streifen gucken. Eine besonders fiese Sonderform ist übrigens die **Scabies norvegica,** die Variante für Abwehrgeschwächte. Da wittern die Viecher nämlich Morgenluft und verbreiten sich wie nicht gescheit, was zu dicker Borkenbildung an Händen und Füßen führt. Trägt man diese Borken tangential ab, findet man massenhaft Milben im Präparat. Bei einer normalen Skabies findet man 10 bis 20 Milben pro Patient, bei einer Skabies norvegica 1000 bis Millionen Milben!

Wanzen und Flöhe führen zu Mückenstich-ähnlichen, juckenden Papeln. **Läuse** brauchen Körperhaare, um sich einzunisten. Sie findet man also auf der Kopfhaut oder in Achsel- und Schambehaarung und krabbeln, was man meist schon mit dem bloßen Auge sieht. Kommt also alles nicht wirklich als DD in Frage.

Pilze können einen durchaus auch mit Juckreiz wahnsinnig machen. Sie lagern sich gern in den äußeren Hautschichten der Epidermis und anderen keratinhaltigen Gegenden (z. B. Haare, Nägel) ein und vermehren sich da. Trychophyton-, Microsporum-Arten und Epidermophyton floccosum zählen dazu. Erhältlich in jeder öffentlichen Badeanstalt – und sicher auch in den Sammelduschen der Flüchtlingslager. An Hand- und Fußflächen sicher nur schwer zu unterscheiden. Am Körper führen Pilzinfektionen aber zu kreisrunden, randbetont schuppenden, sehr typischen roten Flecken. Aber auch nicht so sehr wahrscheinlich.

Aber über generalisierte **Ekzeme,** also z. B. **Neurodermitis,** sollte man vielleicht noch ausführlicher nachdenken. Die Patienten leiden sehr unter Ekzemen mit starkem, sehr quälendem und lang anhaltendem Juckreiz. Die Prädilektionsstellen sind Ellenbeugen, Kniekehlen, Hals und Gesicht, wo man gerötete, licheninfizierte Herde mit Kratzspuren und vor allem entzündliche Pusteln und nässende Hautflächen findet. Aber gleich eine komplette Familie im akuten Schub? Vor allem bei kleinen Kindern kann die Unter-

Diagnose Patientin 3: Progressive multifokale Leukenzephalopathie (PML).

scheidung schwierig sein. Die Skabies befällt bei Säuglingen oft Hand- und Fußflächen oder auch das Gesicht, also die gleichen Stellen wie die Neurodermitis in diesem Alter. Auch bei Erwachsenen kommt es nicht selten vor, dass schon länger erfolglos Ekzeme behandelt wurden, die eigentlich eine Skabies sind. Nicht immer sitzt ja die ganze Familie im Wartezimmer.

Ansonsten könnte ein **Kontaktekzem** nach Exposition mit toxischen Substanzen ganz schön jucken. Sieht man öfter bei Friseuren, Hausfrauen, Bäckern und Pflegepersonal – wie beispielsweise bei unserer rabiaten Reinemachfrau hier in der Klinik. Würde mich aber wundern, wenn die ganze Familie das gleichzeitig kriegt.

Anamnese & Befund

Hier ist Untersuchung im Akkord angesagt! Sämtliche Familienmitglieder weisen kleine rote Pünktchen im Bereich der Zwischenzehenräume, Handgelenkinnenseiten, Leistengegend, Axillen, Ellenbeugen und um den Bauchnabel herum auf. Die männlichen Genossen haben außerdem zahlreiche Läsionen im Bereich der Genitalien. Mit einer Nadel lassen sich Milben aus ihren Löchern herauskitzeln, die sich unter dem Mikroskop in voller Pracht präsentieren.

Untersuchung & Ergebnisse

Weitere Untersuchungen erübrigen sich hier wohl?

Diagnose

FR

Therapie & Komplikationen

Bisher standardmäßig Lindan, das drei bis vier Tage lang appliziert werden muss. Bei unsachgemäßer Anwendung besteht jedoch die Gefahr neurotoxischer Nebenwirkungen. Deshalb nimmt man heute gerne Permethrin (Wirkstoff der Chrysantheme) als 5%ige Creme. Wird einmalig z.B. über Nacht aufgetragen. Behandelt werden muss immer der ganze Körper mit Ausnahme des Kopfes. Außerdem sollte immer die ganze Familie oder Wohngemeinschaft gleichzeitig therapiert werden, sonst gibt es den berühmten Ping-Pong-Effekt. Vorher müssen aber noch sämtliche Klamotten samt Bettwäsche und Kuscheltiere usw. in den Kochwaschgang oder drei bis vier Tage im Kühlen gelüftet werden. Alternativ auch Benzoylbenzoat oder Crotamiton.

Weitere Infos

Diese Viecher, Sarcoptes scabiei, bohren sich in die Hornhaut, nisten sich dort ein, um dort ihre Eier zu legen. Hauptübertragungsweg ist der Hautkontakt, z.B. bei sehr überfüllten (a)sozialen und unhygienischen Verhältnissen oder beim Sex. Kommt häufiger vor, als man denkt – nicht nur in Flüchtlingslagern! Da die Milben selten länger als zwei Tage ohne ihren Wirt überleben, ist die Kontamination über die Wäsche eher zweitrangig, aber keineswegs herunterzuspielen.

Mit einer gewissen Erleichterung seh ich zu, wie die gesamte Großfamilie sich zum Aufbruch bereitmacht. Nur der Dolmetscher macht sich noch ein Weilchen an seinem Köfferchen zu schaffen. Kaum waren außer mir alle draußen, schaut er auf und kommt auf mich zu.

Patient 5

„Ach, Herr Doktor, wo ich doch nun schon mal da bin. Glauben Sie nicht, dass es irgendeine Möglichkeit gibt, diesen Unterkiefer zu verkleinern?" Seine Stimme klingt plötzlich verzweifelt. Dabei versteh ich erst mal gar nicht, worauf er eigentlich hinaus will. Er zieht mich zur dunklen View-Box, da, wo man normalerweise die Rö.-Bilder einhängt, und spiegelt sich darin. „Seh'n Sie sich das doch mal an! Ist es nicht schrecklich? Und ständig starren mich alle an, Sie machen sich keinen Begriff, es ist schlimm. Ich fühle mich wie ein Tier im Zoo! Das kann doch so nicht weitergehen. Ich traue mich kaum noch unter Menschen. Und dass die Frauen so nicht auf mich fliegen, ist doch auch zu verstehen, oder? Ich hab's schon mit Wegschminken probiert, hat aber alles nichts genutzt. Was kann ich denn da noch tun??"

Ich versuche meinen aufgeklappten Kiefer unauffällig wieder in Richtung Oberlippe zu kriegen und hoffe, dass ich nicht ganz so blöd und ratlos ausseh, wie ich mich gerade fühle. Eigentlich sieht

Diagnose Patienten 4a – h: Skabies.

der Typ nämlich ganz normal aus. Nicht wie Brad Pitt oder so, aber – na ja, so der Durchschnitt eben. Und ein Hingucker ist sein Kinn wirklich nicht.

DD-Vorüberlegungen

Bei diesem Zeitgenossen liegt wohl zweifelsohne eine gestörte Selbstwahrnehmung vor. Er erscheint mir zwar nicht unbedingt ausgemergelt, aber solche Selbstwahrnehmungsstörungen kommen auch bei der **Anorexia nervosa,** der Magersucht, vor. Dabei handelt es sich um eine Essstörung psychischer Genese, bei der dem eigenen Körper ein Gewichtsverlust bis zur totalen Ausgezehrtheit mit Todesfolge (ca. 5 % der Fälle) zugemutet wird. Betroffen sind vor allem Frauen zwischen dem 10. und 25. Lebensjahr in westlichen Industrienationen.

Möglicherweise irgendeine komische Form von **Hypochondrie,** wer weiß? Eigentlich bilden sich Hypochonder ja richtige Krankheiten ein. Vielleicht haben wir hier eine Art Hässlichkeits-Hypochonder? Das ist vielleicht die Version für Ästheten, Oscar Wilde lässt grüßen. Der gemeinsame Nenner ist die Überzeugung, etwas zu sein, nämlich zu hässlich, oder etwas zu haben: eine bestimmte Krankheit, die als bedrohlich erlebt wird, aber nicht unbedingt viele oder schwere Symptome machen muss. Oft findet sich bei genauerem Hinsehen auch eine Selbstwertproblematik.

Ein bisschen in die Richtung geht auch die **Dysmorphophobie:** Ein Körperteil wird als hässlich oder entstellt empfunden, unabhängig von der Situation. Die Störung beginnt plötzlich, oft in der Pubertät. Es kann zum Symptomshift kommen: Ist zunächst nur die Nase hässlich – und wird diese vielleicht sogar durch einen plastischen Chirurgen korrigiert – sind es als Nächstes die Ohren oder die Wangen etc. Das Symptom tritt nicht nur im Rahmen eines depressiven Syndroms auf. In diesem Fall wäre letztere Diagnose zu stellen.

Schließlich: Offenbar decken sich ja die subjektive und objektive Körperwahrnehmung dieses Menschen nicht so ganz, und glücklich ist er darüber offenbar mal nicht. Vielleicht eine Art **Depression mit gestörtem Körperschema?** Dabei handelt es sich um Phasen mit gestörtem Gefühls- und Gemütsleben, die auf einem falschen Bezug zum und einer falschen Wahrnehmung des eigenen Körpers beruhen. Hier wäre die depressive Symptomatik nicht zu übersehen. Eine ausschließliche Körperschemastörung kann einmal ein Vorläufersymptom einer affektiven Erkrankung sein, hier würde dann der Verlauf die Situation klären. Oft sind vegetative Symptome (Schlafstörung, Gewichtsverlust) oder eine Antriebsstörung vergesellschaftet.

Bei einer **Soziophobie** würde der Patient die Beschwerden nur in der Situation bemerken, in der er sich in die Gesellschaft anderer begibt, besonders, wenn er sich dann auch noch exponieren muss, z. B. einen Vortrag halten. Die Angst vor den anderen, vor der Situation, würde die erlebte Beeinträchtigung durch den angeblichen Makel überwiegen. Außerhalb der Situation flacht die Furcht dann sehr schnell wieder ab.

Vielleicht ist aber seine Unzufriedenheit mit dem Aussehen nur ein Ventil für ein viel umfassenderes Unglücklichsein mit dem eigenen Geschlecht? So eine **Störung der Geschlechtsidentität** ist gar nicht so selten, wenn eine Frau quasi in den Körper eines Mannes hineingeboren wurde – oder umgekehrt. Die Leute setzen dann oft alles daran, ihr Aussehen dem „gefühlten" Geschlecht anzupassen.

Anamnese & Befund

Während ich so meine differenzialdiagnostischen Gedanken hab schweifen lassen, hat er mir noch erzählt, dass er sich im Verlauf der letzten zwei Jahre schon die Nase und die Segelohren hat korrigieren lassen.

Die – ich geb's zu – eher flüchtige weitere körperliche Untersuchung fördert nichts zu Tage.

Diagnose

Therapie & Komplikationen

Bloß nicht in den OP! Damit verstärkt man seine gestörte Selbstwahrnehmung nur. Stattdessen Verhaltens- und Psychotherapie. Die Behandlung der zugrunde liegenden Selbstwertstörung ist hier das Hauptziel.

Wenn die Dysmorphophobie schon wahnhafte Züge annimmt, sind Antipsychotika angezeigt. (Beim Wahn ist die Überzeugung fixiert, der Patient kann argumentativ nicht vom Wahnthema weggebracht werden. Der Leidensdruck ist geringer, oft finden sich bei ausführlicherer Befragung weitere Wahnsymptome wie Verfolgung, Eifersucht oder Sinnestäuschungen.)

Weitere Infos

Inoffiziell wird geschätzt, dass rund zwei von 100 Besuchen beim plastischen Chirurgen auf einer gestörten Selbstwahrnehmung basieren – was meiner unmaßgeblichen Meinung nach gerechnet eher noch ein bisschen niedrig geschätzt sein dürfte. Aber wahrscheinlich stammen die Zahlen von den werten Schönheitschirurgen selbst, die möchten das sicher nicht so kommuniziert wissen … Zurück ins Land der Fakten: Dysmorphophobie kommt gehäuft in Familien mit Psychosen und Neurosen vor.

Beim Rausgehen fällt mein Blick in den Spiegel über dem Waschbecken. Ob ich irgendetwas gegen diese Falten um den Mund und an den Wangen unternehmen kann? Und die tiefen Ringe unter den Augen??? – Schluss jetzt! Lieber weiterarbeiten …

Patientin 6

Mir gegenüber steht eine 36-jährige Sekretärin mit vor zwei Tagen ganz plötzlich einsetzender leichter Schwäche und Taubheitsgefühl des rechten Armes.
RR 170/90, P 82, Temp. 37,2 °C.

DD-Vorüberlegungen

Mit 36 ist sie ganz schön jung für eine **TIA,** oder? Die Abkürzung steht für „transitorische ischämische Attacke" und kennzeichnet das Stadium II der zerebralen Durchblutungsstörungen, wobei die fokal neurologischen Symptome innerhalb von 24 Stunden vollständig verschwunden sein müssen. Ich sag nur „Fluglehrer", letzten Montag!
Aber wenn man bedenkt, dass sie diese Lähmung ja schon ein ganzes Weilchen haben muss, kann das so ganz „transitorisch" eigentlich nicht mehr sein. Das nächstheftigere Stadium der Durchblutungsstörung nennt sich **RIND.** Dahinter verbirgt sich „reversibles ischämisches neurologisches Defizit". So ein RIND ist im Grunde ein Zwischending zwischen TIA und Apoplex. Risikofaktoren, Ätiologie, Pathomechanismus und so sind ähnlich. Bis sich die

neurologische Symptomatik vollständig zurückgebildet hat, dauert es mehr als 24 Stunden.

Davon unterscheidet man noch den **PRIND:** „partiell reversibles ischämisches neurologisches Defizit", bei dem minimale, nicht behindernde Symptome noch nach der sonstigen Rückbildung der Beschwerden ohne Zeitlimit bestehen bleiben.

Und dann wäre da noch der definitive Ernstfall: der **Apoplex.** Er kann einen übrigens auf zwei Weisen treffen: Am häufigsten ist der ischämische Hirninfarkt, bei dem meist die A. cerebri media dicht macht. Der Stau wird verursacht durch embolisches Material aus arteriosklerotischen Gefäßen (Karotis!) oder aus dem Herzen, selten durch Stenosen oder Mikroangiopathien. Die Symptomatik setzt akut ein mit Hemiparese, Sensibilitätsstörungen und Aphasie. Je nachdem, ob ein anderes Gefäß betroffen ist, unterscheiden sich die neurologischen Ausfälle je nach dem Versorgungsgebiet des betreffenden Gefäßes. Die zweite Variante ist der hämorrhagische Infarkt. Da haben die intrazerebralen Gefäße einen Sprung und suppen ins Gewebe, das davon in Richtung Kalotte abgedrängt wird. Risikofaktoren sind Hypertonie, Arteriolosklerose, Gefäßfehlbildungen (Aneurysma). Am häufigsten sind die Einblutungen im Bereich der Stammganglien. Sie verursachen Bewusstseinsstörungen und motorische Lähmungen (Babinski positiv). Deshalb braucht man auch ganz rasch beim Schlaganfall ein CCT, um die zwei Arten zu unterscheiden. Wenn man dann noch eine zerebrale Gefäßdarstellung (Duplexsonographie, CT-Angio oder MR-Angio) bekommt, ist für den Notfall schon alles klar.

Bei der **kardialen Arrhythmie** ist das Herz aus dem Takt geraten. Gründe für diese Rhythmusstörungen des Herzens gibt's in Massen: hypertensive Herzerkrankungen, Herzinfarkt, Koronarinsuffizienz, Mitralklappenfehler, Hyperthyreose, WPW-Syndrom, Sick-Sinus-Syndrom, Myopathien, Digitalisintoxikation und, und, und. Am häufigsten ist die intermittierende absolute Arrhythmie des Herzens die Ursache eines ischämischen Hirninfarktes. Die P-Wellen fehlen, weil es mit der synchronen Erregung des Vorhofs nicht so klappen will. Da die Vorhofkontraktionen ebenfalls mehr oder weniger aussetzen, besteht die Gefahr der Thrombenbildung mit Embolierisiko. Deshalb sind Antikoagulanzien und Thromboembolieprophylaxe wichtig.

Diagnose Patient 5: Dysmorphophobie. Die Diagnose wird phänomenologisch an dem Symptom festgemacht. Bei der Dysmorphophobie steht die Sorge um den Eindruck, den andere von einem bekommen könnten, im Vordergund.

Anamnese & Befund

Sie raucht anderthalb Packungen Zigaretten am Tag und nimmt seit acht Jahren die Pille, wiegt 86 kg bei 163 cm Körpergröße und leidet phasenhaft unter Migräneattacken. 'ne Thrombose oder Embolie hat sie noch nie gehabt. Sie ist Mutter eines sechsjährigen Mädchens. Bisher war sie völlig gesund, in ihrer Familie sind keine Schlaganfälle bekannt. Sie berichtet, dass ihr Herz ab und zu stolpern würde, aber sonst hätte ihr Hausarzt bisher nichts am Herzen festgestellt.

Bei der neurologischen Untersuchung rechts zeigen die Extremitäten oben wie unten die Zeichen einer Läsion im ersten Motoneuron (erhöhter Ruhetonus, Reflexe überlebhaft) mit einer 3/5-Muskelschwäche. Außerdem herabgesetzte Sensibilität. Links sind Tonus, Reflexe, Sensibilität und Muskelkraft unauffällig.

Also, jetzt nehme ich ihr erst mal Blut ab und dann schick ich sie zum CCT.

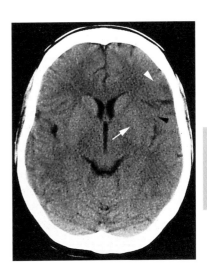

Abb. 18: Dichteminderung der Inselrinde (▷), des Linsenkerns (→) und des frontotemporalen Kortex (▶) mit aufgehobener oder verminderter Differenzierbarkeit von grauer und weißer Substanz.

Untersuchung & Ergebnisse

Hb 15,2, Hkt ist ebenfalls erhöht, das ist aber kein Wunder bei einer langjährigen Raucherin. Sonst ist die Gerinnung (PTT, Quick und Thrombos) normwertig. Die Blutfette sind deutlich erhöht. Das CCT gibt Hinweise auf einen linksseitigen ischämischen Infarkt. Keine Anzeichen auf Einblutung.

Therapie & Komplikationen

Akut wird bei einem Schlaganfall innerhalb der ersten drei Stunden nach bestimmten Kriterien eine Lyse mit rtPA i.v. durchgeführt. Bei dieser Patientin ist dieser Zug wohl schon abgefahren. Die Rehabilitation muss zügig eingeleitet werden. Insgesamt muss man sich merken: Je früher der ischämische Hirninfarkt behandelt wird und je früher die Reha-Phase einsetzt, desto besser sind die Chancen auf eine vollständige Wiederherstellung der initial ausgefallen Funktionen.

Ansonsten: Pille absetzen und Kippe weg. Man sagt nicht umsonst, dass die Pille nix für Frauen über 35 ist, die über 15 Zigaretten am Tag rauchen ... Langfristig braucht sie Krankengymnastik zur Rehabilitation, damit sich die Symptome wieder vollständig zurückbilden.

Weitere Infos

Die Pille besteht aus Steroidhormonen, die auch generell glykogen wirken können. Deshalb begünstigen sie eine diabetische Stoffwechsellage und Gewichtszunahme. Die unerwünschten Nebenwirkungen basieren hauptsächlich auf der Östrogenwirkung. Dazu zählen: Depression, Übelkeit, Amenorrhö nach Absetzen der Pille, vaginale Schmierblutungen, Leberadenome, Lungenembolie, Gallestau (Cholestase). Direkt nach einer Geburt (zwei bis drei Wochen) sollten Frauen keine Pille nehmen. Auch jene mit Endometrial- und/oder Mamma-Ca oder mit Embolien in der Vorgeschichte sollten die Finger davon lassen.

Weiter geht's ...

Patient 7

Mexikanische Einwanderer bringen ihren fast dreijährigen Sohn, der öfter (besonders nach körperlicher Anstrengung) zyanotisch wird. Zum Verschnaufen geht er am liebsten in die Hocke. Beim letzten Mal vor ca. einer Stunde habe er sogar kurz das Bewusstsein verloren. Seit einigen Wochen ist ihnen aufgefallen, dass seine Fingerkuppen irgendwie so aufgequollen aussehen.

RR 82/50, P 130, Temp. 37,2 °C, Tachypnoe 40/min

DD-Vorüberlegungen

Die Zyanose ist ein Indiz für Sauerstoffmangel. Gründe hierfür müssen an drei Punkten gesucht werden:

▸ mangelnde Ventilation, z.B. durch verlegte Atemwege oder Atelektasen (hier eher unwahrscheinlich, weil's sich um wiederkehrende akute Episoden handelt)

▸ mangelnde Perfusion, z.B. nach Infarkt von Lungengewebe oder bei Rechts-links-Shunt vor der Lunge

▸ mangelnder Gasaustausch, z.B. bei Lungenödem und/oder Herzschwäche

Rein statistisch muss die **Fallot-Tetralogie** die Liste der DD anführen, das ist nämlich die häufigste angeborene zyanotische Herzfehlbildung. Ursache ist unbekannt. Vier Herzfehlbildungen kommen hier zusammen:

▸ Pulmonalstenose

▸ dadurch hervorgerufen eine Rechtsherzhypertrophie

▸ Ventrikelseptumdefekt (VSD)

▸ darüber eine „reitende", nach rechts verlagerte Aorta.

Klinik, Verlauf, Prognose und Therapie sind davon abhängig, wie ausgeprägt die Pulmonalstenose ist. Typisch sind aber Trommelschlägelfinger mit Uhrglasnägeln, das Hocken nach Anstrengung und im Röntgenbild ein Holzschuhherz (Rechtsherzhypertrophie und Pulmonalishypoplasie) sowie verringerte Lungengefäßzeichnung.

Bei Fehlbildungen, wie **Trikuspidalatresie, Pulmonalatresie, Ebstein-Anomalie, Truncus arteriosus communis, Transposition der großen Arterien (TGA)** sowie bei der **totalen Lungenvenenfehlmündung,** liegt entweder ein Verschluss einer Klappe in der Strombahn des rechten Herzens oder eine Fehlleitung des Blutes vor, sodass das Blut nicht zum Gasaustausch in die Lungen gelangen kann. Es kann zu einem Rechts-links-Shunt, meist über

FR

das Foramen ovale, kommen. Diagnostik und Therapie richten sich selbstverständlich nach dem klinischen bzw. mechanischen Befund.

Anamnese & Befund

Ich hätte den Jungen seiner Größe nach auf höchstens 18 Monate geschätzt. Seine Finger und Zehen sind wie Uhrgläser aufgetrieben (Zeichen für Sauerstoffmangel des Gewebes). Bei der Auskultation fehlt der Pulmonalklappenschlusston (S2-Herzton). Links parasternal kann man ganz deutlich ein systolisches Schwirren hören, ja sogar tasten (Pulmonalstenose). Das Pulsoximeter misst 'ne Sauerstoffsättigung von mageren 76 %, und das inzwischen angeschlossene EKG beschreibt eine ausgeprägte Rechtsherzhypertrophie (erhöhter Widerstand in der Pulmonalarterie).

Jetzt noch schnell Blut abnehmen für's Labor und dann ab zum Röntgen. Aber eigentlich kann ich das Kardio-Konsil jetzt schon anfordern. Die Jungs führen eine Koronarangiographie durch, die die Diagnose dann bestätigen wird.

Untersuchung & Ergebnisse

Hb 19,2 g/dl bei einem Hkt von 66 %. BKS 30/75 mm. Auf dem Röntgenbild erkennt man die typische Holzschuhform eines kleinen Herzens. Die Lungen erscheinen dunkel wegen der verringerten Gefäßzeichnung (verminderte Lungendurchblutung).

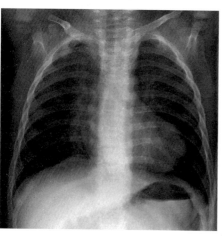

Abb. 19: Rö.-Thorax: Im Transversaldurchmesser vergrößertes Herz mit prominentem 4. Bogen links und angehobener Herzspitze (dilatierter rechter Ventrikel). Sehr tiefe Herztaille (fehlendes Pulmonalissegment): insgesamt „Holzschuhform" des Herzens. Lungengefäßzeichnung gering vermindert.

Diagnose Patientin 6: Zerebraler Insult, der einen bei der Ansammlung an Risikofaktoren trotz ihres vergleichsweise zarten Alters nicht wirklich wundern kann.

Therapie & Komplikationen

Das Vermeiden hypoxämischer Attacken steht an erster Stelle. Dazu gibt man Betablocker und während eines Anfalls Sauerstoff und Morphin zur Sedierung. Der Grad der Pulmonalstenose entscheidet über die operative Therapie. Sind die Lungenstrombahnen insgesamt noch offen, wird der VSD verschlossen und so der Auswurf des rechten Herzens optimiert. Ist die Pulmonalstenose jedoch hochgradig, wird ein Links-rechts-Shunt angelegt (z.B. von der A. subclavia zur A. pulmonalis) zur Verbesserung der arteriellen Sauerstoffsättigung. Die eigentliche Korrektur-OP ist aber der VSD-Verschluss und eine Pulmonalis-Patch-Erweiterungsplastik.

Weitere Infos

Was diesem Leiden zugrunde liegt, weiß niemand so genau. Der durch den VSD entstandene Rechts-links-Shunt führt zur Umgehung der Lunge und zur Zyanose. Die Hypoxämie versucht der Körper durch Überproduktion von Sauerstoffträgern (Erys) zu kompensieren, was nicht ganz ohne Risiko ist: Die Gefahr einer Thrombose bzw. Thromboembolie steigt. Ein unkritischer operativer Verschluss des VSD würde bei ausgeprägter Pulmonalstenose jedoch schnell zum Rechtsherzversagen führen.

Übrigens: Dass die Kids sich so gerne hinhocken, ist ziemlich schlau. Das erhöht nämlich den peripheren Widerstand und verringert dadurch den Rechts-links-Fluss über den Shunt. Ergo wird das Blut stattdessen durch die Pulmonalarterie zum Gasaustausch gepresst.

Das systolische Herzgeräusch ist während zyanotischer Attacken vermindert, einfach weil dann weniger Blut das Herz in Richtung Lunge verlässt (deswegen ja auch die Zyanose). Die Länge dieses Geräusches ist umgekehrt proportional zur Stenose: Je kürzer das Geräusch, umso krasser die Stenose.

Ohne OP erreicht nur jedes vierte Fallot-Kind das 10. und nur einer von 20 das 30. Lebensjahr! Aber auch operiert ist die Lebenserwartung nicht rosig: Rund 80 % der operierten Patienten erreichen ein Alter von 17 bis 30 Jahren.

FR

Gerade will ich mich zum Mittagessen in die Kantine absetzen, als Moss mich nochmal zu sich zitiert. Er drückt mir nachdrücklich die Kartei des folgenden Patienten in die Hand. „Wenn der so Schmerzen hat, wie er sich anstellt, dann kannste den doch nicht bis nach dem 5-Gänge-Menü da unten warten lassen. Und wenn's nicht so dolle ist, biste doch auch flott fertig. Also!" Gegen so viel Logik bin ich machtlos.

Patient 8

Es ist ein 32-jähriger Bulgare, für den Moss sich da so eingesetzt hat. Er kommt wegen starker Schmerzen im rechten Unterbauch, lese ich auf dem Aufnahmebogen. Also, entweder war der Mann echt nicht sehr gesprächig oder die Dame an der Aufnahme war etwas schreibfaul ...

RR 115/80, P 42, Temp. 36,9 °C.

DD-Vorüberlegungen

Schmerzen im rechten Unterbauch: Da denkt man doch erst mal an die typischen Verdächtigen: **Appendizitis, Invagination, Volvulus** ... ist ja alles schon mehrfach ausführlich beschrieben. Denkbar wäre auch eine **Hernie** oder eine **Divertikulitis,** obwohl man die eher links erwarten würde. Und dann ist er dafür eigentlich auch noch'n bisschen zu jung. Ein **Ileus,** z.B. mechanisch durch einen Tumor oder so, käme auch in Frage. Und da gibt es noch die **Porphyrie** ... mit verschiedenen Unterformen. Die Klinik ist breit gefächert: von Lichtdermatosen und Hypertrichosen über hypertone Krisen und Organomegalien bis hin zu neurologischen und psychiatrischen Störungen. All dem liegt eine fehlerhafte Hämbiosynthese zugrunde. Im Verlauf der akuten intermittierenden Porphyrie können auch heftigste Abdominalkoliken auftreten. Die Symptome können durch exogene Noxen wie Stress, Medikamente, Infektionen, Alkohol etc. ausgelöst werden. Die Diagnose kann man u.a. durch den Nachweis von Porphyrinen (Häm-Abbauprodukten) im 24-Stunden-Sammelurin stellen.

Diagnose Patient 7: Fallot-Tetralogie.

Anamnese & Befund

Mir wird ziemlich schnell klar, warum der Aufnahmebogen so knapp gehalten war: Wir haben ein Sprachproblem. Von Bulgarisch hab ich keinen Dunst, und er ist mit seinem Deutsch auch nicht wesentlich besser. Mit vielem Hängen und Würgen kriege ich raus, dass er Marathonläufer ist und gerade am Berlinmarathon teilgenommen hat. Nun besucht er seine Schwester hier in Bonn und hat seit heute Nacht unerträgliche Schmerzen im rechten Unterbauch. Er scheint wirklich Hilfe zu brauchen!

Die körperliche Untersuchung zeigt einen gut durchtrainierten Läufer. Sein Abdomen ist angespannt und diffus schmerzhaft, im Bereich des rechten unteren Quadranten sogar sehr schmerzhaft. Loslass-Schmerz (Rebound) ist nicht sicher auslösbar. Während der Untersuchung bleiben seine Beine ausgestreckt liegen. Die Darmgeräusche sind lebhaft und die digital-rektale Untersuchung ist unauffällig: Die Prostata ist normal in Größe, Form und Konsistenz, am Fingerling bleibt kein Blut kleben. Rektaltemperatur 37,1 °C. Ich frage mit Händen und Füßen nach regelmäßig eingenommenen Medikamenten oder vorausgegangenen Operationen etc.: Die Medikamentenanamnese ist leer; eine Blinddarm-OP hatte er im Alter von 15 Jahren.

Mmmh, wat nu? Erst mal ein Routinelabor mit Blutbild. Ich bereite eine Abdomen-Sono vor. Die Porphyrine zu messen ist nur im 24-Stunden-Sammelurin sinnvoll. Nach Befragung des Oberarztes nehmen wir den Patienten dazu stationär auf. Denn auch physischer Stress wie bei einem Marathonlauf kann durchaus einen Anfall einer akuten intermittierenden Porphyrie triggern.

Untersuchung & Ergebnisse

Leukos, CRP und auch die restlichen Parameter befinden sich alle im Normbereich.

Diagnose

Therapie & Komplikationen

Als allererste Therapiemaßnahme sollte man hier „heimgehen und beobachten" empfehlen. Viele Patienten drängen darauf, dass irgendetwas geschieht, deshalb kann man sie manchmal zur

Beobachtung für 24 Stunden dabehalten. Bei dem Knaben fällt das „Beobachten" ja mit dem Porphyrie-Ausschluss zusammen. Sonst könnte man ihn dazu auf die Psychiatrische schicken, wo man ihm dann auch das Konzept der somatoformen Beschwerden nahe bringen kann. Ansonsten müsste man auch noch rausfinden, was die Motivation für die Simulation darstellt. In einer allgemeinmedizinischen Notaufnahme hat dafür aber keiner genug Zeit und/oder die richtige Qualifikation.

Weitere Infos

Die Simulation kann auf dem Wunsch nach Krankheitsgewinn beruhen. Da unterscheiden wir grob zwei Kategorien: Zunächst ist da der primäre Krankheitsgewinn. So bezeichnen die Psychotherapeuten es, wenn jemand eine Krankheit „braucht", um einer anderen Anforderung nicht standhalten zu müssen. Das nennen sie auch „Lösung eines Konfliktes durch Symptombildung". Das könnte beispielsweise der Fall sein, wenn jemand einen massiven Asthmaanfall kriegt, wenn er eigentlich in eine Prüfung müsste, vor der er aber mordsmäßige Angst hat. Damit ist das Problem zwar nicht wirklich gelöst, aber der Aufschub bedeutet für diese Menschen dennoch einen subjektiven Gewinn, für den sie unbewusst einen hohen Preis zahlen, denn so ein Asthma ist ja nicht ohne.

Aber die Geschichte geht noch weiter. Wer mit einem Asthmaanfall zu Hause bleiben muss, wird ja dann bemitleidet, betüddelt, kriegt Blumen und hat Zeit, seinen Krimi zu Ende zu lesen. Das ist dann der sekundäre Krankheitsgewinn. Anfangs läuft das alles eher noch unbewusst ab, aber wer sich mal klar gemacht hat, dass man es sich mit Kranksein ganz schön gut gehen lassen kann, der hat's dann nicht weit zum bewussten Simulantentum. Dieser sekundäre Krankheitsgewinn kann auch wirtschaftlich richtige Konsequenzen haben, dann nämlich, wenn das Leiden zur Berentung oder zu Schmerzensgeldzahlungen oder so führt. Es gibt durchaus eine ganze Reihe von Typen, die's da bewusst drauf anlegen.

Möglicherweise will unser Marathonläufer hier durch seine Krankheit seinen Aufenthalt in Deutschland bei seiner Schwester verlängern, wer weiß?

Diagnose Patient 8: Simulation. Diese Diagnose ist sehr selten. Der beschriebene Bauchschmerz würde auch als undifferenzierte Somatisierung durchgehen, wenn sich keine weiteren Symptome zeigen.

Patient 9

Beim Mittagessen treffe ich Knut, der gerade sein AiP auf der Chirurgie absolviert. Er sitzt gedankenverloren vor seinem Salat und sieht mich erst, nachdem ich ihn schon das zweite Mal gegrüßt habe.
„Wer hat denn dir in die Suppe gespuckt, dass du so trübselig schaust?"

„Mensch, mach keine Witze. Ich habe gerade auf dem Gang den Berger getroffen, du weißt schon, den OP-Pfleger. Der vor 'nem knappen Jahr mit seiner Schüssel auf einer Ölspur ausgerutscht und einem entgegenkommenden Geländewagen vor den Kühlergrill gekracht war. Echt ein prima Kerl. Und dann zerlegt's ihn – au Mann! Mehrere Brüche hat er sich zugezogen und ein schweres Schädelhirntrauma. Wochenlang lag er im Koma. Als er dann endlich erwachte, hat er so gute Fortschritte gemacht, dass alle dachten, er wird wieder. Ist dann auch aus der Neuro-Intensiv in die Frührehabilitation entlassen worden. Körperlich hat er sich mittlerweile ganz gut erholt, motorisch merkt man ihm zwar rechts noch eine gewisse Schwäche an, aber links ist alles normal. Bloß mit der Sprache hat er ein Problem. Zwar ist er in der Lage, alle Anweisungen der Therapeutin auszuführen und sich auch mit Gesten und Schrift auszudrücken. Am Verständnis liegt's also nicht. Aber mit dem Sprechen hapert's. Reines Kauderwelsch. Er kann keine kompletten Sätze wiederholen, bestenfalls die Namen von zwei, drei vorweg genannten Gegenständen. Aber mehr auch nicht. Beschreiben kann er diese Gegenstände zum Beispiel nicht. Dabei hatte der früher eine Klappe, du glaubst es nicht. Dem kamen bei der OP die Sprüche so trocken rüber, dass einem vor Lachen fast die Klammern in den Situs gerutscht sind. Mann, das macht mich fertig. Hast du 'nen Schimmer, wieso der nix Vernünftiges mehr rauskriegt?"

DD-Vorüberlegungen

Mir fallen eigentlich nur zwei Formen der Aphasie ein, die beide durch Apoplex, Trauma oder Tumor hervorgerufen werden können. Das ist einmal die **Broca-Aphasie.** Das ist eine motorische Aphasie, das heißt, das motorische Sprachzentrum wurde geschädigt, nicht das Sprachverständnis. Das Broca-Areal liegt am Fuß der dritten linken Frontalwindung mit den darunter liegenden subkortikalen Strukturen und wird durch die A. cerebri media versorgt. Bei einer Schädigung sind die typischen Symptome Agrammatismus und Telegrammstil, aber das Sprachverständnis selbst bleibt erhalten. Beeinträchtigt sind aber auch Lesen und Schreiben und die Sprachmelodie. Spontanes Sprechen funktioniert nicht, und auch das Nachsprechen ist stark gestört. Das würde ja ganz gut zu Knuts Beschreibung passen. Der Broca-Aphasiker könnte beispielsweise folgende Nachricht ablassen: „Heute ... tote ... Katze ... fahren." Diese Telegrammstilwörter sind aber in einem inhaltlichen Zusammenhang – übersetzt würde das heißen: „Heute habe ich eine Katze überfahren und sie ist tot."

Die zweite Form ist die **Wernicke-Aphasie.** Bei der hat das Sprachverständnis gelitten, es ist also eine sensorische Aphasie. Kommt vor bei Läsionen der ersten Temporalwindung, d. h, im hinteren Anteil des oberen Temporallappens. Anders als die Broca-Aphasiker reden diese Leute ohne Punkt und Komma, aber leider auch so ziemlich ohne Sinn und Verstand. Symptome sind Logorrhö, Neologismen, Paragrammatismus sowie semantische und phonematische Paraphrasien (lautliche Veränderungen eines Wortes durch Hinzufügen, Auslassen, Ersetzen oder Umstellen einzelner Phoneme). Das könnte sich beispielsweise folgendermaßen anhören: „Mein ich morgen und überhaupt gebaut ich sie weiß der geklaut über die Woche ... nee weil ich kenne gestern ... Hmm da den will ich geben." Leider ist dieser Störung nur sehr schwer beizukommen, weil die Leute ja nicht verstehen, was man eigentlich von ihnen will, was den Zugang zu ihnen nahezu unmöglich macht.

Der vollständigste Test zur Diagnostik der Aphasien ist der Aachener Aphasie-Test (AAT). Der AAT besteht aus sechs Teilen: Spontansprache, Token-Test, Nachsprechen, Schriftsprache, Benennen und Sprachverständnis.

Anamnese & Befund

„Und? Weißt du, was man bei dem Mann jetzt weiter unternommen hat?", will ich von Knut wissen.

„Na, er war gerade zur Kontrolle in der Neuro. Die wollten checken, ob da eine Ischämie oder ein Hirnkontusionstrauma als Ursache zugrunde liegt. Haben noch mal eine gründliche Diagnostik gemacht mit Labor, EEG, Neurosonologie und MRT."

Untersuchung & Ergebnisse

„War labormäßig alles im grünen Bereich, nur im MRT konnte man wohl 'ne Läsion sehen im Bereich des Gyrus frontalis posterioris inferioris."

„Wenn mich nicht alles trügt, sitzt doch da … "

„ … genau, das motorische Sprechzentrum. Mann, hat der Kerl ein Pech!"

Diagnose

Therapie & Komplikationen

Da hilft nur logopädische Therapie und üben, üben, üben. Der Mann muss das Aussprechen seiner Muttersprache komplett neu erlernen.

Weitere Infos

Patienten mit einer motorischen Sprachstörung sind in der Regel sehr frustriert über ihren Zustand. Kann man verstehen: Sie kriegen alles mit, was passiert, verstehen jedes Wort, können sich aber selbst überhaupt nicht artikulieren, da ja sogar die Schreibfähigkeit beeinträchtigt ist. Meist ist der Grund für den Untergang der motorischen Hirnrinde ein ischämischer Infarkt. Die Risikofaktoren haben sich mittlerweile sicher rumgesprochen: Rauchen, Bluthochdruck, erhöhte Blutfette, Diabetes mellitus …

Ziemlich nachdenklich traben wir nach dem Essen wieder hoch, Knut auf seine Station, ich in die Ambulanz. Dort darf ich mich um eine siebenjährige Wasserratte kümmern, die mit ihrer Mutter schon auf mich wartet.

FR

Patientin 10

Die Mama hat echt noch Sinn für die Pflichten des Lebens. Erst schickt sie ihre Tochter noch schön zur Schule und erst mittags kommt sie mit ihr her, weil sie so stark gerötete und schleimig laufende Augen hat. Das Mädel findet den Besuch hier wohl eher überflüssig, sie wäre lieber ins städtische Schwimmbad statt zu uns marschiert, wo sie bei der momentanen Hitze eigentlich jeden Nachmittag zubringt.

Vitalzeichen normal.

DD-Vorüberlegungen

Na, wenn ich jeden Tag ohne „Chlorbrille" im Schwimmbad verbrächte, bekäme ich auch rote, brennende Augen! Das Chlor im Schwimmwasser reizt die Konjunktiven und die Rötung hält noch einige Stunden nach dem Badespaß an, verschwindet aber auch von selbst. Die Reizung führt in der Regel zu einer verstärkten Tränenproduktion, nicht aber zur Schleimabsonderung. Und spätestens am nächsten Tag sollte es damit vorbei sein.

Manchmal reagieren die Konjunktiven etwas überschwänglicher mit Bildung von Lymphfollikeln im Bereich der Augenlider; so was nennt man dann **follikuläre Konjunktivitis.** Sie zeichnet sich durch entzündliche Hornhautinfiltrate aus und begünstigt den Übergang der **Schwimmbadkonjunktivitis** in eine chronische Form. Das Ganze kann durch Erreger (Viren, Chlamydien), aber auch durch chemische oder physikalische Reize ausgelöst werden.

Anamnese & Befund

Die Konjunktiven der Mutter sind übrigens bei näherem Hinsehen auch gerötet und an den Lidern ödematös verquollen. Sie badet gelegentlich gemeinsam mit ihrer Tochter in der Badewanne. In den Lidtaschen beider Damen sieht man schleimiges Sekret. Mehr Auffälliges finde ich nicht.

Also mach ich jetzt vorsichtig bei beiden mal 'nen Abstrich für die Kultur und zum Ak-Nachweis.

Untersuchung & Ergebnisse

Bei Gramfärbung zeigen sich keine Keime. Leukos sind auch nicht zu sehen. Aber im Zelldetritus lassen sich Einschlusskörperchen identifizieren. Später wachsen in der Kultur Chlamydia trachomatis, Subtypen D bis K, bei beiden. Der Nachweis von Antikörpern im Abstrichmaterial bestätigt die Diagnose ebenfalls.

Diagnose Patient 9: Broca-Aphasie.

Therapie & Komplikationen

Die Behandlung besteht in Erythromycin systemisch plus lokal eine Tetrazyklin-haltige Augensalbe.

Weitere Infos

Die Chlamydien-Serotypen A bis C sind verantwortlich für das in tropischen und subtropischen Entwicklungsländern aufgrund der schlechten Hygiene endemische Trachom (Conjunctivitis granulosa trochomatosa). Das Trachom führt zu Bindehautvernarbungen und ist die häufigste Ursache für Erblinden weltweit. Die Serotypen D bis K führen zur Einschlusskonjunktivitis, können aber auch vor allem bei Kindern eine Pneumonie hervorrufen (Chlamydia pneumoniae). Unter Erwachsenen werden die Viecher sexuell weitergegeben. Neugeborene infizieren sich im Geburtskanal, Kinder gewöhnlich im Badewasser bzw. durch feuchte Handtücher Infizierter. Subtypen L1 bis L3 sind verantwortlich für das Lymphogranuloma venerum.

Während ich mir meinen Nachmittagskaffee gönne, bereitet mich Schwester Irmgard schon mal schonend auf die nächste Patientin vor:

FR

Patientin 11

28 Jahre ist sie alt, Hausfrau, und klagt über anhaltende retrosternale Ruheschmerzen. Bei ihrem Hausarzt war sie schon, aber der habe „überhaupt nichts unternommen, also da geh ich nun wirklich nicht mehr hin! Ich hoffe doch, dass man wenigstens hier die Kranken noch ernst nimmt … "
RR 120/80, P 64, Temp. 37,0 °C.

DD-Vorüberlegungen

Tja, möglicherweise hat ihr Doc ja tatsächlich was übersehen und ihre Klage ist nicht so aus der Luft gegriffen, wie es sich jetzt anhört. Retrosternale Schmerzen können schließlich von

Sodbrennen mit **Refluxösophagitis** über **orthopädische Beschwerden** bis hin zur **Ruheangina** eine Menge „echte" Erkrankungen zur Ursache haben. Wichtig sind eine genaue Anamnese und das Anfordern der bisher gelaufenen Diagnostik, um aufwändige Doppeluntersuchungen zu vermeiden.

Für wahrscheinlicher halte ich aber eine Erkrankung aus dem weiten Feld der Psychosomatik, beispielsweise eine **Somatisierungsstörung.** Da entwickeln die Patienten körperliche Symptome, die häufig schon seit einer halben Ewigkeit bestehen und schon mehrfach untersucht worden sind. Dabei kommt aber nie ein echtes pathomorphologisches Korrelat raus, die Organe scheinen alle in Ordnung. Und probatorische Therapien scheitern im Allgemeinen. Häufig drehen sich die Symptome um was Neurologisches oder Gynäkologisches oder konzentrieren sich auf den Magen-Darm-Trakt respektive das kardiopulmonale System. Ist natürlich eine Ausschlussdiagnose. Die Patienten zeigen ein auffälliges Verhalten im Kontakt zu Ärzten, sprechen immer wieder das Medizinsystem an, und man spürt direkt, dass es eigentlich um etwas anderes geht, in der Regel um eine Beziehungsproblematik, die sich als Beziehungsstörung auf die Arzt-Patient-Beziehung überträgt. Häufig finden sich aktuell oder in der Kindheit Belastungsfaktoren, etwa psychosoziale Stressoren, die aber typischerweise von den Patienten nicht so wahrgenommen werden.

Bei einer **somatoformen autonomen Funktionsstörung** schildern die Patienten Krankheitssymptome eines vegetativ innervierten Organsystems, z.B. Magen-Darm-Trakt, kardiovaskuläres oder respiratorisches System, an denen objektiv aber nichts festzustellen ist. Daher auch die klinische Bezeichnung als Herzneurose, psychogene Hyperventilation oder Magenneurose. Oft sind psychische Belastung und Lebensprobleme nachweisbar. Um die Diagnose stellen zu können, ist ein typisches Symptommuster notwendig und ein spezifischer Verlauf. Mehren sich die Symptome, ist ab einem Punkt die Diagnose Somatisierungsstörung oder unterschwellig die Diagnose unspezifische Somatisierungsstörung (übrigens die häufigste Diagnose in der Psychosomatik) zu stellen.

Bei einer **Konversionsstörung** wird die Energie aus einem inneren psychischen Konflikt in körperliche Symptome umgewandelt. Oft kann man dabei psychogene Krämpfe und Sensibilitätsstörungen, Lähmungen, Hyperventilation, Globussymptom beobachten. Bei

---

Diagnose Patientin 10: Schwimmbadkonjunktivitis.

der Konversionsstörung ist ein für Dritte offensichtlicher symbolischer Zusammenhang zwischen dem Symptom und dem auslösenden Ereignis gefordert, der dem Betroffenen aber typischerweise nicht bewusst ist.

Vielleicht hab ich's hier aber auch einfach nur mit einer **Hypochonderin** zu tun. Typisch ist die übertriebene und überbewertete Beobachtung des eigenen Körpers, verbunden mit der festen Annahme, krank zu sein oder zu werden. Objektiv lässt sich diese Furcht durch nichts begründen. Aber manche Patienten können das echt bis auf die Spitze, bis zum hypochondrischen Wahn, treiben – ihre behandelnden Ärzte und wahrscheinlich auch ihre Angehörigen bringen sie dabei so ganz nebenher zur Verzweiflung ...

Eine **Simulation** ist zwar sehr selten (und hatten wir ja heute erst), aber dran denken sollte man trotzdem.

Und so richtig ein Fall für den Psychiater ist die **artifizielle Persönlichkeitsstörung.** Das geht schon so in **Richtung Münchhausen-Syndrom.** Die Leute machen sich bewusst und absichtlich krank, spritzen sich beispielsweise Insulin, damit sie mit akuten Symptomen in medizinische Betreuung kommen. Warum? Dachschaden! Da muss ein Psychokonsil her. Übrigens: Angenommen, sie haben wirklich zu Insulin gegriffen, gibt's einen einfachen Trick, das rauszukriegen: Im Gegensatz zum körpereigenen Insulin fehlt beim injizierten nämlich das C-Peptid im Serum. Das wird nämlich im Körper abgespalten, um aus Pro-Insulin stoffwechselaktives Insulin zu produzieren.

Die **Depression** kann sich auf unterschiedlichste Art und Weise entlarven. Es imponiert jedoch fast immer ein gestörter Antrieb, die Anhedonie (Desinteresse, Lustlosigkeit), aber auch ein gewisses hypochondrisches Verhalten ... die Angst, an einer unheilbaren Krankheit zu leiden, ohne ein echtes klinisches Korrelat zu zeigen. Typischerweise ist bei richtig Depressiven auch der Schlaf gestört, schon vor dem Morgengrauen liegen diese Menschen wach im Bett und grübeln. Man unterscheidet, je nach Ätiologie oder Klinik, eine ganze Menge unterschiedlicher Arten (endogene, bipolare, somatogene, pharmakogene etc.). Dementsprechend unterschiedlich sind Diagnostik und Therapie ausgelegt.

Anamnese & Befund

Die Anamnese gestaltet sich als bunte Ansammlung unterschiedlichster Symptome und Beschwerden (Gelenkschmerzen, Durch-

FR

fall, Tinnitus, Dysmenorrhö, Verlust der Libido etc.), gefolgt von unzähligen Arztbesuchen mit häufigen Facharztwechseln. Ein medizinisches Korrelat hat wohl keiner der „Stümper" dingfest machen können. Heute sind's also zur Abwechslung mal belastungsunabhängige retrosternale Schmerzen.

Die körperliche Untersuchung gibt aber mal reinweg gar nichts her.

Ohne rechten Glauben an die Sache ordne ich Belastungs-EKG, Blutbild und Hämokkult-Test an.

Untersuchung & Ergebnisse

Aber auch da zeigen sich null Auffälligkeiten.

Diagnose

_____

Therapie & Komplikationen

Nachdem eine echte somatische Pathologie ausgeschlossen ist, muss man dieser Frau verdeutlichen, dass ihre Beschwerden zwar reell sind, aber nicht auf einer lebensbedrohlichen Erkrankung beruhen. Dadurch kann man hoffentlich die Aufmerksamkeit der Patientin auf die psychische Komponente lenken. Insgesamt ist die Behandlung der Somatisation ein hartes Brot, da die Betroffenen ja eine Krankheit aufgedeckt haben wollen, aber ihre Psyche als Ursache selten akzeptieren. Ich beruhige sie also dahingehend, dass sie nichts zu befürchten hat. Besonders erbaut sieht sie aber nicht gerade aus. Es ist nicht unwahrscheinlich, dass dieser Besuch hier nur einer der vielen in ihrer Sammlung ist und das „Doctor-Hopping" für sie noch lange nicht zu Ende.

Die Therapie der Wahl ist die ambulante Psychotherapie. Wenn die Beschwerden bereits zu längerer Arbeitsunfähigkeit (mehr als vier Wochen) ohne ausreichende organische Erklärung geführt haben, sollte man eine stationäre Psychotherapie einleiten.

Weitere Infos

Frauen sind fünfmal häufiger betroffen als Männer. Es kommt bei sozial schlechter gestellten Menschen mit geringerer Bildung gehäuft vor. Aber das gilt ja auch für antisoziale Persönlichkeitsstörungen, Psychosen, Phobien, Alkoholismus etc. In der Gesamtbevölkerung entwickelt rund einer von hundert das Vollbild einer Somatisierungsstörung.

Patient 12

Jetzt schreit mein Hirn laut nach einem Kaffee, um mich von dieser anstrengenden Patientin zu regenerieren. Im Aufenthaltsraum finde ich Robert wie ein Häufchen Elend zusammengekrümmt auf dem Rand eines Stuhls hocken. Er ist richtig blass um die Nase und murmelt was von „vermaledeiten Bauchschmerzen". Damit lass ich mich aber nicht abspeisen und stocher noch ein bisschen nach.

Offenbar bekommt Robert seit einer Weile ziemlich regelmäßig ein bis zwei Stunden nach dem Essen knackige Schmerzen im Epigastrium (mittlerer Oberbauch). Das nimmt er ganz schicksalsergeben hin, weil er ja schon lange weiß, dass er Duodenalulzera hat, die ihm trotz Antazida treu geblieben sind.
RR 120/80, P 54, Temp. 37,0 °C.

DD-Vorüberlegungen

„Und woher willst du wissen, dass das da jetzt auch diese Duodenaldinger sind? Vielleicht ist es ja ganz was anderes!", halte ich ihm vorwurfsvoll vor. „Hast du dich mal untersuchen lassen?" Robert schüttelt nur schwach den Kopf. Es stimmt echt, Ärzte sind die schlimmsten Patienten! Ich fange an, ihm aufzuzählen, was er eigentlich selbst genauso gut weiß, zumindest, wenn's um andere und nicht um ihn selbst geht ...

Die Magenschleimhautentzündung (**Gastritis**) ist wahrscheinlich die häufigste Erkrankung des Magens. Verursacht beispielsweise durch übermäßigen Alkoholgenuss, Infektion mit Helicobacter pylori oder die Einnahme von NSAR, ASS, Antibiotika und/oder chronischer Stress. Appetitlosigkeit ist eigentlich immer vorhanden und kann das einzige Symptom sein. Häufig kommen aber noch Druck- und Völlegefühl im Epigastrium, Aufstoßen, Übelkeit, Erbrechen und Schmerzen bis hin zu kardiovaskulären Störungen (instabiler Kreislauf) hinzu. Gastroskopie mit HLO-Test (HLO steht für „Helicobacter like organism", zum Beispiel unser allseits bekannter Helicobacter pylori) sichern die Diagnose. Laborparameter sind unspezifisch, manchmal sieht man eine Leukozytose.

Natürlich können auch Geschwüre Roberts Beschwerden auslösen, aber die müssen nicht unbedingt im Zwölffingerdarm sitzen; denkbar wären auch welche im Magen. Patienten mit einem **Ulcus ventriculi** oder **duodeni** klagen über heftige Schmerzen im rechten Oberbauch und im epigastrischen Winkel. Wenn es sich um ein Ulcus duodeni handelt, sagt man, dass die Schmerzen nach dem Essen etwas nachlassen, im Gegensatz zum Ulcus ventriculi. Das würde bei Robert ja eher für Magengeschwüre sprechen, aber besonders valide ist dieses Unterscheidungskriterium leider nicht. Weitere Symptome können sein: Völlegefühl und Sodbrennen, manchmal auch so ein unangenehmer, säuerlich-muffiger Mundgeruch. Wenn die Geschwüre bluten, kann Teerstuhl hinzukommen, wie bei dem alten Herrn mit der Sickerblutung vom Mittwoch. Die Einnahme von NSAR prädisponiert zur Geschwürsbildung. Die Diagnostik ist die gleiche wie bei der Gastritis, da auch hier häufig Helicobacter ihre Finger im Spiel haben.

Eventuell sitzt das Problem aber auch höher: Wenn der untere Ösophagussphinkter nicht vernünftig schließt, kommt es zum gastroösophagealen Reflux von saurem Mageninhalt. Gegen so eine Chemokeule sind die Zellen dort natürlich nicht gewappnet, ergo kommt's zur **Refluxösophagitis.** Macht sich dann meist als retrosternales Brennen (Sodbrennen) bemerkbar. Naturgemäß ist es nach dem Essen häufiger, ansonsten hat man ja nicht so viel zum Zurückschwappen im Magen. Besonders gerne tritt es im Liegen auf. Wenn's hart auf hart kommt, kann sich daraus sogar ein Barrett-Ösophagus entwickeln.

Ansonsten sitzt da im Oberbauch ja auch noch die Gallenblase. Wenn die sich entzündet, tut das auch sakrisch weh. So eine **Cholezystitis** kommt vor allem vor bei Cholelithiasis, wenn sich der eine oder andere Stein auf die Wanderschaft macht und unterwegs

---

Diagnose Patientin 11: Somatisierungsstörung. Die Diagnose wird phänomenologisch gestellt, anhand des Symptommusters und des zeitlichen Verlaufs. Ob es sich tatsächlich um eine undifferenzierte Somatisierungsstörung handelt oder eine somatoforme autonome Funktionsstörung, wird eine ausführlichere Anamnese zeigen. Die Angst vor einer spezifischen Erkrankung scheint wohl nicht im Vordergrund zu stehen, und damit ist eine hypochondrische Störung ausgeschlossen. Per definitionem (es ist nicht die quer gestreifte Muskulatur betroffen) kann eine Konversionsstörung im engeren Sinn ebenfalls ausgeschlossen werden. Die Patientin leidet nachvollziehbar, damit fällt die DD Simulation weg.

irgendwo stecken bleibt, beispielsweise im Ductus cysticus. Die Überdehnung der Gallenblase führt zunächst zu einer abakteriellen Entzündung, die sich jedoch durch Keimaszension aus dem Duodenum infizieren kann. Die Koliken, die man dann vor allem im rechten Oberbauch kriegt, sind nicht von schlechten Eltern. Sie können in die rechte Schulter ausstrahlen und mit Übelkeit und Erbrechen einhergehen.

Anamnese & Befund

Ich zitiere Robert auf die nächste freie Untersuchungsliege und drücke mal ein bisschen auf seinem Bauch rum. Das quittiert er mit einem Stöhnen: Palpationsschmerz im Epigastrium. Bei der rektalen Untersuchung (heute wird kein Pardon gegeben!) kein Blut am Fingerling.

Anschließend wird die Nadel gezückt für ein Routinelabor. Außerdem hätte ich gerne ein bisschen Stuhl, um es auf okkultes Blut zu testen, und eine Abdomen-Sonographie zum Ausschluss einer Choledocholithiasis oder Cholezystitis. Anschließend rede ich Robert schwer ins Gewissen, sich von den Jungs aus der Endoskopie mal tief in den Magen schauen zu lassen. Um eine Gastroskopie kommt er nicht herum, dann kann man auch gleich eine Biopsie nehmen und versuchen, Helicobacter nachzuweisen.

Untersuchung & Ergebnisse

Hb 10,3 g/dl, Stuhl positiv für okkultes Blut. Gastroskopisch findet man mehrere Ulzerationen im Bereich des Antrums. Die Biopsien sind im Urease-Schnelltest positiv.

Diagnose

Therapie & Komplikationen

Zunächst mal sollte man möglichst diesen Helicobacter loswerden, sonst sind die Ulzera flott wieder da. Zur Eradikation gibt's vier gängige Tripeltherapien. Eine davon besteht aus Metronidazol, Omeprazol plus Clarithromycin über eine Woche – die sollte es hier tun. Omeprazol gibt man dann noch einige Wochen länger, bis in der Kontrollgastroskopie alle Ulzera restlos verschwunden sind.

Weitere Infos

Helicobacter pylori ist ein grampositver, gekrümmter Keim mit mehreren Geißeln, der sich in der Mukosa des Magens entschieden zu wohl fühlt. Mittels Urease bildet er aus Harnstoff (Urea) Ammoniak. Dies führt dazu, dass er im sauren Magensaft überleben kann. H. pylori auf der Magenschleimhaut ist assoziiert mit Gastritis oder Ulzerationen besonders der Antrumschleimhaut und vor allem Duodenalulzera (!). Dies, obwohl der Keim der Schleimhaut nur aufsitzt und sie nicht penetriert. Allerdings hat er diese üblen Auswirkungen nicht bei jedem: Fast jeder Zweite hier zu Lande beherbergt H. pylori völlig ohne Symptome, aber auch jeder Zweite mit peptischer Erkrankung ist mit H. pylori kolonisiert. Diagnostiziert wird er über den HLO-Atemtest oder durch Probenentnahme bei der Gastroskopie. Benefit einer antibiotischen Eradikation ist nur erwiesen bei Ulzera im Zusammenhang mit H.p.-Infektionen. Nicht empfohlen wird die Eradikation bei bloßer Gastritis oder unauffälligen Schleimhautverhältnissen.

Übrigens lohnt es sich nicht nur wegen der Schmerzen, ein Magengeschwür in seine Schranken zu verweisen: Immerhin 3 % aller chronischen Ulzera des Magens entarten maligne.

Nachdem ich Robert nun in den vorzeitigen und ungeplanten Feierabend entlassen habe, muss ich jetzt ein bisschen auf die Tube drücken. Paul, der heute Dienst hat, hat vorhin schon einen leicht panischen Blick auf die Uhr geworfen. Er befürchtet offenbar, dass sämtliche Patienten, die nach dem offiziellen Feierabend noch im Wartezimmer sitzen, an ihm „hängen bleiben". Na ja, sein Stil wäre das ja irgendwie. Aber ich will ja mal nicht so sein und schau mir schon mal das nächste Krankenblatt an.

Patient 13

Das macht mich nun aber ein bisschen stutzig: Da kommt eine Mutter mit ihrem 16-jährigen Sohn, weil dessen Lehrerin sie wiederholt dazu aufgefordert hat. Grund sind die Grimassen, die er ständig zieht, während er mit gefletschen Zähnen komische Laute von sich gibt. Mysteriös!?

Diagnose Patient 12: Ulcus ventriculi mit Nachweis von Helicobacter pylori.

DD-Vorüberlegungen

Vielleicht hat er ja einen **Tic?** Diese plötzlich einsetzenden, raschen Muskelzuckungen laufen manchmal automatisch ab, einige Patienten können sie aber auch willkürlich beeinflussen. In der Regel sind sie völlig stereotyp, also immer gleich. Häufig sieht man sie im Zusammenhang mit Erkrankungen des extrapyramidalen Systems oder auch psychogen. Bei Kindern sind sie gelegentlich ein vorübergehendes Phänomen.

Man kann beobachten, dass sich die Tics durch psychischen Stress vermehren, manchmal sind sie auch situativ gehäuft. Als pubertäre Trotzreaktion im Sinne eines „hysterischen Symptoms" sollten sie nicht verstanden werden. Häufig propft sich im weiteren Verlauf auf das Problem eine narzisstische oder schizotype, schizoide Persönlichkeitsstörung auf, da die Symptome doch zum Teil erhebliche soziale Nachteile bringen. Machmal entwickeln sich auch schwere depressive Syndrome in der Folge.

Solche Tic-artigen Zuckungen im Gesicht (Augenzwinkern, Mundverzerren, Schnalzen), am Hals (ruckartiges Kopfdrehen) und an den Schultern können auch der Beginn des **Gilles-de-la-Tourette-Syndroms** sein, das meist in Kindheit oder Jugend losgeht. Kurzzeitig können die Zuckungen unterdrückt werden, aber nicht auf die Dauer. Außerdem kann es zu Zwangshandlungen kommen wie Schreien – „Aaaah!" –, Nachäffen von anderen Leuten oder Benutzen wüster Flüche, worunter „Arschloch" noch einer der harmloseren sein dürfte. Solche Tics werden auch als „Schluckauf des Gehirns" bezeichnet, die Ideen zur Ätiologie sind vielfältig. Ausgeschlossen werden sollte eine **fokale Epilepsie** mittels EEG.

Die **Aufmerksamkeitsdefizit-Hyperaktivitätsstörung** (ADHS) äußert sich bei Kindern vor dem siebten Lebensjahr als Kombi aus gestörter Aufmerksamkeit und überaktivem Verhalten („Zappelphilipp"), die häufig mit einem gestörten Sozialverhalten einhergeht. 3 bis 5% aller Schulkinder sind betroffen (eher Jungs). Für die Entstehung sind biologische und konstitutionelle Faktoren von Bedeutung; zur Aufrechterhaltung tragen psychosoziale Faktoren bei. Mit Verhaltenstherapie (Aufmerksamkeitstraining, evtl. auch pharmazeutisch unterstützt) lässt sich die Problematik verringern. Hilfreich ist hierbei auch, dass sich mit dem Alter die Symptome meist von selbst abschwächen.

Als **Zwangsstörung** bezeichnet man zwanghaftes, die Handlungs- und/oder Denkweise betreffendes Verhalten. Dieses Verhalten wird als Ich-fremd erlebt, kann allerdings auch nicht unterlassen werden, da sonst Angst oder Ekel resultieren. Häufig äußern sich Zwangsstörungen in Säubern, Kontrollieren, Aggression und sind meist sehr zeitaufwändig (beanspruchen mindestens zwei Stunden pro Tag). Formen sind:

► 1. Zwangshandlung: wiederholte und nach sehr strikten Regeln vollführte Handlungsweise, um bestimmte Szenarien zu verhindern, auch wenn dieses Verhalten objektiv nicht den gewünschten Effekt haben kann (z. B. häufiges Händewaschen als Krebsprophylaxe)

► 2. Obsession: Zwangsgedanken, die massive Angst oder Unbehagen verursachen, aber trotzdem nicht unterlassen werden können

► 3. Kompulsion: Verhalten, welches Angst oder Unbehagen reduziert oder ganz verhindert.

Der Realitätskontakt ist bei diesen Patienten meist nicht weiter gestört, allerdings fehlt die Einsicht für die Irrationalität der eigenen Zwangserscheinungen, weswegen therapeutisch eine Konfrontation mit diesem Aspekt angestrebt wird.

Anamnese & Befund

Die Zuckungen und „Gewohnheiten" habe er schon seit über einem Jahr, erklärt mir der Knabe. Auch als Kind war er sehr unruhig, berichtigt die Frau Mama, die sichtlich nicht kapiert, warum man um diese „banale Geschichte" so ein Aufhebens macht. Allerdings scheint sie auch ein wenig einfach strukturiert, um es mal vornehm auszudrücken.

Die körperliche Untersuchung ist komplett normal. Und EEG und CCT?

Untersuchung & Ergebnisse

... die ebenfalls.

Diagnose

Therapie & Komplikationen

Mit Verhaltenstherapie (Entspannungsübungen, Selbstmanagement, kognitive Umstrukturierung) kann man versuchen, die

Selbstwertregulation zu verbessern. Das Aufklären über die Hintergründe eines Tics bzw. über das Tourette-Syndrom kann durch das verbesserte Bewusstsein therapeutisch günstig sein. Medikamente wie Benzodiazepine (Diazepam), Dopaminantagonisten (Haloperidol), Alpha-Agonisten (Clonidin) sind im Einsatz. Auch eine neuroleptische Therapie mit Atypika kann versucht werden. Wichtig ist, dass ähnlich wie beim Parkinson manchmal nicht ein fester Medikamentenspiegel im Blut die besten Ergebnisse bringt, sondern eine stetes An- und Abfluten. Amphetamine, die bei Hyperaktivitäts-Syndrom (ADHS) angewandt werden, sind hier nicht indiziert! Problematisch wird das allerdings, wenn das ADHS als Komorbidität vorliegt. Dann muss im Einzelfall überlegt werden, welches Symptom im Vordergrund steht, und eine individuelle Therapie gestrickt werden.

Weitere Infos

Die Genese ist unklar. 10 % der Betroffenen weisen wohl eine genetische Prädisposition mit einem Translokationsfehler auf (11q23), der sich familiär gehäuft nachweisen lässt. Ein Kind unter 2000 ist betroffen. Zwischen 66 und 75 % davon sind Jungs, Komplikationen beschränken sich im Wesentlichen auf Nebenwirkungen der Medikamente – beispielsweise parkinsonoide Symptome und Spätdyskinesien durch Haloperidol (Dopaminantagonist).

So, jetzt noch diese eine Patientin, dann sieht es für Paul gar nicht mehr so schlimm aus ...

Patientin 14

Im nächsten U-Zimmer wartet eine 38-jährige Frau, die seit zirka drei Monaten ständig müde ist und außerdem ungewollt über vier Kilo an Gewicht verloren hat. Ihr sei ständig kalt und hin und wieder werde ihr „schwummrig". Manchmal bekommt sie auch Schweißausbrüche. Ihre Stimme klingt ein bisschen heiser, sie hat brüchiges Haar und ihre Menses kommen in unregelmäßigem, verlängertem Abstand (Oligomenorrhö).
RR 95/65, P 106, Temp. 36,7 °C.

DD-Vorüberlegungen

Irgendwas scheint mit ihrem Hormonhaushalt nicht so zu funktionieren, wie es sollte.

Hypopituitarismus, die Hypophysenvorderlappeninsuffizienz, ist gekennzeichnet durch einen teilweisen oder kompletten Ausfall der hypophysären Hormone, entweder weil die entsprechenden Zellen zerstört oder durch andere Strukturen verdrängt wurden oder weil die Verbindung zum Hypothalamus irgendwie unterbrochen wurde. Verantwortlich dafür können Nekrosen, Autoimmunerkrankungen, Entzündungen, Tumoren, Traumen oder granulomatöse Erkrankungen sein. Wenn also die Steuerungshormone aus der Hypophyse ausfallen, bilden sich auch die assoziierten Hormondrüsen (Gonaden, Schilddrüse, Nebennieren) zurück, die ja keine Wachstums- und Produktionssignale mehr kriegen. Die Folgen sind Adynamie, Oligo- bis Amenorrhö, Libido- und Potenzstörungen, Hypothyreose, blasse atrophische Haut und Hypopigmentation. Wenn die Insuffizienz sich allmählich entwickelt, kann der Körper noch dagegensteuern und auf eine Art „Notaggregat" schalten. Er produziert dann noch einen bescheidenen Basalspiegel an Kortikosteroiden und Schilddrüsenhormonen, mit denen der Körper überleben kann. Beim akuten Hypopituitarismus hat der Körper keine Gelegenheit zur Kompensation und fällt deshalb unbehandelt unweigerlich ins Koma.

Ein Beispiel für einen Tumor, der auf die Hypophyse drücken und so zum Hypopituitarismus führen kann, ist das **Kraniopharyngeom,** der sog. Erdheim-Tumor. Über den hab ich mich ja gestern schon bei der Frau mit dem Prolaktinom ausgelassen.

Muss die Frau gleich mal fragen, ob sie Kinder hat. Bei schweren Geburten mit heftigen Blutungen kann nämlich auch der Hypophysenvorderlappen was abkriegen. Bei diesem **Sheehan-Syndrom** (benannt nach einem amerikanischen Pathologen) entstehen Nekrosen in der Hypophyse, woraufhin das Teil seinen Dienst quittiert. Kommt heute nur noch ziemlich selten vor. Keiner weiß es so genau, aber man vermutet, dass die Adenohypophyse unter dem Einfluss der Schwangerschaftshormone Östrogen und Prolaktin irgendwie empfindlicher auf Hypoxie reagiert. Neben Klinik und Anamnese stützen Schädel-MRT und die Analyse des Serum-Hormon-Spiegels die Diagnose.

Diagnose Patient 13: Gilles-de-la-Tourette-Syndrom. Die Diagnose ist nach Ausschluss einer fokalen Epilepsie und einer Raumforderung im Gehirn eine rein phänomenologische.

Anamnese & Befund

Und siehe da: Sie ist Mutter zweier Kinder. Die letzte Geburt vor sieben Jahren musste während des achten Monats wegen einer Abruptio placentae operativ über die Bühne gebracht werden, wobei sie durch einen hohen Blutverlust einen hypovolämischen Schock erlitt. Ihre Brüste bildeten sich sehr schnell zurück (Involution) und die Laktation blieb aus. Es folgte ein Jahr ohne Regelblutung (Amenorrhö).

Ihre Haare sind sichtlich trocken und spröde, die Augensäckchen teigig geschwollen, die Zunge ist dick, und insgesamt erscheint die Frau in ihrer Sprache und ihren Bewegungen verlangsamt. Auch die Muskeleigenreflexe reagieren verzögert, was alles für eine verminderte Schilddrüsenfunktion spricht. Geschlechts- und Achselbehaarung fehlen (Nebenniereninsuffizienz) und die Vaginalschleimhaut ist atroph (mangelnde Gonadotropine).

Mich interessieren das Blutbild sowie sämtliche Parameter für Hypophysen, Schilddrüsen und Nebennieren. Zum Ausschluss eines Hypophysentumors noch ein Schädel-MRT.

Untersuchung & Ergebnisse

Huups, auf dem Laborbogen springen mir lauter knallrote Werte ins Auge:

- ► Natrium ↓
- ► Kalium ↑ (wegen Aldosteronmangel: Nebennierenrinde ist hin)
- ► Eosinophilie (durch Nebenniereninsuffizienz)
- ► normochrome und normozytäre Anämie
- ► ACTH ↓↓
- ► TSH ↓↓
- ► T_4 ↓↓
- ► TSH-Anstieg bleibt nach TRH i.v. auch aus
- ► Prolaktin ↓↓
- ► Kortisol ↓↓
- ► Östradiol ↓↓
- ► STH ↓↓

Das Somatotropin bleibt trotz Insulin-induzierter Hypoglykämie von unter 40 mg/dl Blutglukose bei unter 7 ng/ml, obwohl es eigentlich nach Hypoglykämie ansteigen sollte: Das ist ein typischer Befund für Hypopituitarismus.

Aber immerhin: Das MRT vom Schädel ist unauffällig – einen Tumor hat sie wenigstens nicht.

Therapie & Komplikationen

Nachdem ein Tumor ausgeschlossen ist, steht jetzt eine Langzeit-substitutionstherapie aller wichtigen fehlenden Hormone an: Kortison, Schilddrüsenhormon und Östrogene. Bei Therapieversäumnis winken Entgleisungen sämtlicher abhängiger Stoffwechselvorgänge mit Infertilität und Addison-Krise mit endokrinem Schock.

Weitere Infos

Nach starkem Blutverlust mit kardiovaskulärem Schock kann die Hypophyse langfristig derart unterdurchblutet bleiben, dass es – manchmal erst Jahre später – zum nekrotischen Untergang des Gewebes mit konsekutiver Unter- bis kompletter Fehlfunktion kommen kann. Besonders gefährdet sind Frauen, bei denen es zur vorzeitigen Planzentalösung mit starkem Blutverlust und Gerinnungsentgleisung gekommen ist. Insofern war die Frau hier sicher eine Risikokandidatin.

So, schnell den Schreibkram erledigen und dann ab die Post! Aber ich habe den Kittel noch nicht ganz ausgezogen, da bringt mich lautes Schimpfen vorne bei der Aufnahme dazu, doch noch mal einen auf „dienstlich" zu machen. Was ist denn da los??

Patient 15

Ein 28-jähriger Mann wird nach einem Verkehrsunfall in die Notaufnahme gebracht. Er ist bei vollem Bewusstsein und hat eine Platzwunde am Kopf. Der Autobahnpolizist berichtet, dass er einen anderen Verkehrsteilnehmer abgedrängt und dadurch einen Massenunfall verursacht und anschließend Fahrerflucht begangen hat. Dabei hat er jedoch in einer Ausfahrt die Kontrolle über sein Fahrzeug verloren, ist von der Fahrbahn abgekommen und im freien Feld gelandet. Dort hat ihn die Polizei dann gestellt. Was den durch ihn verursachten Unfall angeht, zeigt er sich völlig unberührt. Ja, er flucht sogar noch über die „Drecksau, die zu langsam fuhr und es nicht anders verdient hat!"

RR 135/80, P 88, Temp. 37,2 °C.

DD-Vorüberlegungen

Mag ja sein, der Mann steht einfach noch unter Schock und weiß gar nicht recht, was er da sagt. Aber irgendwie reagiert er echt abgebrüht. Möglicherweise hat er ja eine **narzisstische Persönlichkeitsstörung,** hält sich für etwas Besonderes und fühlt sich jenseits der üblichen Normen und Regeln. Dazu gehören auch das Überschätzen der eigenen Fähigkeiten und der Wunsch nach Anerkennung, ohne dafür entsprechende Leistung zu bringen. Die Möglichkeiten zur Selbstwertregulation dieser Menschen sind stark eingeschränkt. In der Folge sind sie extrem überempfindlich gegenüber Kritik, empfinden insgeheim Gefühle der Wertlosigkeit und sind nur eingeschränkt zu normalen zwischenmenschlichen Kontakten in der Lage.

Aber vielleicht steht er ja auch unter **Drogen?** Chronischer Amphetamin- oder Kokaingebrauch, aber auch regelmäßiger (täglicher) Cannabiskonsum kann zu solchen – organischen – Wesensveränderungen führen. Das kann einem auch bei chronischem Gebrauch von Designerdrogen passieren. Letztlich kommt es dabei zu einer anatomischen Hirnveränderung ähnlich wie bei wesentlich älteren Menschen. Reversibel ist das nicht mehr. Apropos Wesensveränderung: Davon spricht man, wenn die Personen als Kinder oder Jugendliche andere Charaktereigenschaften gezeigt haben, z.B. freundlicher, offener und interessierter waren.

Bei so deutlichen Verhaltensauffälligkeiten muss auch immer an eine **chronische Psychose** gedacht werden, da diese häufig als Komorbidität bei Patienten mit Persönlichkeitsstörungen dieser Ausprägung vorkommen kann: Die Reizbarkeit/Agressivität/Dysphorie kann auch Zeichen einer rezidivierenden affektiven Störung sein (Stichwort Manie), der auffällige Affekt aber auch Symptom einer juvenilen Schizophrenie.

Diese unglaubliche Rücksichtslosigkeit deutet aber am ehesten auf eine **Störung des Sozialverhaltens**. „Auf Gesetze furz ich, die Rechte anderer sind mir doch scheißegal! Soziale Konsequenzen jucken mich nicht. Altersentsprechend benehmen? Watt iss dat?"

FR

Anamnese & Befund

Die Anamnese ist schwierig, weil aus dem Typen nur mit Mühe was rauszukriegen ist. Er nimmt mich erst mal gar nicht wahr, will nach Hause und versteht nicht, warum ich mich in seine Angelegenheiten einmische. Mit viel Geduld und Spucke und zum guten Schluss auch noch einer gehörigen Drohung kriege ich endlich ein paar Infos: Vater unbekannt, Mutter wegen illegalen Drogenbesitzes mehrfach im Knast gewesen; er ist in Heimen aufgewachsen. Dort gibt es übrigens dicke Akten über ihn und seine bereits in der Kindheit aufgetretene asoziale Verhaltensstörung. Damals war er wiederholt in Prügeleien und Gewalttaten verwickelt und außerdem aktiv in der rechtsradikalen Szene. Hinweise auf inhaltliche oder formale Denkstörungen gibt es jedoch nicht; ein Verfolgungswahn oder etwas Ähnliches scheint nicht vorzuliegen. Insgesamt macht er einen gereizten und aggressiven Eindruck, ohne Zeichen von Empathiefähigkeit. Stattdessen macht er den Eindruck, als sei er stolz auf seine Tat heute.

Bei der körperlichen Untersuchung springen mir lauter Tätowierungen mit rechten Parolen ins Auge, die Oberkörper, Nacken und Arme „schmücken". Ansonsten ist der körperliche und neurologische Befund normal.

Die Polizei muss wissen, ob er unter dem Einfluss irgendwelcher Drogen stand/steht. Außerdem muss ich abklären, ob seine HWS und sein Schädel (zumindest morphologisch) intakt sind.

Untersuchung & Ergebnisse

Von der Toxikologie kommt Entwarnung: keine Drogen im Spiel. CCT und restliche Rö.-Diagnostik ist o.B.

Diagnose

Schwester Irmgard kommt reingerauscht, was dem Typen hier ein widerlich anzügliches Grinsen und eine ziemlich üble Bemerkung über die Qualitäten des weiblichen Personals entlockt. Aber da steht sie drüber, ignoriert ihn und sagt völlig dienstlich zu mir, dass ich ein bisschen voranmachen soll, weil gerade der Rettungswagen „dringende Kundschaft" gemeldet habe. Kein Problem, bin gleich fertig hier!

Diagnose Patientin 14: Sheehan-Syndrom (postpartaler Panhypopituitarismus).

Therapie & Komplikationen

Dadurch, dass dieser Knabe so sehr von seiner eigenen Sicht- und Handlungsweise überzeugt ist, fällt es schwer, ihn zu irgendeiner geregelten Psychotherapie zu bewegen, obwohl er die dringend nötig hätte. Das gilt übrigens ziemlich generell für Leute mit so einer antisozialen Persönlichkeitsstörung. Vielleicht hilft in diesem Fall ja der Richter ein bisschen nach. Das Einhalten von strengen Regeln mit Grenzen und Tabus ist das Ziel einer solchen langwierigen Therapie. Aber bevor diese Leute überhaupt in der Lage sind zu sehen, dass sie Hilfe brauchen, und die auch anzunehmen, müssen sie häufig erst mal ganz am Boden landen. Medikamente kommen nur bei psychotischen Begleiterkrankungen zum Einsatz.

Weitere Infos

Die Diagnose einer Persönlichkeitsstörung steht erst, wenn ein sozial inkompatibles Verhalten hartnäckig (trotz wiederholter rechtlicher und sozialer Konsequenzen) über Jahre beibehalten wird. Unter Gefängnisinsassen ist diese Störung gehäuft anzutreffen. Männer sind häufiger als Frauen betroffen. Niedriger IQ, brüchige Familienverhältnisse, Drogenmissbrauch, Sozialverhaltensstörung während der Kindheit und genetische Prädisposition fließen mit ein.

Punktlandung: Kaum betrete ich den Gang, rollen die Sanis auf der Liege ein intubiertes Mädel rein ... Mahatma hat wohl mitgekriegt, dass hier was Notfallmäßiges am Laufen ist, und steht auch schon parat. (Wo hat die heute eigentlich den ganzen Tag gesteckt??)

Patientin 16

Die Eltern hatten den Notarzt alarmiert, nachdem sie bei dem Kind Fieber und einen rapide abfallenden Allgemeinzustand beobachtet hatten. Der Notarzt schickt sie nun mit dem Verdacht auf septischen Schock. So etwas hatte die Kleine schon einmal vor einem Jahr, damals hatte sie sich eine Infektion mit Haemophilus influenzae eingefangen.

RR 70/40, P 140, Temp. 39,9 °C.

DD-Vorüberlegungen

Wenn das Kind innerhalb von einem Jahr nun schon das zweite Mal einen septischen Schock entwickelt, scheint ihre Abwehr ja mal nicht die beste zu sein. Möglicherweise steckt da das Humanimmunodeficiency-Virus (**HIV**) dahinter. Das ist ein seit ca. 1983 bekanntes Retrovirus, das bekanntlich über den Austausch von Körperflüssigkeiten (Sperma, Blut, Vaginalflüssigkeit) übertragen wird und über kurz oder lang die Immunabwehr, vor allem die T-Helferzellen, lahm legt. Diagnose über Antikörpernachweis (ELISA und Western-Blot).

Ein bisschen erinnert das Ganze auch an ein **Bruton-Syndrom** – dieses erbliche Antikörpermangelsyndrom, bei dem keine B-Zellen und folglich keine Gammaglobuline gebildet werden können, während die T-Zellreihe erhalten ist.

Noch dramatischer wäre ein **SCID**, steht für „severe combined immunodeficiency", schwerer kombinierter Immundefekt. Ist ebenfalls erblich und betrifft neben den B- auch noch die T-Zellen. Ergo kann man da jegliche Immunabwehr im Grunde vergessen. Diagnostisch findet sich ein Mangel an Lymphozyten. Bei den Kindern sind meist keine Tonsillen angelegt, und Lymphknoten haben sie auch nicht. Daher die besondere bakterielle Infektanfälligkeit mit gehäuften schweren Infektionen, wie man sie sonst eher bei HIV-Patienten findet. Allerdings ist das Mädel dafür schon fast zu alt: Meistens sterben die Kinder kurz nach den ersten Symptomen an den schweren, kaum in den Griff zu kriegenden Infektionen. Viel tun kann man nicht, mit reichlich Glück kann evtl. eine Knochenmarktransplantation helfen.

Noch so ein vererbter kombinierter B- und T-Zelldefekt ist das X-chromosomal rezessiv vererbte **Wiskott-Aldrich-Syndrom.** Es geht einher mit thrombozytopenischer Purpura, erhöhter Infektanfälligkeit und Ekzemen. Aber halt: X-chromosomal rezessiv: Das ist also bei einem Mädel mehr als unwahrscheinlich!

Hätte das Kind eine bösartige Erkrankung und würde mit **Zytostatika** behandelt, wäre das auch eine Erklärung für so eine heftige Infektion. Schließlich werden mit den Chemotherapeutika nicht nur die Tumorzellen, sondern meist sämtliche Zellen erwischt, die sich schnell teilen, also auch die Knochenmarkzellen, die eigentlich Lymphozyten produzieren sollten. Aber auch Schleimhautzellen und Haarwurzeln und so wären betroffen, was

---

Diagnose Patient 15: Antisoziale Persönlichkeitsstörung.

dazu führt, dass die Patienten zum Teil übelste Durchfälle kriegen, Erbrechen mit Schleimhautablösungen im Gastrointestinaltrakt, was echt höllisch wehtut, Haarausfall und, und, und …

Und dann wäre da noch das **OPSI-Syndrom** (overwhelming postsplenectomy infection): Das ist die schwerste Komplikation nach der Milzentfernung, tritt häufiger bei Kleinkindern auf. Es kommt zu einer massiven bakteriellen Infektion bzw. Sepsis, die zur disseminierten intravasalen Gerinnung, zu Bewusstlosigkeit und Schock führen kann. Gefürchtete Erreger sind vor allem Streptococcus pneumoniae und Hämophilus influenzae. Die Sterblichkeit ist mit ca. 50 % beträchtlich, deshalb sollte man bei Kindern immer versuchen, die Milz zu erhalten. Wenn das nicht geht, sollte man sie wenigstens impfen, vor allem gegen Pneumokokken, Meningokokken und gegen Haemophilus influenzae Typ B. Meistens müssen die Kinder dennoch über etwa zwei Jahre regelmäßig Antibiotika nehmen.

Anamnese & Befund

Über den arteriellen Zugang nehmen wir ein Röhrchen ab, mit dem ich Mahatma los zur Blutgasbestimmung schicke. Der Blutdruck ist noch immer labil und muss inzwischen, trotz größerer Zufuhr an Flüssigkeit (Volumenbedarf), zusätzlich mit Noradrenalin über einen Perfusor bei 100/60 mmHg stabilisiert werden (Anzeichen einer septischen Stoffwechsellage). Mahatma ist zurück und ganz aufgelöst über den pH von 7,14 (normal wäre 7,42!) bei einem Laktat von 8,4 (normal unter 1). Das Krea ist erhöht als Zeichen einer Niereninsuffizienz (wird nicht ausgeschieden). Wenn sie nicht intubiert und analgosediert wäre, würde sie sicherlich eine anständige Tachypnoe zeigen. Bei der körperlichen Untersuchung fällt eine OP-Narbe links paramedian auf.

Nach näherem Befragen der Eltern krieg ich raus, dass die Kleine vor drei Jahren beim Schifahren von einem jugendlichen Snowboard-Anfänger umgefahren und gegen einen Mast geschmettert wurde. Dabei ist ihre Milz gerissen und musste entfernt werden. Da halt ich doch mal schnell den Ultraschall drauf, und: „Wie Sie sehen, sehen Sie nix" – tatsächlich keine Milz.

Dann mal rasch ein Routinelabor plus Bestimmung der Immunglobuline und zwei Röhrchen zur Blutkultur.

Untersuchung & Ergebnisse

Leukozytose, CRP, Kreatinin und Harnstoff erhöht. Die PTT von 98 Sekunden deutet zusammen mit erhöhten Leberwerten auf eine Leberfunktionsstörung hin. Die IgM-Fraktion ist deutlich erniedrigt. Außerdem findet sich im Blut ein ziemlicher Ak-Titer gegen Pneumokokken; auch in der Blutkultur wachsen massig Kokken (+++).

Diagnose

Therapie & Komplikationen

Das Mädel gehört schleunigst unter intensivmedizinische Überwachung zur Stabilisierung der Vitalparameter, des E'lythaushaltes, der Gerinnungssituation etc. Außerdem braucht sie eine Antibiose mit einem Drittgenerations-Cephalosporin wie Ceftriaxon, das möglichst breit wirkt, um alle evtl. mitmischenden Keime zu erwischen. Je nach Resistenzlage der Pneumokokken sollte man sogar mit Vancomycin kombinieren. Ansonsten gehört die Kleine baldmöglichst geimpft – am besten mit Konjugatimpfstoff gegen Pneumokokken, Meningokokken und H. influenzae Typ B.

Weitere Infos

Das voll entwickelte OPSI-Syndrom hat eine Mortalität von über 50 %! Bei Ausfall der Milz (= Asplenie), sei es durch Splenektomie oder funktionell durch Infarzierung (z. B. bei Sichelzellanämien oder nach Radiotherapie), besteht das Risiko für OPSI, durch das Kinder und Jugendliche stärker gefährdet sind als Erwachsene. Der Grund hierfür liegt wohl in der besseren Resistenzlage des Erwachsenen (ist halt mit mehr Wassern gewaschen als ein Kind). Dass gerade die genannten Erreger so schlimm zuschlagen, liegt daran, dass nur diese eine Polysaccharidkapsel (PSK) besitzen. Diese Kapsel hindert die Makrophagen und Neutrophilen daran, sie zu verschlingen (man könnte es auch „phagozytieren" nennen). Sie sind deshalb virulenter als die unbekapselten Viecher. Der Impfstoff jedoch trägt Antigene von mehr als 20 der berüchtigtsten PSKs, sodass die Immunantwort gegen die Kapseln, somit gegen die Bakterien selbst, gerichtet ist.

Da kommt Paul und schaut mir über die Schulter. Ich erzähl ihm in groben Zügen von dem OPSI-Mädel, und er kümmert sich um den Transfer auf Intensiv. Dass er hier jetzt so viel Interesse zeigt, werte ich als deutliches Zeichen, dass ich damit für heute entlassen bin, nicht schlecht! Vielleicht lohnt es sich ja noch, auf eine kleine Runde in den Baggersee zu hüpfen? Kommt Mahatma mit?

▶▶▶ Was habe ich heute gelernt?

- Bakerzyste ▶ kann immer auftreten, wenn das Gelenk über Gebühr gereizt wird und zu viel Synovia produziert
- Karpaltunnelsyndrom ▶ nachts sind die Symptome stärker als tagsüber
- progressive multifokale Leukenzephalopathie ▶ Abwehrgeschwächte stehen den Papovaviren hilflos gegenüber
- Skabies ▶ der Kopf bleibt frei
- Dysmorphophobie ▶ beginnt meist bereits in der Pubertät
- ischämischer Insult ▶ Pille und Rauchen: eine fatale Mischung
- Fallot-Tetralogie ▶ Hockerstellung vermindert den Rechts-links-Shunt und verbessert so die Sauerstoffsättigung
- Simulation ▶ oft zitiert, aber in Echt verdammt selten!
- Broca-Aphasie ▶ die Patienten verstehen alles, können sich aber selbst nicht äußern
- Schwimmbadkonjunktivitis ▶ Einschlusskörperchen im Zelldetritus → da sind Chlamydien am Werk
- Somatisierungsstörung ▶ die Leute leiden wirklich!
- Ulcus ventriculi ▶ jeder Zweite macht mit Helicobacter pylori rum
- Tourette-Syndrom ▶ Tics und zwanghaftes Fluchen
- Sheehan-Syndrom ▶ schwere Geburt mit hohem Blutverlust kann dazu führen
- antisoziale Persönlichkeitsstörung ▶ am häufigsten bei Männern mit niedrigem IQ aus zerrütteten Familienverhältnissen
- OPSI ▶ echter Notfall! Jeder Zweite überlebt ein OPSI nicht!

WOCHENENDE

Das ist bitter: Samstagmorgen, blendendes Wetter, und trotzdem ab in die Klinik! Dienst. Aber wenigstens der Sonntag bleibt mir. Vielleicht wird es ja auch nicht ganz so schlimm, und ich komme zwischendrin mal kurz ans Schlafen. Immerhin: Paul, der die vergangene Nacht Dienst hatte, steht ganz relaxed gegen den Schrank gelehnt, die Kaffeetasse in der Hand, als ich komme, um ihn abzulösen. Er hat sich heute Nacht nicht gerade umbringen müssen, meint er. War bis auf einen Teenager mit Knochenbruch und eine insulinbedingte Hypoglykämie nix los.

Patient 1

Aber kaum hat Paul sich aus dem Staub gemacht, geht's schon los: Der Rettungswagen meldet einen 14-Jährigen im epileptischen Status, der schon seit über 30 Minuten anhält. Er wird aus der ein paar Kilometer entfernt gelegenen Rehaklinik hergebracht. Dort war er, um sich von einem schweren Polytrauma mit Schädelverletzung zu erholen, das er vor acht Monaten bei einem Motorradunfall erlitten hat.

RR 195/95, P 132, Temp. 37,3 °C.

DD-Vorüberlegungen

Viele DD-Möglichkeiten sehe ich nicht, wenn die Kollegen doch schon einen **Status epilepticus** identifiziert haben, zumal ein Schädeltrauma ja durchaus epileptische Anfälle nach sich ziehen kann. Per Definition spricht man vom Status, wenn das Krampfen länger als 20 Minuten anhält. Das muss nicht unbedingt ein einziger permanenter Krampf sein, man bezeichnet es auch dann als Status, wenn der Krampf zwischendrin zwar kurz unterbrochen

---

Diagnose Patientin 16: OPSI-Syndrom.

wird, dann aber wieder von vorn beginnt. Die Pausen sind aber nur so kurz, dass der Patient nicht sein Bewusstsein zurückgewinnt. Gründe gibt's viele: Schlafentzug, Fieber, Alkoholkonsum, Drogenkonsum, kaputte Gefäße, schlechte Gene, Tumoren sind nur ein paar davon. Manchmal treten epileptische Anfälle auch idiopathisch auf. Wegen der vielen möglichen Auslöser ist eine genaue Anamnese ganz wichtig, ansonsten gehört zur Diagnostik der Epilepsie ein EEG. Um der Ursache auf die Spur zu kommen, braucht's dann C-CT, Angiographie, Szinti, PET (Positronenemissionstomographie), MEG (Magnetenzephalographie).

Möglicherweise handelt es sich aber nicht um einen primär generalisierten, sondern um einen **fokal-motorischen Anfall vom Jackson-Typ.** Dabei sind primär nur bestimmte Muskelgruppen betroffen, beispielsweise die Finger, das Gesicht. Von dort breitet sich die Erregung dann aus, über Arme, Schultern, Oberkörper etc., und kann in einen sekundär generalisierten Anfall übergehen. Die Diagnostik ist die gleiche wie beim primär generalisierten Anfall.

Eher unwahrscheinlich, aber nicht völlig ausgeschlossen ist auch eine **Konversionsstörung,** das heißt, dass die Patienten psychische Konflikte oder Probleme auf organische Leiden projizieren und – ohne bewusste Absicht! – Symptome entwickeln ohne echtes fassbares (pathomorphologisches) Korrelat.

Anamnese & Befund

Die Schädel- und Gesichtsfrakturen sind gut ausgeheilt. Neuronal gab es damals wohl keine Zeichen für Motoneuronläsionen, also keine schlaffen oder spastischen Lähmungen. Laut Bericht ist das hier nicht die erste Epilepsie seit dem Unfall. Er ist mit Phenytoin eingestellt. Ansonsten präsentiert sich ein gut genährter Jugendlicher, der nach wie vor krampft. Er ist nicht ansprechbar, tachypnoisch (28/min) und eingenässt hat er auch (Harninkontinenz). Kein Anhalt für frische Schädelverletzung. Er blutet aus dem Mund – wohl ein Zungenbiss. Die Augen schauen nach links. Die Pupillen sind symmetrisch und reaktiv. Kernig und Brudzinski sind negativ.

In den letzten Tagen habe ihm sein Heuschnupfen ziemlich zu schaffen gemacht, erwähnt ein Pfleger aus der Rehaklinik, der den Jungen begleitet hat.

Die durchgemachte Schädelverletzung kann schon das Entstehen einer Epilepsie erklären. Dennoch ist es gut denkbar, dass sie nicht

SA

die einzige Ursache ist, sondern vielleicht das Entstehen nur begünstigt hat. So im Sinne einer Schwellenwertabsenkung. Das schafft dann die Angriffsfläche für Faktoren wie Hypo-/Hyperglykämien, Elektrolytschwankungen, bestimmte Medikamentennebenwirkungen oder was auch immer. Außerdem muss eine Hirnläsion ausgeschlossen werden.

Dementsprechend sieht meine weitere Suche aus ...

Untersuchung & Ergebnisse

Der Phenytoinspiegel im Serum liegt unterhalb des therapeutischen Korridors. Ansonsten sind sämtliche Toxikologie-Screenings (nach Alkohol, Koks, Hasch etc.) negativ. Glukose liegt bei 95 mg/dl und ist damit normal, Ca^{++}, Mg^{++} und E'lyte befinden sich auch im Normbereich. Das CCT ist unauffällig.

Diagnose

Therapie & Komplikationen

Atmung sicherstellen, Sauerstoffmaske, EKG und Pulsoximetrie zur Kontrolle. Ansonsten versuche ich mit Benzodiazepinen den Krampf zu lösen. Nachdem das aber ohne Erfolg bleibt, kommt Phenytoin zum Einsatz. Probieren könnte man es auch mit Barbituraten. Wenn alles nichts hilft, muss man den Knaben sedieren und intubieren.

Ich sitze noch über die Papiere des Patienten gebeugt, als ich hinter mir Schritte höre und jemand vernehmlich stöhnt. Ich drehe mich um und sehe Jürgen vor mir, der als Pfleger auf der Intensiv arbeitet. Oder zumindest im Moment arbeiten sollte. De facto steht er aber stöhnend und mit gebeugtem Rücken vor mir.

Patient 2

„Kannst du dir mal mein Kreuz ansehen? Mir tut's da unten so weh, dass ich nicht mehr sitzen, stehen oder liegen kann. Es ist der Hammer! Der Schmerz zieht das ganze rechte Bein entlang übers

Knie bis in den großen Zeh hinein. Oh, Mann! Dabei hab ich gar nicht großartig was gemacht, war gerade dabei, die Bettwäsche unten im Schrank zu sortieren, da steht man so blöd gebückt. Kreuzschmerzen hatte ich eigentlich schon die ganze Zeit. Als dann Kerstin mir was sagen wollte, dreh ich mich so halb zu ihr rum – und da ist's passiert. Mir ist der Schmerz so ins Bein reingeschossen, frag nicht!"

Er ist blass und sein Gesicht schmerzverzerrt. Simulieren tut der nicht, da fress ich einen Besen! 38 Jahre ist er alt und hatte so was Ähnliches, aber nicht ganz so schlimm, schon mal vor einem halben Jahr. Damals hat er Ibuprofen genommen und war zwei Tage krankgeschrieben. Vielleicht hilft das ja diesmal auch?

RR 130/85, P 88, Temp. 37,2 °C.

DD-Vorüberlegungen

Die Schilderung klingt doch verdächtig nach einem Hexenschuss. Was im Volksmund so malerisch klingt, ist in der sachlichen Medizinerwelt meist ein **Bandscheibenprolaps** oder zumindest eine **Bandscheibenprotrusion,** was bedeutet, dass Anteile des Bandscheibenkerns durch einen Riss im Anulus fibrosus austreten. Dadurch werden die entsprechenden Spinalnervenwurzeln gequetscht, die das mit kräftigen Schmerzen und Sensibilitätsstörungen quittieren. Außerdem sind Lähmungen, Bewegungseinschränkungen der Wirbelsäule mit schmerzbedingter Schonhaltung und langfristig Muskelatrophien möglich. Schlimmstenfalls kommt es zur irreversiblen Druckschädigung der Nervenwurzeln. Je nachdem, welches Ausmaß die Bandscheibenverlagerung annimmt, unterscheidet man:

▶ Protrusion = Vorwölbung des Anulus fibrosus
▶ Prolaps des Nucleus in die Zwischenwirbellöcher, sehr selten, nämlich wenn das hintere Längsband gerissen ist, auch in den Spinalkanal
▶ Sequestration = vorgewölbte Anteile haben keine Verbindung mehr zur Bandscheibe.

Die Lokalisation liegt zu 97 % zwischen L4/L5/S1. Während sich eine Läsion der S1-Wurzel am ASR bemerkbar macht, kann eine Läsion an L4 den PSR abschwächen. Für L5 gibt es zwar keinen „eigenen" Reflex, aber dafür Pelzigkeitsgefühl über dem Fußrücken und eine Großzehenheberschwäche. S1-Irritation beeinträchtigt den ASR, die Motorik der Peronei und das Gefühl über der Fußaußenkante. Bei der Untersuchung der Betroffenen findet man positive Lasègue- und Schober-Zeichen, sichtbar machen kann man den Prolaps mittels MRT oder CT.

Bei so einem Vorfall im Bereich der LWS droht übrigens als besonders üble Komplikation ein **Kaudasyndrom,** wenn die Cauda equina durch den Druck geschädigt wird. Kann ansonsten auch traumatisch oder tumorös bedingt vorkommen. Es äußert sich durch schlaffe Lähmung der Beine mit Schmerzen und Störungen der Sensibilität („Reithosenanästhesie") und oft auch durch eine gestörte Blasen- und Mastdarmentleerung. Nicht schön.

Zurück zum Ischiasschmerz: Ein weiterer möglicher Urheber ist die **Spinalkanalstenose.** Der verengte Rückenmarkskanal übt nämlich ebenfalls Druck auf die Nervenwurzeln aus. Eine solche Stenose kann man sich durch einen Morbus Paget, Spondylolisthesis mit Kaudaödem oder durch eine hundsgewöhnliche Arthrose erwerben. Die Schmerzen lassen typischerweise bei Rückenbeugung im Sitzen nach, dagegen nehmen sie beispielsweise beim Bergabsteigen zu, weil man da stärker ins Hohlkreuz geht und so der Spinalraum noch weiter eingeengt wird. Neurologische Ausfälle müssen nicht zwangsläufig auftreten. Die Diagnose wird auch hier durch bildgebende Verfahren bestätigt.

Und natürlich kann man eine psychische Kiste wie eine **Konversionsstörung, Somatisierungsstörung** oder auch eine **Simulation** nicht auf den ersten Blick ausschließen. Aber wie gesagt halte ich sie nicht für sehr wahrscheinlich. Bisher habe ich Jürgen eher als einen handfesten Typen kennen gelernt, der mit beiden Beinen fest auf dem Boden steht, aber wie war das mit den Pferden vor der Apotheke?

Anamnese & Befund

Wie man sich vorstellen kann, ist das Belastungsprofil seiner Arbeit geprägt von schwerer Hebe- und Haltearbeit, besonders beim Drehen und Lagern von Patienten. Insgesamt ist er eher kräftig gebaut, aber ein bisschen Bauchmuskulatur ist irgendwo hinter der Fettschürze sicher noch vorhanden. Die Wirbelsäule ist im Bereich des lumbosakralen Übergangs extrem klopfschmerzhaft. Patellarsehnenreflex und Sensibilität sind im Gebiet L4 rechts im Vergleich zu links herabgesetzt. Die übrigen Muskeleigenreflexe kann ich beidseits symmetrisch normal auslösen, die Kraftent-

---

Diagnose Patient 1: Status epilepticus, ausgelöst höchstwahrscheinlich durch die Vernarbungen unter der Kalotte in Verbindung mit dem subtherapeutischen Phenytoinspiegel.

wicklung ist ebenfalls seitengleich intakt (5/5). Lasègue ist rechts positiv, links negativ.

So wie's aussieht, muss Jürgen nun noch runter in die Röntgenabteilung: LWS in zwei Ebenen und ein MRT vom lumbosakralen Übergang, bitte.

Untersuchung & Ergebnisse

Auf dem Röntgenbild sieht man einen verschmälerten Intervertebralspalt zwischen den Lendenwirbelkörpern 4 und 5 mit Sklerosezonen auch im Bereich der Facettengelenke. Das MRT offenbart einen fetten mediolateralen Prolaps zwischen L4 und L5, der auf die L4er-Wurzel rechts drückt.

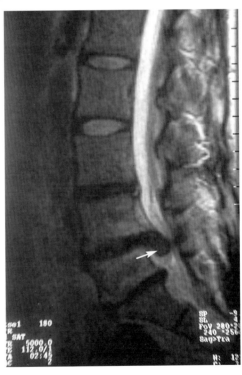

Abb. 20: MRT der LWS.

Diagnose

Therapie & Komplikationen

Die wichtigste ärztliche Maßnahme: Patientenaufklärung!!! Im Laufe seines Lebens erleidet praktisch jeder irgendwann mal eine Bandscheibenvorwölbung bzw. einen -vorfall. De facto müssen jedoch die wenigsten operativ behandelt werden (weniger als 5–10 %). Der Rücken sollte schnell und zügig wieder „benutzt", d.h. mobilisiert und gekräftigt werden!

Deshalb ist die konservative Behandlung mit Frühmobilisierung und frühestmöglicher Wiederaufnahme der normalen Aktivität der Goldstandard. Bei sehr starken Schmerzen kann man potente (kodeinhaltige) Analgetika geben, in der Regel genügen jedoch nicht-steroidale Antiphlogistika. Die Infiltration bzw. Injektion eines Lokalanästhetikums in oder um die Gelenke wird nicht einheitlich als Therapie anerkannt.

Operativ kann der Prolaps inzwischen minimalinvasiv mit Hilfe eines Mikroskops durch einen kleinen Hautschnitt entfernt werden.

Weitere Infos

Der Diskus eines Neugeborenen besteht komplett aus einer gallertartigen Masse. Im Wachstumsverlauf fibrosiert diese Masse von außen nach innen, sodass es zur Entstehung eines derben Ringes (Anulus fibrosus) und eines gallertartigen Kernes (Nucleus pulposus) kommt. Mit der Zeit wird die gallertartige Masse in der Mitte also immer mehr in fibröses Gewebe umgewandelt, bis dann im Greisenalter kein echter Nucleus pulposus mehr vorhanden ist. Der degenerative Prozess beginnt schon so mit 20 Jahren die Überhand zu gewinnen. Dabei bilden sich kleine Einrisse im Anulus. Die meisten Bandscheibenvorfälle treten dann während des dritten bis fünften Lebensjahrzehnts auf. Danach nimmt die Häufigkeit ab. Auslösende Situationen sind alle, bei denen man mit gebeugtem Rücken und einer Drehkomponente etwas hebt, z.B. einen Bierkasten aus dem Einkaufswagen in den Kofferraum bei fixer Schrittstellung oder ein Kind in den Fahrradsitz und so was. Oder auch sich mit einem Arm voll Bettzeug aus der Beuge heraus umdrehen – so was kommt nicht gut ...

Diagnose Patient 2: Da gibt's wenig zu deuten. Das ist ein Diskusprolaps L4/L5 mit Wurzelkompression L4.

Jürgen trägt sein Schicksal mit Fassung. Er kann ja zwei und zwei zusammenzählen und ist von der Diagnose nicht wirklich überrascht. Trotz aller Frühmobilisation: Gleich heute Nacht auf Intensiv weiter Patienten zu stemmen ist da mal nicht angesagt. Jürgen guckt ein bisschen kariert: „Mensch, da sind Kerstin und Christa jetzt ganz allein zu Gange. Das kann ich doch nicht bringen?" Ich lass mich breitschlagen und geh selbst hoch, um die Kunde dort zu verbreiten.

Kerstin begrüßt mich nur mit: „Was ein Glück, dass du gerade kommst! Hier ist die Hölle los! Doc Martens ist gerade mit blutenden Ösophagusvarizen in die Endoskopie rüber. Dabei hat er vor 'ner guten Viertelstunde dem Mann hier einen ZVK gelegt. Nun liegt der hier, schnappt nach Luft und jammert über stechende Schmerzen linksthorakal. Guck ihn dir doch mal an, der macht mir echt Sorge!"

Patient 3

Der Typ, den ich da zu sehen kriege, ist ein alter Bekannter. 43 Jahre ist er alt, kann die Finger nicht von der Schnapsflasche lassen und war in dem Zusammenhang bereits mehrfach in der Notaufnahme. Vor rund zwei Wochen hab ich ihn mit einer alkoholbedingten Hepatitis auf die internistische Normalstation eingewiesen.

RR 85/40, P 148, Temp. 39,1 °C.

DD-Vorüberlegungen

Stechende linksthorakale Schmerzen könnte eine **Perikarditis** machen, obwohl, noch typischer würde er dann über retrosternale Schmerzen klagen, die sich im Liegen bessern, beim Aufsetzen aber wieder verschlimmern. Diese Entzündung des Herzbeutels kann durch bakterielle oder virale Infektion, Stoffwechselstörung oder auch durch Medikamente hervorgerufen werden. Typisch sind Tachypnoe, evtl. flacher Puls mit erhöhtem Venendruck, ST-Hebungen im EKG und auskultatorisch so ein reibendes Lokomotivengeräusch. Das verschwindet, wenn sich ein Perikarderguss ausbildet. Der kann dann seinerseits wenn's ganz schlimm kommt zur Perikardtamponade führen. Bei chronischer Perikarditis kann es zu Verwachsungen kommen, die die Herzaktionen behindern und im Röntgenbild eine Herzhypertrophie ohne Stauungslunge erkennen lassen.

SA

263

Ebenfalls eher retrosternal oder im gesamten Brustkorb, aber nicht unbedingt so linksseitig würden die Schmerzen bei **Angina pectoris** daherkommen. Hier sollten im EKG Zeichen der Sauerstoffminderversorgung des Myokards nachzuweisen sein (Senkung der ST-Strecke). Aber wie gesagt, die Lokalisation passt nicht so recht.

Dass es so akut aufgetreten ist, spricht gegen ein **atriales Myxom.** Das ist ein seltener, meist benigner kardialer Tumor im rechten Vorhof. Symptome wie Dyspnoe, Orthopnoe, Husten, Hämoptysen und Angina pectoris sind häufig lageabhängig. Symptomerleichterung im Liegen. Die Auskultation klingt wie bei einer Mitralstenose oder -insuffizienz. Diagnostik: Herz-Echo. Therapie: je nach Größe Ablation.

Also mit Abstand am wahrscheinlichsten ist hier, zumal er ja gerade einen ZVK bekommen hat, dass da die Lunge respektive die Pleura was von abgekriegt hat. Immerhin ist ein **Pneumothorax** eins der Hauptrisiken, vor denen man beim Legen eines ZVK Schiss haben sollte! Wenn Luft in den interpleuralen Raum (Pleuraspalt) gelangt, ist das Vakuum futsch, mit dem normalerweise der in der Lunge herrschende Unterdruck von im Mittel -6 cm H_2O aufrecht und die Lunge in Expansion gehalten wird. Die Folge ist, dass die Lunge kollabiert und auf maximal Tennisballgröße zusammenschrumpelt. Es gibt einfache spontane Pneumothoraces – oder wie auch immer die Mehrzahl von den Dingern heißen mag –, die sich zum Teil auch spontan wieder zurückbilden können. Aber es gibt auch richtig lebensbedrohliche Formen. Das ist zum Beispiel der Fall, wenn die andere Lunge irgendwie so geschädigt ist, dass sie die Atemarbeit alleine nicht schafft.

Besonders heimtückisch ist der **Spannungs-/Ventilpneumothorax.** Bei dem kommt nämlich zwar Luft rein, durch eine Art Ventilmechanismus aber nicht mehr raus. Das führt dazu, dass mehr und mehr Luft sich im leeren Thorax breitmacht, die nicht entweichen kann. Da Gas aber selber nicht komprimierbar ist, drückt die Luft nun ihrerseits die zusammengefallene Lunge samt Mediastinum zur Seite, um Platz zu haben. Diese massive Mediastinalverschiebung zur Gegenseite macht nun natürlich auch der zweiten, intakten Lunge die Arbeit sauer und es entwickelt sich rasch eine lebensbedrohliche Dyspnoe. Allen Formen von Pneumothorax gemein ist das fehlende Atemgeräusch auf der betroffenen Seite mit fehlendem Lungenschatten im Röntgenbild und teils sichtbarer Viszeralislinie. Allerdings sollte man bei einem

Spannungspneu lieber nicht die Zeit mit Warten aufs Röntgenbild verdummbeuteln …

Anamnese & Befund

Der Patient ist sichtlich gestresst und agitiert. Lippen und Nagelbett sind zyanotisch. Die Herztöne normal, hypersonorer Klopfschall links, verminderter Stimmfremitus und fehlendes Atemgeräusch linksthorakal. Inzwischen deutet sich auch schon eine Trachealverschiebung nach rechts an. Die Jugularvenen sind erweitert. Das Pulsoximeter zeigt 83% Sauerstoffsättigung, also eine anständige Hypoxie.

Rö.-Thorax ist eh schon angefordert. Schnell noch eine BGA!

Untersuchung & Ergebnisse

Die Blutgase schlagen Alarm: pO_2 81%, pCO_2 64%, und das trotz Intubation und Ventilation.

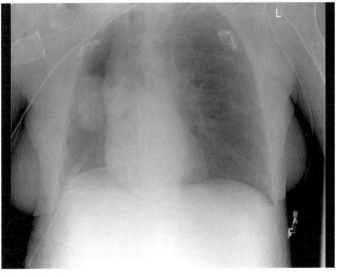

Abb. 21: Rö.-Thorax.

Diagnose

Therapie & Komplikationen

Bei der Klinik und den Werten werd ich jetzt nicht darauf warten, dass die Röntgenbilder fertig sind. Stattdessen punktiere ich sofort mit einer großkalibrigen Nadel den zweiten ICR links parasternal/medioklavikulär zur Entlastung und Dekompression und lege gleich im Anschluss eine Saugdrainage durch den vierten oder fünften ICR in der Axillarlinie. Ein Spannungspneu ist ein lebensbedrohlicher Notfall! Auch im Anschluss an die Drainage-Versorgung müssen Rö.-Thorax-Serien und Vitalzeichenkontrolle engmaschig fortgesetzt werden. Es kann nämlich noch zu Rezidiven, zum subkutanen oder Mediastinalemphysem oder zum Lungenödem kommen. In nächster Zeit sollten Rauchen sowie Aktivitäten wie Tauchen, Segelfliegen oder Hochgebirgsexpeditionen erst mal vermieden werden.

Ach ja: Die Rö.-Thorax-Aufnahme hat mir, ebenso wie die prompte Besserung des Zustands des Patienten, Recht gegeben: Die a.p. Aufnahme vom Thorax zeigt die erwartete fehlende periphere Gefäßzeichnung der linken Lunge mit einer deutlichen Rechtsverlagerung des Mediastinums. Die zarte Verdichtungslinie entspricht der kollabierten Lungengrenze (Pleura visceralis).

Weitere Infos

Dass ein Pneumothorax entsteht, wenn bei einem iatrogenen Eingriff parietale Pleura angestochen ist, liegt auf der Hand. Mysteriöser liegt die Pathogenese beim spontanen Pneu. Vermutlich ist hier das „Platzen" apikal gelegener Emphysembläschen die Ursache für Einrisse in der Pleura. Besonders gefährdet sind hagere junge Männer, die rauchen, und alle, die ihre Lunge größeren Druckschwankungen aussetzen, also Taucher, Piloten, Bergsteiger und so.

Jeden Tag eine gute Tat, das war wohl die für heute. Nachdem ich nun also diesen Patienten dem Tod erfolgreich wieder von der Schippe gekehrt habe, kann ich endlich mein Sprüchlein über Jürgens Bandscheibenvorfall aufsagen. Kerstin und Christa starren mich beide entgeistert an. „Nicht ausgerechnet heute! Hier ist die Hölle los, du merkst es doch. Wo kriegen wir denn jetzt auf die Schnelle Ersatz her?" Während Christa sich schon hinters Telefon klemmt, um was zu orga-

---

Diagnose Patient 3: Spannungspneumothorax.

nisieren, geht hinter mir ein durchdringender Alarm los. Kerstin stöhnt auf und flitzt los.

Patientin 4

Die Frau hatte vor zwei Tagen einen schweren Verkehrsunfall mit Polytraumen und entwickelt nun plötzlich heftige Dyspnoe mit zentraler Zyanose. Das Pulsoximeter zeigt eine Sauerstoffsättigung von nur 88 %.
RR 90/60, P 114, Temp. 38,8 °C, Tachypnoe (ca. 34/min).

DD-Vorüberlegungen

Weiß der Geier, was für Verletzungen die Frau bei dem Unfall davongetragen hat. Entsprechend groß ist die Auswahl möglicher Katastrophen jetzt: Gerade frakturierte große Röhrenknochen stellen eine Quelle für **Fettembolien** dar. Dabei werden die aus dem Knochen ausgeschwemmten Fettaugen über die Blutbahn durch das rechte Herz in die Lunge getragen, wo sie stecken bleiben und so die Perfusion behindern.

Beim **Lungenödem** kommt es, z. B. nach Trauma mit konsekutiver Lungenkontusion oder bei 'ner Sepsis, zum „capillary leak" (Kapillarleck). Flüssigkeit entweicht aus dem intravasalen Raum ins Interstitium, auch in das der Lunge. Dabei wird die Diffusion (Gasaustausch) behindert. Die Folgen sind Hypoxie, Zyanose etc.

Die **Aspiration** geschieht oft im halb bewusstlosen Zustand (nach SHT, Vollrausch etc.). Der Mageninhalt wird hochgewürgt und gelangt bei ungünstiger Körperlagerung über die Trachea in die Lunge. Es kommt zur Ventilationsstörung. Später kann sich daraus eine fette **Pneumonie** entwickeln.

Nach Sepsis, Polytrauma, Schock u. Ä. muss man immer auch mit einem **ARDS** rechnen: acute respiratory distress syndrom oder zu Deutsch: **akutes Lungenversagen.** Ursache ist die Schädigung der alveolären Membran. Das Ganze verläuft – so man es überlebt – in vier Stadien:

- ▶ 1. akutes Stadium mit Ödemen durch Erhöhung der pulmonalen Kapillarpermeabilität
- ▶ 2. Ausbildung von Atelektasen
- ▶ 3. subakutes oder chronisches Stadium mit Infiltrat
- ▶ 4. Lungenfibrose

SA

Der Patient hat Atemnot und muss beatmet werden. Im Rö.-Thorax ist anfangs noch nichts zu sehen, später dann bilaterale diffuse Lungeninfiltrate, die in eine „weiße Lunge" übergehen (Verschattungen). Viele sterben bei dieser Erkrankung, die meisten an einem Multiorganversagen. Das ARDS wird heutzutage auch als pulmonale Manifestation eines **Multiorgan-Dysfunktion-Syndroms (MODS)** aufgefasst.

Natürlich könnte auch ein Thrombus sich auf die Wanderschaft gemacht und ihr eine satte **Lungenembolie** beschert haben. Thromben sind schließlich das am häufigsten embolisch verschleppte Material, wobei sie in diesem Fall venösen Ursprungs sein dürfte.

Rein theoretisch könnte sie natürlich ebenfalls einen **Pneumothorax** entwickelt haben. Wäre praktisch: Da bin ich gerade gut in Übung …

Aber statt der Lunge könnte auch das Herz die Ursache der Atemnot sein. Beim **akuten Herzversagen** kommt es zu einer plötzlichen Verminderung der Herzauswurfleistung und dadurch bedingt zur Minderduchblutung lebenswichtiger Organe. Ursache können u. a. Herzrhythmusstörungen, Herzinfarkt, Entzündungen am Herzen sein. Es kommt zum kardiogenen Schock mit Dyspnoe trotz vermehrter Atmung, zu Lungenstauung und peripherer Zyanose. Diagnostisch kommen hier neben der klinischen Untersuchung der Rö.-Thorax und vor allem die Echokardiographie zum Einsatz.

Anamnese & Befund

Kerstin skizziert in Stichworten die Vorgeschichte: Z.n. chronischer Pankreatitis, vor 14 Jahren Pneumonie mit Sepsis und Abszessbildung (abgekapselt) im rechten Lungenunterlappen. Die Frau ist wach und war bis jetzt in einem Modus intubiert, in dem sie eigenständig atmen konnte, die Beatmungsmaschine aber einen Hilfsdruck geleistet hat, um die Atmung zu erleichtern (assistierte Spontanatmung, ASB). Sie atmet schwer und mit sichtbar starkem Einsatz der Atemhilfsmuskulatur. Ihre Haut ist blau und verschwitzt.

In so 'ner Situation muss man sich gerade als unerfahrener Arzt zwingen, die Ruhe zu bewahren und streng die ABC-Regel zu fahren, bis evtl. – hoffentlich bald! – ein erfahrener Kollege eintrifft: Airway, Breathing, Circulation. D kommt dann für „Drugs" (= Medikamente!) dazu.

Über beiden Lungen höre ich diffuse Rasselgeräusche. Kerstin präsentiert mir die aktuellen Blutgase: sehr ausgeprägte Hypoxämie (pO_2 im Blut 61 mmHg), und das bei 80 % O_2 in der zugeführten Atemluft (in der normalen Raumluft gibt's nur 21 %). Wenn der Horovitz-Quotient aus pO_2 und FiO_2 (prozentualer Anteil des Sauerstoffs in der Inspirationsluft) unter 200 beträgt, dann ist eines der vier Kriterien des ARDS erfüllt. Der Wedge-Druck (pulmonalkapillärer Verschlussdruck, wird über Pulmonalarterienkatheter/Rechtsherzkatheter gemessen; normalerweise liegt er so zwischen 5 und 12 mmHg) beträgt 15 mmHg. Damit wäre ein Herzversagen schon mal ausgeschlossen, bei einem kardial bedingten Lungenödem läge er nämlich über 18 mmHg.

Jetzt muss ich als Erstes ohne Zeit zu vergeuden mit einer symptomatischen Therapie anfangen, um die Patientin zu stabilisieren. Anschließend stehen als Allererstes Rö.-Thorax und Herz-Echo auf dem Programm. Kerstin zieht derweil schon mal zwei Röhrchen Blut für die Blutkultur (aerob/anaerob) zum Erregernachweis.

Untersuchung & Ergebnisse

Das Herz-Echo wird aber dann, ich verrat's schon mal, eine normale linksventrikuläre Funktion zeigen. Anders der Röntgen-Thorax: Dort sieht man diffuse Infiltrate und einen Abszess im rechten unteren Lungenlappen. Das Herz erscheint nicht vergrößert.

Diagnose

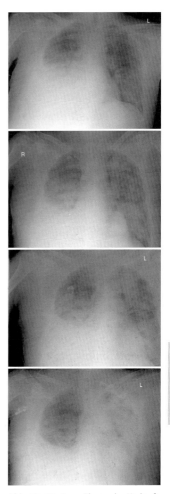

Abb. 22: Röntgen-Thorax im Verlauf.

Therapie & Komplikationen

Schnell, schnell den Gasaustausch verbessern: Lunge absaugen, O_2-Zufuhr hochhalten, Beatmungsmodus auf Druck-kontrollierte Beatmung umstellen und PEEP. Der positive endexpiratorische Druck hält die Lungen offen und hilft auch dabei, bereits verschlossene, kollabierte Lungenabschnitte wieder zu rekrutieren. Morphin ist hier gut, weil es die Patientin ein bisschen beruhigt und so den Sauerstoffbedarf senkt. Die Hemmung des Atemantriebs durch das Morphin kann man dabei getrost vernachlässigen, weil die Patientin ja eh schon kontrolliert beatmet wird. Außerdem braucht sie zwar Flüssigkeit, um den Kreislauf zu stabilisieren, davon aber so wenig wie notwendig, um die Lunge trocken zu fahren! Zusätzlich kann man vorsichtig mit etwas Dobutamin und Noradrenalin das Herz anstacheln ... das hebt den Blutdruck. Die laufende Sepsis mit der Gefahr von Multiorganversagen, Schock oder disseminierter intravasaler Gerinnung (DIC) muss natürlich auch kontrolliert werden. Deshalb eine kalkulierte, zunächst breit angelegte Antibiose beginnen. Dann ist noch wichtig, dass hier im Moment der Stoffwechsel auf Hochtouren läuft und daher auch der Kalorienbedarf erhöht ist. Also bei der Volumensubstitution ruhig auch ein bisschen Glukose mit rein.

Mit so einem ARDS ist nicht zu spaßen: Die Gesamtüberlebensrate liegt nur bei 75 %!

Weitere Infos

Vieles kann zur ARDS führen. Am häufigsten kommen neben einer Sepsis Verbrennungen, DIC, Embolien, Polytrauma etc. in Frage. Durch ein sog. „capillary leak" geht Wasser in den dritten Raum verloren (das heißt ins Interstitium, die beiden ersten Räume sind der intrazelluläre und der intravasale). Aus diesem dritten Raum schwappt es dann früher oder später auch in die Alveoli, wo die Ventilation zum Erliegen kommt. Es bilden sich Atelektasen aus, die Surfactant-Funktion wird gestört, Fibrin macht sich verstärkt in Alveolen und Bronchiolen breit – ein Desaster. Die Lungencompliance geht runter, die Atemarbeit hoch, dennoch kriegen die Leute hinten und vorne nicht genug Sauerstoff ab. Was man tun kann? Ursachen beseitigen, differenziert beatmen, Kreislauf stabilisieren ...

Diagnose Patientin 4: ARDS nach chronischer Pankreatitis bei akutem Schub mit Sepsis nach Unfall.

Endlich lässt sich Enno Martens, der diensthabende Arzt auf Intensiv, wieder blicken. Erleichtert übergebe ich ihm die mittlerweile zumindest fürs Erste stabile Patientin und schaue, dass ich wieder in meine ruhige, gemütliche Notaufnahme komme. Was für ein Tag!

Patientin 5

Aber auch hier unten hat sich in der Zwischenzeit was getan. Mich erwartet ein bekanntes Gesicht: Die junge Frau, die vorletzten Dienstag (vgl. Band 1) wegen Blutungen in der achten Schwangerschaftswoche hier war, sitzt mit verheulten Augen im Wartezimmer. Ich nehme sie gleich mit ins Untersuchungszimmer. Dort erzählt sie mir unter Tränen, dass jetzt die Blutungen wieder eingesetzt hätten, und zwar heftiger als zuvor. Dabei ist sie erst seit einer knappen Woche aus der Gyn entlassen. Dort hatten die Blutungen sistiert, alles war so weit okay. „Und ich hab doch alles gemacht, was sie gesagt haben, mich geschont, viel gelegen und so." Während ich versuche, sie zu beruhigen, und ihren Blutdruck messe, überlege ich, was ich jetzt am besten als Nächstes tun soll. RR 115/75, P 80, Temp. 37,5 °C.

DD-Vorüberlegungen

Da gibt's nicht viel zu überlegen bei der Vorgeschichte, oder? Damals war's ein drohender Abort (**Abortus imminens**). Entweder droht er diesmal wieder, oder er ist bereits voll im Gange (**Abortus incipiens**) oder gar schon vorbei (**Abortus completus**). Mittlerweile müsste sie nach Adam Riese in der zehnten Schwangerschaftswoche sein.

Anamnese & Befund

Bei der Untersuchung ist ihr Abdomen weich, ohne Loslassschmerz, aber sie hat ganz leichte Palpationsschmerzen im Unterbauch. Der Uterus ist weich. Die Untersuchung mit dem Spekulum zeigt einen offenen Muttermund.

Ich nehme ihr Blut ab für Blutbild, E'lyte, Blutsenkung, CRP, HCG im Serum und schicke sie mit einem Pipi-Töpfchen aufs Klo. In der Zwischenzeit lass ich schon mal das Ultraschallgerät warm laufen.

SA

Untersuchung & Ergebnisse

Mit dem Ultraschall lässt sich beim besten Willen weder ein Fetus noch eine Herzaktion darstellen. Der Schwangerschaftstest ist positiv, Blutbild, E'lyte und sonstige Laborparameter normal, im Urin sind wenige Erys darstellbar.

Diagnose

Therapie & Komplikationen

Obwohl hier vom Fetus nichts mehr zu sehen ist, führt man eine Nachkürretage durch. Dadurch will man sichergehen, dass alle Reste von Plazenta oder Abortmaterial beseitigt werden. Bei rezidivierenden Aborten ist eine differenzierte Beratung angezeigt, z. B. um immunologische, rheologische oder genetische Faktoren abzuklären.

Weitere Infos

Trisomien und andere Chromosomenabberationen der Frucht stellen die häufigste Ursache für einen Abort im ersten Trimenon dar. Im zweiten Trimenon übernehmen dann Infektionen (Toxoplasmose, CMV etc.), Krankheiten der Mutter wie Diabetes oder systemischer Lupus erythematodes, Drogenkonsum der Mutter (besonders Koks als Vasokonstriktor), anatomische Anomalien des Uterus (z. B. Uterus bicornus duplex, Leiomyome und so was) gemeinsam die Führung. Aber insgesamt sind sie wesentlich seltener als die Aborte im ersten Schwangerschaftsdrittel.

Reichlich entkräftet wanke ich ins Schwesternzimmer, wo Steffen fröhlich, die Füße auf dem Schreibtisch, irgendeine Zeitschrift studiert. „Ich brauch jetzt was zu essen", bringe ich noch raus. Steffen nickt, ohne von seinem Heft aufzuschauen. „Schon klar. Ich pieps dich an, wenn was ist", beruhigt er mich. „Bloß nicht!", zische ich ihn an, aber ich bezweifle, dass ich damit bis in sein Bewusstsein vorgedrungen bin. Muss nachher doch mal schauen, was das für ein Pamphlet ist, das ihn derartig gefangen nimmt ... aber erst mal den Kalorienhaushalt wieder ausgleichen!

Patientin 6

Mein Körper meldet akuten Kalorienbedarf und ich schaffe es noch so eben, mich in die Kantine zu retten. Die Ur-Bayerin an der Ausgabe begrüßt mich mit ihrer täglichen Standardfrage, die eigentlich immer wie eine Aufforderung klingt: „A Supp'n, Herr Doktor!" Auf mein klein-hirngesteuertes Nicken reicht sie mir einen Teller. Ich werfe einen Blick auf seinen Inhalt, dann in ihr erwartungsvolles Gesicht und wieder zurück auf den Teller. Meine Güte! Differenzialdiagnostisch fallen mir ja eine Menge fiese Geschichten ein. Aber was in aller Welt ist das bloß? Und als hätte sie meine Gedanken gelesen: „Dös is a Leberknö-delsupp'n, Herr Doktor, mögn's dös net?" Mein Blutzuckerspiegel hat sich gerade spontan reguliert – in dem Moment kommt ein langes „Piiiiiep" aus meiner Brusttasche und enthebt mich weiterer unappe-titlicher Peinlichkeiten.

Ich laufe ans Telefon. Schon wieder die Chirurgie: Diesmal ist es eine 53-jährige Rheumatikerin, die knapp 24 Stunden nach Implantation einer Hüft-TEP links Fieber mit Mittelbauch-schmerzen, Schwäche, Übelkeit und Erbrechen entwickelt hat. Die Schwester berichtet, die Patientin sei verwirrt und weder räumlich noch zeitlich orientiert.
RR 90/50, P 128, Temp. 39,1 °C.

DD-Vorüberlegungen

Wahrscheinlich sollte ich als Erstes mal rauskriegen, was man der Frau als Mittagessen serviert hat – Schwäche, Übelkeit und Brechreiz sowie Verwirrtheit und mangelnde Orientierung hatte ich vorhin beim Anblick der Leberknödelsuppe schließlich auch …

Aber mal im Ernst – diese Symptome wären auch typisch für einen **Hitzschlag.** Allerdings sollte man im OP, im Aufwachraum und anschließend auf der chirurgischen Normalstation vor den dafür notwendigen Temperaturen gefeit sein.

Bei so einer Hüft-TEP kann es aber auch zu einem ganz anständi-gen Blutverlust kommen. Der macht zwar selbst kein Fieber, aber es könnte eine **Transfusionsreaktion** nach Blutkonservengabe sein. Mal hören, ob sie Fremdblut bekommen hat?

Moment mal! Hat die Schwester nicht gesagt **Rheumatikerin?** Wenn das so ist, dann darf man davon ausgehen, dass sie kontinu-ierlich eine Basistherapie erhält, und dazu gehört auch Kortison!

Das führt auf die Dauer aber zur **Nebennierenrindeninsuffi-**
zienz, sprich **Addison-Krise.** In Stress-Situationen, wie so eine
dicke OP ja nun mal ist, reagiert der Körper normalerweise mit
einer lebenswichtigen, kräftigen Kortisonausschüttung. Kann er
aber nicht, wenn die Nebennierenrinde schwächelt. Dann kommt
es zum **akuten adrenalen Schock.**

Anamnese & Befund

Auf Station angekommen, ergibt die Durchsicht der Anamnese in
ihrem Krankenblatt, dass sie während der vergangenen neun Jahre ständig Prednisolon genommen hat. Unmittelbar perioperativ
hat sie jedoch keine zusätzlichen Steroide erhalten. Bingo!!
Die Akte ist übrigens ziemlich dick, weil sie wegen ihres Rheumas
offenbar eine alte Bekannte hier im Haus ist. Die Patientin, die da
vor mir im Bett liegt, ist kaum ansprechbar, wirkt etwas desorientiert und ist völlig verschwitzt. Hin und wieder murmelt sie was
von Durst. Das glaub ich ihr gern; ihre Zunge gleicht einem
trockenen Stück Schuhleder. Auch sonst zeigt sie Zeichen der
Dehydratation. Bei der Auskultation von Herz und Lunge fällt
außer ihrer Tachykardie nichts auf; auch die Palpation des Abdomens ist unauffällig. Darmgeräusche überlebhaft. Die OP-Wunde
erscheint reizlos.
Jetzt werf ich noch schnell einen Blick auf den aktuellen Laborbogen ...

Untersuchungen & Befunde

Labor:

	Patientin	Normal
Leukos	4100/µl	4300–10 000/µl
Hb	9,6 g/dl	12,0–16,0 g/dl
Erys	3,8 Mio/µl	4,4–6,0 Mio/µl
Serumkortison	< 1 µg/dl	5–25 µg/dl
Blut-pH	7,34	7,42
Lymphos	63,4%	21,0–51,0%
Granulos	38,6%	42,0–75,0%
Eosinophile	6,2%	< 5,0%
Basophile	1,2%	> 2,0%
Thrombos	120 000/µl	140 000–440 000/µl

Diagnose Patientin 5: Abortus completus.

Urin	Na⁺ erhöht	
Serum-Na⁺	126 mmol/l	135–150 mmol/l
Serum-K⁺	5,25 mmol/l	3,6–5,2 mmol/l
Serum-Cl⁻	94 mmol/l	97–110 mmol/l
BZ nüchtern	55 mg/dl	70–100 mg/dl
ACTH	erniedrigt	

Diagnose

Therapie & Komplikationen

Alarm!! Dies ist ein absoluter Notfall!

Der Blutdruckabfall sowie die Hypoglykämie können als Komplikation zu lebensbedrohlichen zerebralen Schäden führen. Diese Dame braucht ein Kortisonderivat i.v., und zwar schnell! Die Kortisonwirkung kann aber bis zu eine Stunde auf sich warten lassen. Zeit, die die Patientin nicht hat! Deshalb unbedingt Dopamin zur Blutdruckstabilisierung. Und außerdem eine Infusion mit 0,9%iger NaCl-Lösung und Glukose, um der Exsikkose und dem Unterzucker Einhalt zu gebieten.

Das Schema, nach dem die Kortisondosis dann über wenige Tage bis zur oralen Erhaltungsdosis abgebaut wird, ist von Haus zu Haus verschieden. Ein Beispiel wäre: zunächst 50 mg Prednisolon, dann die Dosis am ersten postoperativen Tag auf die Hälfte reduzieren und anschließend alle drei Tage weiter um jeweils die Hälfte.

Weitere Infos

Die adrenale Insuffizienz, sei sie autoimmunologisch (M. Addison) oder durch iatrogen bedingte ACTH-Suppression (chronische Kortisoneinnahme, wie bei dieser Patientin) bedingt, führt durch Fehlen des in Stress-Situationen benötigten körpereigenen Kortisons zu diesen Notfällen. Da das Kortison – wenn es denn vorhanden wäre – beispielsweise regulierend in den Katecholamin- und Elektrolythaushalt eingreifen und die Glukoneogenese fördern würde, kann man sich die Symptome der Addison-Krise ziemlich leicht herleiten ... sind ja quasi das krasse Gegenteil ...

Die biochemische Struktur von ACTH ist zu einem Teil mit der des Melatonin (Melanozyten stimulierendes Hormon) identisch.

SA

Deshalb kommt es im ersten Fall, also bei autoimmunolgisch evoziertem M. Addison, aufgrund der chronisch-reaktiven ACTH-Sekretion zu einer Hyperpigmentation der Häute und Schleimhäute, was im letzteren Fall nicht zu beobachten ist.

In der Leitstelle sitzt niemand. Alle unterwegs – ahh, der Schokoriegel tut gut. Aber da kommt auch schon Steffen angetrabt ... „Doc, wo bleibst du! Zimmer 8!"

Patient 7

Anamnese & Befund

Vor mir steht ein 32-jähriger Mann, scheinbar betrunken mit Gangataxie, Erbrechen und Schwindel. Die Ambulanzpflegerin berichtet, dass er vorhin im Flur seitlich Halt suchend weggekippt sei. Seine Aussprache ist schleppend und verschwommen (Dysarthrie). Er erzählt, seit vorgestern fühle er sich hundemüde und völlig abgeschlagen. Jetzt kommt er her, weil seine Hände seit gestern so komisch zittern und er auch nur noch verschwommen sieht. Erst dachte er, das würde schon wieder von alleine in Ordnung kommen, daraus ist aber nichts geworden. Er verneint Alkoholkonsum und riecht auch nicht danach. Bei der weiteren Befragung stellt sich heraus, dass er seit ca. sieben Jahren wegen einer manisch-depressiven Erkrankung in Behandlung ist, aber derzeit mit Antidepressiva und Lithium zumindest so gut eingestellt ist, dass er über die Runden kommt. Bei der körperlichen Untersuchung fallen mir seine allgemein sehr lebhaften und symmetrischen Muskeleigenreflexe auf. Außerdem hat er einen horizontalen Nystagmus, generalisierte Muskelfaszikulationen und eine gestörte Finger-zu-Nase Koordination.

RR sitzend 125/80, stehend 100/60, P 115, Temp. 38,4 °C.

DD-Überlegungen

Diese neurologische Symptomatik mit Progredienz macht mich ein bisschen nervös. Da ist eigentlich alles drin: von **Intoxikation,** beispielsweise mit Neuroleptika (Vigilanz erniedrigt, variable Pupillenreaktion und damit Sehstörung, Dystonien, Tremor,

---

Diagnose Patientin 6: Akuter adrenaler Schock.

EKG-Veränderungen), mit Cholinergika (= Parasympathomimetika: Vigilanzstörung, Sehstörungen, Krämpfe) oder – vor allem bei seiner Medikamentenanamnese – mit Lithium (Übelkeit, Erbrechen, Durchfälle, Gelenkschmerzen, grobschlägiger Tremor, Schläfrigkeit, Ataxie, Hyponatriämie), über **Delirium** nach Alkohol bis hin zum **zerebralen Insult**. Ergo sollte ich umfassend Blut abnehmen und der Toxikologie mal ein bisschen was zu Arbeiten schicken. Sie sollen in erster Linie fahnden nach Antidepressiva, Neuroleptika und Lithium. Die Symmetrie spricht gegen einen Hirninfarkt, da dieser typischerweise zerebral hemisphärisch ist. Trotzdem – keine Kompromisse eingehen und umgehend ein Hirn-MRT anordnen.

Untersuchungen & Ergebnisse

Im EKG sieht man eine regelmäßige Sinustachykardie mit T-Wellenumkehrung, ohne Anzeichen ischämischer Veränderungen.

	Patient	Normalwert
Leukos	15 500/µl	4500–11 000/µl
Serum-Lithium	15 mmol/l	0,6–1,2 mmol/l
Neuroleptika	im therapeutischen Korridor	
Antidepressiva	im therapeutischen Korridor	

Das MRT des Gehirns ist unauffällig.

Diagnose

Therapie & Komplikationen

Eine Lithium-Überdosierung führt zu erhöhtem Natriumverlust. Osmotische Diurese und entsprechende Natriumchlorid-Substitution erhöhen die Lithium-Elimination. Liegt der Serum-Lithiumspiegel unter 3 mmol/l bei milden Vergiftungssymptomen, sollte sich die Therapie darauf konzentrieren, den Wasser- und Elektrolythaushalt zu regulieren. Also bekommt der Knabe als Erstes eine Infusion mit 0,9%iger Kochsalz-Lösung und Elektrolyten. Vorher ist wichtig, Nieren- oder Herzversagen auszuschließen, sonst erweist man sich – bzw. dem Patienten – mit der Infusion einen Bärendienst.

SA

Übersteigt der Spiegel 3 mmol/l, so wie bei diesem Patienten, führt kein Weg an der Hämodialyse vorbei. Aber aufpassen: Der Lithiumspiegel kann nach anfänglichem Rückgang durch Umverteilung zwischen den Kompartimenten nochmal erneut ansteigen! Also schön engmaschig den Spiegel kontrollieren!

Schleifendiuretika und Thiaziddiuretika sind übrigens kontraindiziert, weil sie einen Natriumverlust bewirken und die Lithium-Rückresorption in der Niere steigern.

So eine Lithium-Vergiftung sollte man echt nicht auf die leichte Schulter nehmen. Nach den oben bei der Differenzialdiagnose beschriebenen Prodromalsymptomen kann sich das Ganze nämlich bis hin zu Benommenheit und Koma auswachsen. Der erhöhte Muskeltonus mit Reflexsteigerungen und faszikulären Muskelzuckungen kann in Streckkrämpfe, Schnappatmung und Krampfanfälle übergehen. Auch mit Herzrhythmusstörungen muss gerechnet werden.

Weitere Infos

Die wichtigste therapeutische Wirkung von Lithium ist die langfristige Prophylaxe manischer und depressiver Phasen bei rezidivierenden endogenen Depressionen. Die symptomfreien Phasen werden verlängert und die Intensität depressiver Phasen wird abgeschwächt. Lithium-Salze werden auch bei der Akutbehandlung manischer Phasen eingesetzt. Der Wirkungseintritt ist langsamer als bei Gabe von Neuroleptika. Beim Gesunden hat Lithium keine psychotrope Wirkung. Lithium kann mit anderen Psychopharmaka (Neuroleptika, Antidepressiva, Tranquilizer und Sedativa) ohne gefährliche Wechselwirkungen kombiniert werden.

Ich nehme kein Lithium, aber ich werde langsam auch ataktisch – vor Hunger. In dem kleinen Laden neben der Pforte hole ich mir ein paar belegte Brötchen, einen Apfel und einen Becher Buttermilch. Soll ja gut sein gegen Osteoporose und überhaupt ganz gesund. Schon im Gehen verschlinge ich die ersten Bissen und spüle mit Buttermilch nach. Langsam merke ich, wie's mir wieder besser geht.

Das ändert sich schlagartig, als ich wieder in die Notaufnahme einschwenke. Wieso riecht hier alles so nach Buttermilch?

Diagnose Patient 7: Hier ist der Lithiumspiegel ja ziemlich jenseits von gut und böse: Lithium-Vergiftung.

Patient 8

Igitt! Ein junger Kerl, so schätzungsweise Anfang 20, wankt da gerade mit vorgehaltenem Eimer quer über den Gang. Alle paar Schritte macht er würgend Halt und beugt sich vorne über.

DD-Vorüberlegungen

Dass er die Kotzerei hat, ist wohl ziemlich offensichtlich. Die Frage ist nur, warum. **Gastroenteritiden** können nicht nur von E. coli, sondern auch von Bacillus cereus, Clostridien, Salmonellen, Shigellen, Yersinien, Vibrionen, Staph. aureus, Adenoviren und was weiß ich hervorgerufen werden und als Lebensmittelvergiftung imponieren. Aber auch iatrogen durch Antibiotika kann man sich beispielsweise eine pseudomembranöse Kolitis einhandeln. Apropos: Karl den Depp habe ich seither nicht mehr gesehen, es hat ihn offenbar ganz schön erwischt … Parasitenbefall, z.B. Amöben, oder systemische Erkrankungen wie HIV/AIDS, Leukämien oder eine chemotherapeutische Behandlung sind natürlich auch denkbar. Vielleicht hat er ja auch ein kleines, feines Pilzgericht verspeist? Na, wir haben Hochsommer, das ist nicht unbedingt die pralle Zeit, um giftige Pilze zu finden … Habe gerade einen Krimi gelesen, in dem der Täter angeblich nicht wusste, dass Schierlingswurzel und Pastinaken sich so ähneln. Dieses „Missverständnis" hat für das Opfer auch mit Brecherei angefangen, ist ihm aber nicht sehr gut ausgegangen. Außerdem ging das alles ziemlich plötzlich. Der hätte es wohl nicht mehr bis her in die Notaufnahme geschafft, und schon gar nicht zu Fuß! Trotzdem, es ist wie immer: Was zählt, ist eine genaue Anamnese.

Anamnese & Befund

RR 110/75, P 115, Temp. 37,0 °C.
Weder Pilze noch Pastinaken, aber einen Teller ungekühlten Reis vom Vortag hat er verspeist, vor ungefähr anderthalb Stunden. Nun wird er von Bauchkrämpfen und Erbrechen geschüttelt, hat aber wenigstens keinen Durchfall. Das Abdomen ist diffus schmerzhaft, aber weich und ohne Abwehrspannung.
Keine Fisimatenten: erst Blut fürs Labor, dann ein Pröbchen aus dem Eimer und eine kleine Stuhlprobe für die Leute aus der Mibi.

SA

Untersuchung & Ergebnisse

Das Blutbild ist unauffällig. Im Stuhl keine Parasiten, keine Leukos und kein Blut. Dafür aber Enterotoxin (= Exotoxin, das den Zellen des enteralen Systems zu schaffen macht. Nicht zu verwechseln mit Endotoxin!) sowie grampositive Stäbchen im Erbrochenen und im Stuhl. Die haben im Magen normalerweise nichts zu suchen, scheinen hier also eine Rolle zu spielen. Am ehesten handelt es sich hier um B. cereus oder C. perfringens, bei der Reis-Anamnese wäre B. cereus typisch. Das hat dann zwei Tage später auch die Mikrobio bestätigt.

Diagnose

Therapie & Komplikationen

Die Behandlung läuft rein symptomatisch mit Flüssigkeitszufuhr. Und nächstes Mal den übrigen Reis lieber kühl aufbewahren!

Antibiose? „Be Cereus, Doc!" Das würde doch nur die Bakterien töten, nicht aber das Toxin neutralisieren! Die Symptomatik verschwindet nach 24 Stunden sowieso wieder. Immunsupprimierte Patienten kommen allerdings nicht alleine mit den Bazillen zurecht, da muss man dann tatsächlich zusätzlich antibiotisch therapieren.

Weitere Infos

Durchfall kann, muss aber nicht unbedingt präsent sein. Es gibt zwei Formen: Die emetische, die man sich am ehesten durch Reis antut, hat eine Inkubationsdauer von ein bis acht Stunden; das verantwortliche Enterotoxin ähnelt dem von Staph. aureus. Die andere verursacht Diarrhöen. Das Entereotoxin ähnelt eher dem hitzelabilen Enterotoxin (LT) von ETEC (enterotoxische E. coli) und ist eher in Gemüse und Fleisch vorrätig. Die Inkubationszeit ist bei dieser Variante länger, nämlich 8 bis 16 Stunden.

Jetzt kann ich aber erst mal ein Weilchen verschnaufen, alles ruhig. Hab ich mir jetzt aber auch verdient, oder?
Erst am Spätnachmittag geht's weiter. Da kommt nämlich – nein, eigentlich tänzelt er eher ganz komisch breitbeinig, läuft irgendwie wie

auf Eiern – ein 24-jähriger Reiseflugbegleiter. Er kommt offenbar direkt aus dem Flieger und ist noch in vollem Ornat.

Patient 9

Mit halbem Ohr lausche ich, was er der Lady an der Anmeldung erzählt: Schmerzen in den Hoden, die in die linke Leiste ausstrahlen. Besonders schlimm beim Stehen; im Liegen oder bei Beinhochlagerung wird's etwas besser. Na, das erklärt ja vielleicht seinen eigenartigen Gang, mit dem er John Cleese von Monty Python als „Minister für seltsame Gangarten" durchaus Konkurrenz gemacht hätte.

RR 120/80, P 62, Temp. 38,7 °C.

DD-Vorüberlegungen

Eine tierisch schmerzhafte Angelegenheit ist die **Epididymitis,** die Entzündung der Nebenhoden. Das Anheben des Skrotalsacks führt zur Erleichterung der Beschwerden (= negatives Prehn-Zeichen).

Positiv ist das Prehn-Zeichen dagegen bei der **testikulären Torsion,** da nehmen die Beschwerden bei Anheben des Hodensacks zu. Dabei handelt es sich um die Verdrehung des Samenstrangs mit Verschluss der Gefäße, wodurch es zu einer hämorrhagischen Infarzierung des Hodens kommt.

Ansonsten könnten seine Testes natürlich statt verdreht auch entzündet sein: So eine **Orchitis** ist vor allem berüchtigt in Verbindung mit Mumps, E. coli und sexuell verbreiteten Geschichten wie Chlamydien, Neisseria gonnorrhoeae oder gar Mycobacterium tuberculosis. Es macht eine schmerzhafte skrotale und testikuläre Schwellung, der man mit Antiphlogistika, Antibiotika (außer bei Mumpsorchitis, da bringen Antibiotika natürlich nix …) und einer Tüte Eiswürfel im Schritt zu Leibe rücken kann. (Letzteres würde dem einen oder anderen manchmal auch ohne Orchitis ganz gut tun …)

Und ausschließen sollte man auch ein **Hodenkarzinom.** Wenn in der Anamnese die Rede ist von infantilem Kryptorchismus, exogenen Östrogenen, Trauma oder Infektionen, sollte man ein bisschen hellhörig werden, das sind alles Faktoren, die das Risiko erhöhen. Diagnose per Ultraschall, Hodentumormarker (AFP,

SA

β-HCG, LDH und PALP), dann inguinale Hodenfreilegung und Ablatio.

Vielleicht hat er aber auch einen Tritt (oder sonst etwas) in seine cojones (Eier) erlitten (**Trauma**)? Das kann sehr schmerzen und vor allem auch Risse, Quetschungen und Einblutungen nach sich ziehen.

Bei der **Hydatidentorsion** (häufig) dreht sich ein mit Wasser gefülltes, gestieltes Bläschen neben dem Hoden (Appendix testis oder Morgagni-Hydatide) um seine eigene Achse. Es kommt zur akuten Schwellung, und auch das tut so richtig weh.

Leisten- bzw. **Skrotalhernien** können ebenfalls für die Symptome verantwortlich sein, insbesondere bei Inkarzerierung.

Alle genannten DDs, ob traumatisch oder entzündlicher Natur, können eine **Hydrozele** (flüssigkeitgefüllte Zyste) oder eine **Spermatozele** (mit Sperma gefüllter zystischer Verhalt) verursachen, die eine Raumforderung mit entsprechendem schmerzhaften Befund darstellen. Leider kann man sehr selten einen definitiven Befund anhand der unterm Strich doch recht unspezifischen Ergebnisse aus Klinik, Hoden-Sono und Urinlabor festnageln. Daher muss im Zweifel, und man ist bei einem solchen Befund letztendlich immer im Zweifel, u.a. auch aus forensischen Gründen, die Hodenfreilegung erfolgen.

Anamnese & Befund

Das Skrotum ist stark gerötet und gründlich ödematös geschwollen. Die Palpation tut dem Mann weh. Vor allem der linke Nebenhoden ist schmerzhaft geschwollen. Das negative Prehn-Zeichen stammt aus dem Bilderbuch: Ich hebe sein Skrotum etwas an und er atmet erleichtert auf, also wahrscheinlich keine Hodentorsion, aber komplett ausgeschlossen ist sie damit noch nicht.

Während ich den Schallkopf gemächlich in Bewegung versetze und dabei einen echoarmen, vergrößerten, entzündeten Nebenhoden mit starker Gefäßzeichnung darstellen kann, erzählt er mir in epischer Breite von seinem abwechslungsreichen sexuellen Leben ohne Kondömsche.

Nun denn: Urinlabor plus -kultur, Routinelabor, vorsichtshalber einschließlich Tumormarker, und außerdem ein Konsil beim Urologen zum Ausschluss einer Blasenentleerungsstörung. Die ist selbst bei negativem Restharn-Nachweis im Ultraschall nicht

---

Diagnose Patient 8: Lebensmittelvergiftung mit B. cereus.

ausgeschlossen; gerade bei jungen Patienten gibt es nämlich auch sog. „larvierte" Harnröhrenstrikturen oder Blasenhalsengen ohne Restharn.

Der Urologe kommt, sieht und sagt: „Das müssen wir freilegen ... ". Schon greift er zum Telefon und organisiert einen OP-Termin. „Schön. Wir fahren Sie gleich in den OP!" Ein Händedruck und weg ist er. Der Patient scheint etwas überrascht: „Ist das nicht übertrieben?", fragt er. „Besser ist das! Wir wollen sicher ausschließen, dass es ernsthafte Konsequenzen gibt. Und das geht nun mal nur, wenn wir einen Blick hineinwerfen."

Untersuchung & Ergebnisse

Intraoperativ können Hodentorsion, Trauma, Hernie oder irgendwelche Zelen ausgeschlossen werden. Ebenfalls gibt es keinen Anhalt für ein Hodenkarzinom oder eine Orchitis. Aber der linke Nebenhoden ist stark geschwollen und hyperämisch.

Später erfahren wir aus der Mibi, dass im Urin Chlamydien nachgewiesen wurden.

Diagnose

Therapie & Komplikationen

NSAID zur Abschwellung und Schmerzlinderung, Hochlagerung und physikalische Kühlung.

Da nicht auszuschließen ist, dass nicht noch was anderes dahinter steckt, wird mit Gyrasehemmern behandelt. Wenn möglich, sollte der (oder die?) Sexualpartner mitbehandelt werden.

Weitere Infos

Diese Epidiymitis geht bei jungen Männern vorwiegend aufs Konto von Neisseria gonnorrhoeae und Chlamydia trachomatis. Ältere (über 40 Jahre) mit einer Epididymitis weisen vorwiegend E. coli und Pseudomonas auf. Bei Analverkehrenden sind fast immer Enterobakterien verantwortlich. Die überwiegende Mehrzahl der Patienten ($> 90\,\%$) sind ältere Männer mit Blasenentleerungsstörungen. Deshalb stellt dieser Flugbegleiter sicher keinen typischen Epididymitiskandidaten dar.

SA

283

Patient 10

Als Nächstes erscheint in Begleitung seines Papas ein 17-jähriger Schüler mit plötzlich einsetzender Übelkeit, Erbrechen, Darmkrämpfen und wässrig-schleimigem Durchfall. Außerdem hat er Schüttelfrost bei leichtem Fieber.
RR 110/75, P 94, Temp. 38,3 °C.

DD-Vorüberlegungen

Klingt ja schwer nach **Gastroenteritis.** Zu dem, was mir da heute Nachmittag bei dem Typen mit der Bacillus-cereus-Lebensmittelvergiftung eingefallen ist, hab ich um die Tageszeit echt nichts hinzuzufügen ...

Anamnese & Befund

Der Junge lebt auf einem Bauernhof, wo schon morgens in der Früh um drei Uhr sein Tag beginnt. Dann geht er auf's Feld und trinkt vorher, um bei Kräften zu bleiben, wie er sagt, sechs bis zehn rohe Eier. Wahrscheinlich mag er auch das Knistern der Plaques in seinen Halsarterien, wenn er den Kopf wendet ... Wie auch immer, diese Nacht wurde er lange vor dem Wecker durch die Krämpfe geweckt. Er wirkt etwas dehydriert. Diffuser Abdominalschmerz bei Palpation aller Quadranten.

Eine Stuhlprobe für die Mikrobio zu bekommen ist kein Problem, mit dem Zeug ist der Knabe echt freigiebig. Anschließend lege ich ihn in eine Kabine, wo er 1000 ml Elektrolytlösung i.v. bekommt.

Untersuchung & Ergebnisse

Im Stuhl finden sich neben polymorphkernigen Neutrophilen mikroskopisch in der Kultur jede Menge Salmonella Typhimurium. (Hier war aber mal wieder die Zeitmaschine am Werk: Dieses Ergebnis braucht zwei Tage; bis dahin waren die Salmonellen aber aufgrund der Anamnese die erste Verdachtsdiagnose.)

Diagnose

Diagnose Patient 9: Epididymitis durch Chlamydien.

Therapie & Komplikationen

Symptomatisch ist jetzt erst mal Flüssigkeitssubstitution, am besten i. v., ganz wichtig. Eine antibiotische Behandlung ist nur bei geschwächten, alten Menschen sowie bei Patienten mit Sichelzellanämien oder bei Verdacht auf Bakteriämie nötig. Bei ansonsten gesunden Patienten würde eine Antibiose nur die Dauer der Salmonellenausscheidung verlängern, aber die Symptomatik nicht wesentlich verkürzen.

Weitere Infos

Die Erreger können in Fleisch, Geflügel, Eiern, Softeis, Mayonnaise etc. stecken. Ein hoher Magen-pH begünstigt Salmonellosen, anständig saurer Magensaft tötet sie großteils ab. Das heißt, dass hohe Infektionsdosen notwendig sind. Gut, dass der Junge nicht in der Lebensmittelverarbeitung arbeitet, sonst hätte ich das Ganze auch noch an das Gesundheitsamt melden müssen, übrigens auch wenn zwei oder mehr Personen mit Gastroenteritis gekommen wären. Glück gehabt.

Gerade mache ich mich auf den Weg, um noch ein bisschen mit Steffen zu klönen, da geht blöderweise der Pieper: Auf der Chirurgie ist Not am Mann. Der Diensthabende steckt bis auf weiteres im OP fest, und nun haben sie auf Station ein Problem mit einem Patienten.

Patient 11

Bei dem 42-Jährigen war vorgestern zur Abklärung einer diffusen Prostatavergrößerung eine transrektale Prostatastanzbiopsie durchgeführt worden. Nun klagt er über Schmerzen perineal sowie über Brennen beim Wasserlassen. Das Ganze wird garniert von häufigem Harndrang, Fieber und Schüttelfrost.
RR 115/80, P 88, Temp. 39,6 °C.

SA

DD-Vorüberlegungen

Dys- und Pollakisurie klingen doch verdächtig nach einer **Harnwegsentzündung.** Die kann nicht-bakteriell (durch Erkältung) oder bakteriell sein. Letztere werden wiederum unterteilt in nosokomiale (Blasenkatheter!) und nicht-nosokomiale Infekte, welche bei Frauen mit Beginn der Sexualaktivität recht häufig sind.

„Manuelle Therapie" der Genitalien führt häufig zu diesen Symptomen. Prädisponierend sind außerdem Nierensteine oder Blasenatonie. Und bei Männern hat auch die Prostata noch ein Wörtchen mitzureden. Meistens gibt E. coli den Bösewicht, seltener findet man Proteus, bei denen der Urin alkalisch wird, weil sie den sauren Harnstoff zersetzen. Bei Verdacht also Blut und Harn abnehmen und ab ins Labor damit.

Apropos Prostata: Da es ihn perineal schmerzt, könnte die da auch rummachen. Bei **Prostatodynie** – wie das Wort schon besagt – schmerzt die Prostata. Typischerweise strahlen die Schmerzen in den Bereich um die Rosette herum und in die Leisten- und Hodengegend aus. Es handelt sich hier um ein psychosomatisches Krankheitsbild, das auch unter dem Begriff „vegetatives urogenitales Syndrom" firmiert. Die Diagnose ist deshalb eine Ausschlussdiagnose.

Aber entzünden kann sich das Teil natürlich auch. Am häufigsten beruht eine **Prostatitis** auf einer akuten oder chronischen (Re-)Infektion, meist über eine solche transrektale Feinnadelbiopsie, selten über den Harnweg. Wie beim Harnwegsinfekt ist auch hier E. coli der häufigste Erreger. Betroffene klagen über Schmerzen perineal, aber auch im Hodensack, Glied und in der Leiste. Außerdem brennt's beim Wasserlassen. Die Prostata ist schmerzhaft vergrößert. Diese Schwellung kann dann auch noch obstruktive Miktionsstörungen nach sich ziehen. Harn-, Blut-, Prostatasekret- und ggf. Ejakulatuntersuchungen sichern die Diagnose.

Anamnese & Befund

Bei der Rektaluntersuchung taste ich eine überwärmte, vergrößerte und extrem schmerzhafte Prostata. Auch auf Druck auf den Unterbauch (suprapubisch) reagiert er empfindlich. Einen Harnwegsinfekt hatte er bisher noch nie.

Jetzt brauche ich nur noch eine Blut- und Urinprobe.

Untersuchung & Ergebnisse

Die Leukos sind auf 18 700/μl erhöht, CRP 4,6 mg/dl. Die Mikrobio wird fündig: In der Urinkultur wachsen E. coli.

Diagnose Patient 10: Wieder 'ne Lebensmittelvergiftung, diesmal mit Salmonellen.

Therapie & Komplikationen

Antibiose mit Gyrasehemmer (ist gut gewebegängig und hat ein breites Spektrum) bekommt der Patient vorsichtshalber schon, bevor die Mibi-Kultur wächst. Wenn so eine Prostatitis zu lange anhält, kann's sonst nämlich zur Nekrose und später dann zur Fibrosierung des Prostatagewebes kommen. Außerdem besteht die Gefahr der Abszedierung. Wichtig sind engmaschige Kontrollen, aber das ist ja kein Problem, der Mann ist ja schon stationär. Außerdem braucht er eine suprapubische Blasenfistel zur Entlastung der Prostata!!

Weitere Infos

So eine akute Prostatitis nach transrektaler Prostatastanzbiopsie ist nicht nur klassisch, sondern auch noch ziemlich häufig. Wesentlich seltener, aber nicht ausgeschlossen, kommt sie vor, nachdem man mit Dauerkatheter oder Zystoskop in diesen sensiblen Bereichen zugange war. In den allermeisten Fällen (über 80%) wird dabei E. coli in die Prostata verschleppt. Staph. aureus ist unter den grampositiven Viechern der häufigste Vertreter.

Die Antibiose muss wirklich sehr konsequent und mit hoher Compliance des Patienten durchgezogen werden, da es ohnehin ziemlich schwierig ist, im Prostatagewebe eine hohe Konzentration des Antibiotikums zu erreichen. Deshalb kommt es nach Erstinfekt immer wieder gerne zum Rezidiv und somit zur Chronifizierung. Die chronische Variante geht aber auch oft auf rezidivierende Harnwegsinfektionen zurück und kommt dann eher bei den älteren Semestern vor, die es sowieso schon mit der Prostata haben (Hyperplasie).

SA

Ein Gutes hat die Chirurgische ja: einen gut gefüllten Kühlschrank. Aus dem bediene ich mich jetzt erst mal hemmungslos, wer weiß, wofür ich mich heute im Laufe des weiteren Abends und der Nacht noch alles wappnen muss? Aber man lässt mich tatsächlich ein Weilchen in Ruhe.

287

Patient 12

Erst gegen kurz nach zehn läutet der Rettungsdienst an: Sie bringen einen 46-jährigen Dirigenten, der vor ungefähr einer dreiviertel Stunde mitten während einer Generalprobe kollabiert ist und sekundenlang ohne Bewusstsein war. Mittlerweile ist er wieder wach, voll orientiert und beschwerdefrei. Er will zurück in die Probe, aber den Sanis ist das zu heikel, deshalb bringen sie ihn her. Er ist in Behandlung wegen seiner Depressionen und nimmt dazu seit fast einem Jahr Amitriptylin ein.

RR 120/80, P 74, Temp. 37,0 °C.

DD-Vorüberlegungen

Möglicherweise eine **Epilepsie?** Die Ursachen sind vielfältig: genetisch, metabolisch, traumatisch, Tumor, Infekt, und, und, und. Alle möglichen Auslöser (Hypoglykämie, Lichtblitze, Fieber, Schlafentzug etc.) können einen Anfall triggern. Diagnose: Klinik, EEG. Auch MRT und CCT sollen bei der Ursachensuche helfen.

Eine Sonderform des epileptischen Anfalls ist die **Absence.** Da erleiden die Patienten eine meist nur wenige Sekunden dauernde Bewusstseinsstörung, an die sie sich hinterher nicht mehr erinnern können. Ebenfalls möglich sind motorische Phänomene wie Lidzucken oder Automatismen. Diagnostisch werden Absencen durch die charakteristischen Spitzenpotenzialmuster im EEG nachgewiesen.

Und dann wäre natürlich noch die schon mehrfach aufgeführte **transitorische ischämische Attacke (TIA)** im Angebot. Neurologisch und kardiovaskulär abzuklären, sprich EKG, Echo, Ultraschall, Angiographie, EEG.

Das autosomal rezessiv vererbte **Jervell-Lange-Nielsen-Syndrom** äußert sich in einer Verlängerung der QT-Dauer im EKG sowie extremer Innenohrschwerhörigkeit. Die Betroffenen neigen dazu, bei starker Anstrengung wegen einer einsetzenden Kammerarrhythmie ohnmächtig zu werden, was im Ausnahmefall im plötzlichen Herztod gipfeln kann. Allerdings sind sie von Geburt an taub, was bei einem Dirigenten ja eher nicht der Fall sein sollte (außer er hat sich auf experimentelle Musik und Aleatorik à la Boulez oder Stockhausen spezialisiert, da erleichtert es die Arbeit sicher sehr, wenn man nicht so viel davon hört ...).

Diagnose Patient 11: Akute Prostatitis.

Ohne Innenohrschwerhörigkeit kommt das **Romano-Ward-Syndrom** aus. Es wird autosomal dominant vererbt, verursacht aber auch eine Verlängerung der QT-Dauer, was zu anfallsartigen Synkopen und zum Tod führen kann. Diagnostik: EKG. Therapie: Betarezeptorenblocker.

Die **vasovagale Synkope** liegt eigentlich auch nicht so fern. Es kann dabei zum plötzlichen Kreislaufkollaps mit kurzem Bewusstseinsverlust kommen. Passiert so manchem jungen PJler im OP, dass er plötzlich in der Szenerie fehlt, weil er sich unfreiwillig unter dem OP-Tisch lang gemacht hat. Das kann habituell (Veranlagung), vegetativ oder einfach durch Volumenmangel bedingt sein. Therapie: Schocklagerung, Volumensubstitution, Sympathomimetika.

Symptomatische Bradykardien können einem nach Einnahme von bradykardisierenden Medikamenten wie Digitalis oder β-Blockern zu schaffen machen. Höhergradige AV-Blockierungen können auch beispielsweise als Folge einer Sarkoidose oder Borreliose auftreten.

Sozusagen eine Art Kombination von ventrikulärer Tachykardie und Kammerflimmern stellen die **Torsade de pointes** dar. Im EKG sieht man dabei ganz charakteristisch, wie sich die elektrische Achse im EKG dreht. Die QRS-Amplitude ändert sich wellenförmig, die QT-Zeit ist verlängert; teilweise degeneriert die ventrikuläre Tachykardie in Kammerflimmern.

Der **hypoglykämische Schock** droht beispielsweise insulinpflichtigen Diabetikern nach einer zu hoch gewählten Insulin-Dosis. Wie Zauberei erscheint da die Gabe von Glukose (als Traubenzucker oral oder Glukose-Infusion i.v.): Die Betroffenen schlagen nach Sekunden die Augen auf und spazieren weiter, als sei nichts geschehen. Bleibt die Wirkung hingegen aus, so hat man auf einfachem Wege diese DD ausgeschlossen.

Vielleicht hat der Maestro aber auch einen **hypersensitiven Karotissinus?** Dabei wird der Karotissinus schon bei kleinster Stimulation (musste er den Kopf rasch wenden, weil die Bratscher mal wieder ihren Einsatz verpennt haben?) aktiv und löst einen Vagusreflex aus, mit synkopaler Folge.

Anamnese & Befund

Schon häufiger, insbesondere während der Vorstellungen, habe er ein Druckgefühl im Bereich des Brustbeins verspürt, das bisher jedoch immer wieder von selbst aufgehört hat. Auch dieses Mal hatte er dieses Druckgefühl, ist dann aber wohl weggekippt. Er kann sich nicht erinnern. Der neurologische Untersuchungsbefund ist unauffällig. Keine Kopfschmerzen, keine Aura, kein Einnässen, kein Zungenbiss, keine Palpitationen.

Ich benötige: Labor mit BB, E'lyte und Glukosespiegel und – ganz klar – EKG und Langzeit-EKG. Bis das alles läuft, muss der Mann am Monitor überwacht werden.

Untersuchung & Ergebnisse

Blut samt Glukosespiegel ist unauffällig. Während des Langzeit-EKGs erfährt der Patient erneut solch eine Attacke: Man sieht eine ventrikuläre Tachykardie, bei der die QRS-Komplexe entstellt sind und in Dauer und Amplitude wechseln (polymorph). Die QT-Strecke ist ebenfalls auf über 0,6 Sekunden verlängert.

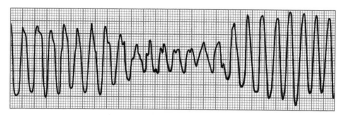

Abb. 23: EKG mit Veränderung der QRS-Amplitude.

Diagnose

Therapie & Komplikationen

Trizyklische Antidepressiva können solche Attacken auslösen, immerhin sind sie typische Vertreter für pro-arrhythmogene Substanzen. Deshalb sollte man das Amitriptylin hier schleunigst absetzen und ihn auf ein anderes Antidepressivum einstellen. Sollten sich die Arrhythmien dadurch regulieren, braucht er keine weitere antiarrhythmische Therapie. Bestehen die ventrikulären Tachykardien aber weiter, sollte er Amiodaron i. v. bekommen; werden die Arrhythmien hämodynamisch wirksam, sind externe Kardioversion oder Defibrillation gefragt.

Weitere Infos

Vorzeitige Kammererregung während eines verlängerten QT-Intervalls leitet die tachykarden Attacken ein. Hypotonie, zerebrovaskuläre Störungen und Synkopen können dann eintreten. Wie es überhaupt dazu kommt und was ätiologische und pathophysiologische Grundlagen bei den Torsades sind, ist sehr komplex, kann man aber in Standardwerken durchaus nachschlagen ...

Patientin 13

Während ich noch damit beschäftigt bin, sämtliche Daten und Anordnungen, die mit dem Dirigenten zu tun haben, zu dokumentieren, schwätzt mir die Nachtschwester ein Ohr ab und erzählt lamentierend und ausschweifend über ihren Familienausflug. Ich frage mich, wie viele Milliliter Dormicum wohl notwendig sind, um diese Nachtschwester etwas leiser zu drehen. Da piept's aus der Kitteltasche – mein Funk rettet mich.

Eine 26-jährige Volkswirtschaftsstudentin, zurzeit jobbt sie an der Rezeption eines großen Hotels zwei Straßen weiter, hat seit einer knappen Viertelstunde Palpitationen, die ihr echte Panik machen. Zumal ihr Freund, ein angehender Mediziner, an ihr untersuchen geübt hat und bei der Thoraxauskultation so ein komisches „Plopp" über dem Herzen gehört haben will. Ansonsten hat sie seit vier Wochen zunehmende Müdigkeit und Atembeschwerden festgestellt.

„Plopp"? Was soll denn das sein? Bin ja mal gespannt, was dieser Student da gehört hat!

RR liegend 125/80, RR stehend 105/90, Puls 116, Temp. 38,1 °C. Der große Nachteil an Diensten in Großstadtkrankenhäusern ist, dass es einfach viel zu viele Wahnsinnige gibt, die nachts, von der Einsamkeit verfolgt, Zuflucht in der Notaufnahme der Krankenhäuser suchen und alles Mögliche tun, um einen um den kostbaren Schlaf zu bringen. Nichtsdestotrotz gibt es auch wahnsinnig kranke Leute, denen man in diesem Beruf absolute Aufmerksamkeit schenken will. Das Schwierige ist, zwischen beiden richtig zu unterscheiden. Schicksalsergeben mach ich mich mal auf den Weg.

DD-Vorüberlegungen

Vielleicht hat sie ja eine **hypertrophe obstruktive Kardiomyopathie,** bei der die hypertrophe Herzmuskulatur während der Systole den Kammerauswurf behindert. Die werden zu über 40% autosomal dominant vererbt. Es kommt zu Belastungsdyspnoe, Thoraxschmerzen, Synkopen und schlimmstenfalls zum plötzlichen Herztod (hin und wieder gibt es Schlagzeilen von Bundesligisten, die plötzlich auf dem Spielfeld mitten im Training tot umfallen). Auf dem EKG müsste man da eine Linksausrichtung der Herzachse erkennen; das Echo würde die Hypertrophie und die Flussbeschleunigung im linksventrikulären Ausflusstrakt zeigen. Deshalb ist das Herzecho auch unerlässlich für Sporttauglichkeitsuntersuchungen. Den Patienten, vor allem den Sportlern unter ihnen, sollte man absolutes Leistungssportverbot erteilen, moderate körperliche Anstrengung ist das Äußerste der Gefühle! Des Weiteren gehören sie mit Betablockern und Kalziumkanalblockern versorgt. Gegebenenfalls käme eine operative Myomektomie des Septum interventrikulare in Frage.

Ansonsten könnte hinter Palpitationen und Herzrasen auch ein **WPW-Syndrom** stecken – die Geschichte mit der akzessorischen Leitungsbahn –, hätte sie auch noch Fieber oder Zeichen eines viralen Infekts, müsste man außerdem eine **Peri-, Myo-** oder **Endokarditis** ausschließen (Endokarditis vor allem bei neu aufgetretenem Herzgeräusch). Bei der Perikarditis kann sich auch ein **Perikarderguss** hinzugesellen. Dabei kann man eine Sinustachykardie (oder auch andere Rhythmusstörungen aller Art) entwickeln wegen des reduzierten Schlagvolumens bei Perimyokarditis (struktureller Myokardschaden). Klinisch gehören auch Dyspnoe und Thoraxschmerzen zum Bild. Auskultatorisch klingen die Herztöne wegen des Ergusses fern, je nach Flüssigkeitsstand oder Körperlage kann man auch ein Perikardreiben hören. Auf dem EKG sind die Zacken allesamt verkleinert, weil der Erguss die Erregung abschirmt. Beweisend wäre auch hier wieder das Echokardiogramm.

Oder könnte es etwa auch eine **Hiatushernie** sein? Retrosternaler Schmerz mit begleitender Atemnot. Manchmal berichten Betroffene über palpitationsähnliche Sensationen und häufiges Aufstoßen nach den Mahlzeiten mit Druckgefühl im epigastrischen Winkel und darüber. Das ginge aber mit keinem erhöhten Blut-

---

Diagnose Patient 12: Torsade de pointes.

druck einher. Nach Ausschluss aller anderen Diagnosen könnte man ja eine Kontrastmittelaufnahme des Ösphagus anordnen und den Magen im Thorax wieder finden. Etwas weit hergeholt wäre ein **Tumorgeschehen.** Primäre kardiale Tumoren sind sehr selten – Metastasen sind 20- bis 30-mal häufiger! Übrigens sind 75 % der primären kardialen Tumoren gutartig; jede zweite Neubildung ist ein (benignes) **Myxom.** Die Dinger entstehen am häufigsten im linken Vorhof und treten zu über 90% sporadisch auf; familiäre Formen (autosomal dominant vererbt) sind sehr selten. Es kann völlig asymptomatisch auftreten, aber auch Allgemeinsymptome wie Abgeschlagenheit mit niedrigem Fieber, Gewichtsabnahme, Gelenkschmerzen verursachen. Oft macht es Beschwerden wie eine Mitralstenose: Dyspnoe, Orthopnoe, Husten, Hämoptysen, Angina pectoris. Allerdings sind die Beschwerden meist positions-abhängig, das heißt, im Liegen verschwinden sie und verstärken sich im Stehen und noch mehr beim Vorbeugen. Da können dann sogar Schwindel und Synkopen auftreten, weil dabei die Mitralste-nose noch weiter zunimmt. Unter den Umständen könnte sich der Tumor auch bei der Auskultation bemerkbar machen.

Anamnese & Befund

Noch in Gedanken öffne ich die Tür zum Untersuchungszimmer. Eine schlanke junge Frau liegt dort auf der Untersuchungspritsche auf dem Rücken. So fiele ihr das Atmen leichter, sagt sie. Die Patientin wirkt anämisch-blass mit eher kachektischem Einschlag. Die körperliche Untersuchung bestätigt die Tachykardie und zeigt außerdem einen erhöhten Jugularvenendruck und Uhrglasnägel. Und bei der Thoraxauskultation ist tatsächlich ein tiefes „Plopp" in der frühen Diastole mit einem lauten ersten Herzschlag gut zu hören (nicht immer vorhanden!). Im Verlauf der vergangenen sechs Monate habe sie rund acht Kilogramm abgenommen, erzählt sie mir.

Also dann: erst mal wie immer ein Blutbild, dann ein EKG und ab zum Röntgen, eine Thorax-Übersicht bitte. Und je nachdem geht's anschließend zum Herz-Echo, mal sehen.

Untersuchungen & Ergebnisse

Das EKG zeigt bis auf eine Sinustachykardie keine weiteren Auf-fälligkeiten. Die Thorax-Röntgenbilder zeigen eine linksatriale Vergrößerung mit verstärkter Lungengefäßzeichnung und Rechts-herzhypotrophie. Im Herz-Echo erkennt man eine große Raumforderung im Bereich des linken Vorhofseptums, welches sich während der Diastole vor die Mitralklappen stülpt.

Und da kommen auch schon die Laborwerte: Der Hb dümpelt bei 8,4 g/dl, die Blutsenkung ist beschleunigt. Leukos bei 14 800/μl, und außerdem hat sie eine Thrombozytopenie.

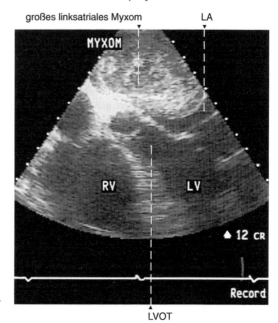

Abb. 24: Herz-Echo: große linksatriale Raumforderung.

Diagnose

Therapie & Komplikationen

Je nach Größe und hämodynamischer Relevanz. In der Regel wird ablatiert, denn eine seltene, aber mögliche Komplikation des atrialen Myxoms sind metastatische Embolien, die zu arteriellen Verschlüssen in der Peripherie und zentral führen können.

Weitere Infos

Plopp: Was man hören kann, ist eine Mitralklappenstenose oder/und Mitralinsuffizienz, da der linksatriale Tumor in der

Diastole häufig in die Mitralklappenebene prolabiert oder, seltener, den Mitralschluss behindert.

Die Blutbildveränderungen erklären sich durch die Tumoranämie; da kommt es zur gestörten Freisetzung von Eisen aus den Eisenspeichern.

In diesem Augenblick stürzt die Nachtschwester rein und verkündet: „Notfall im Anmarsch, komm, beeil dich!", und ist gleich auch schon wieder verschwunden. Ich runde die Sitzung mit der Patientin ab, verabschiede mich und laufe hinterher ...

Patient 14

Gerade wird ein Mann mit starken, stechenden Thorakalschmerzen vom Notarzt begleitet in die Aufnahme gerollt.

RR 180/114, P 128, Temp. 36,8 °C.

Der Notarzt hat bei Verdacht auf Herzinfarkt bereits Blut für einen Troponin-Test abgenommen. Das ist ein Akute-Phase-Parameter, der unmittelbar nach einem Myokardinfarkt bereits im Serum nachweisbar und ziemlich sensitiv ist. Aber Fehlanzeige: Das Troponin ist nicht erhöht. Dabei zeigt das EKG jedoch eine deutliche ST-Streckensenkung bei Sinustachykardie, eigentlich ein typischer EKG-Befund bei Myokardischämie.

DD-Vorüberlegungen

Vielleicht ja bloß eine heftige **Angina pectoris?** Hm, das wäre zwar das Einfachste; aber leider sollte ich wohl auch kompliziertere Überlegungen mit einbeziehen, beispielsweise eine **Lungenembolie.** Dabei löst sich ein Thrombus, meist aus einer tiefen Bein- oder Beckenvene, und schippert durch das Herz in die Lunge, wo es sich in der Strombahn der Pulmonalarterie festsetzt. Hab ich mich ja schon bei der Frau mit dem akuten Lungenversagen vorhin drüber ausgelassen ...

Auch ein **Spontanpneumothorax,** bei dem eine Lunge kollabiert, weil eine Verbindung zwischen Außenwelt und Pleuraspalt vorliegt (z.B. durch Verletzung der Pleura viszeralis), könnte vorliegen. Hatten wir ja vorhin auch schon mal.

Letztens hat mir ein Kollege von einem älteren Patienten mit arterieller Hypertonie erzählt, der ein **Aneurysma dissecans** der Aorta

SO

295

entwickelt hat. Der hatte auch ähnliche Beschwerden. Diagnose: Angiographie. Die Therapie reicht je nach Ausmaß des Befundes von Weiterbeobachten über Stenteinlage bis hin zu Bypass oder Aortenprothese.

Die spontane **Ösophagusruptur (Boerhaave-Syndrom)** wäre auch noch einen Gedanken wert. Gerade bei Leuten mit stoßweise erhöhtem intra-abdominalem Druck (z. B. bei Bulimikern durch induziertes Erbrechen) kann es hierzu kommen. Symptome: Retrosternaler Schmerz, Dyspnoe, Dysphagie (Schmerz beim Schlucken). Ein Mediastinalemphysem kann ein Hinweis sein. Diagnose: Endoskopie, Rö.-Thorax und -Abdomen (freie intraabdominale Luft). Therapie: operativer Verschluss der Läsion.

Vielleicht war der Mann aber auch in eine gepflegte Schlägerei verwickelt und hat 'ne **Rippenfraktur?** Das tut ja auch sehr weh. Auch ein **Tumor (Metastase?)** der Rippen oder der Brustwand könnte (beispielsweise über eine pathologische Fraktur) zu den präsentierten Symptomen führen. Der Rö.-Thorax wird da mehr Licht ins Dunkle werfen.

Aus dem Abdomen können auch eine ganze Latte an Zuständen eine thorakale Schmerzausstrahlung mit Dyspnoe bewirken, man denke nur an die **akute Pankreatitis.** Diagnose: Pankreas-Labor, Rö.-Abdomen (ggf. Kalkspritzer), Laparotomie.

So aufgedreht wie er und sein Kreislauf sind, kann er auch eine **Schilddrüsenüberfunktion** haben. Diese führt allerdings nicht zu thorakalen Schmerzen.

Anamnese & Befund

Die Nitrohübe haben bisher keine Besserung gezeigt. Das spricht ja irgendwie auch nicht so recht für eine Angina pectoris ...

Der Mann ist so um die 30 Jahre alt und erscheint ein bisschen unter Strom. Er wirkt nicht wirklich verängstigt oder gar panisch, sondern ist ganz aufgedreht, redet ohne Ende, bleibt keine Sekunde ruhig liegen. Körperlich kann ich bei ihm beim besten Willen nix feststellen, eine „Fahne" rieche ich auch nicht. Die Reflexe sind gesteigert und 'ne Wahnsinns-Mydriasis springt förmlich ins Auge.

Seine Schmerzen lokalisiert er retrosternal und links thorakal. Angefangen habe es ziemlich plötzlich – hier senkt er plötzlich seine Stimme etwas – nach dem Schnüffeln einer „Line" ... ach was!

Diagnose Patientin 13: Atriales Myxom.

Das gibt meinen differenzialdiagnostischen Überlegungen natürlich eine neue Richtung, wenn da Koks im Spiel ist!

Privat und auch beruflich steht er gerade nach allen Richtungen ganz schön im Regen. Seine Frau hat ihn mit den zwei Kindern schon vor fast einem Jahr verlassen und ist nach Hamburg gezogen. Seine Kinder sieht er so gut wie nie. Vor drei Monaten hat er nun auch noch seinen Arbeitsplatz bei der Redaktion einer großen Tageszeitung verloren und außerdem hat er ein nicht unbeachtliches Register an Delikten wegen illegalen Drogenbesitzes aufzuweisen. Dabei behauptet er, dass er „nur an besonderen Tagen 'ne Line oder zwei zieht". Na, wer's glaubt.

DD-Überlegungen

Neben **Kokainabusus** käme noch eine **Amphetaminüberdosis** in Betracht. Amphetamine haben eine Halbwertszeit von mehreren Tagen, wesentlich länger als die von Kokain, die nur wenige Stunden beträgt. Die Klinik der beiden Vergiftungen ist ähnlich: Psychisch kommt es zu Euphorie, Enthemmung, psychomotorischer Unruhe mit vermindertem Schlafbedarf, außerdem wächst das Redebedürfnis, die Denkfähigkeit ist gesteigert (was man so nennt), das kann bis zur Gedankenflucht und paranoiden Schizophrenie führen. Auf vegetativer Seite muss man mit Hypertonie bis zur hypertonen Krise rechnen, auch Herzinfarkt, Tachykardie mit möglichen Rhythmusstörungen bis hin zum Kammerflimmern und Hyperthermie sind möglich. Nachweisen lassen sich sowohl Kokain wie Amphetamine per Immunoessay oder Gaschromatographie aus dem Urin. Der höchste Gehalt findet sich dort zirka sechs bis acht Stunden nach der Aufnahme.

Untersuchungen & Ergebnisse

Das aktuelle Laborergebnis zeigt Blutbild und Elektrolyte im Normalbereich. Die Toxikologie der Urinprobe bestätigt später den Kokainabusus. Dieser Test kann bis zu zwei Wochen danach den Kokainkonsum nachweisen, allerdings nur bei regelmäßigen Konsumenten. Bei Gelegenheitskoksern bleibt dieser Test immerhin bis zu vier Tage positiv.

SO

Diagnose

Therapie & Komplikationen

Für diesen Menschen jetzt ganz, ganz wichtig ist das Einleiten aufklärender Maßnahmen, die ihm die möglichen gesundheitlichen Komplikationen des Kokainkonsums nackt vor Augen halten, wie zerebrale Blutungen, maligne Hypertonie, Myokardinfarkt, Epilepsieneigung und kardiale Arrhythmien. Immerhin können die alle schon ganz alleine lebensgefährlich sein! Langfristig sinnvoll ist auch eine ordentliche Psychotherapie, die ihm Verhaltensmechanismen beibringt, um einerseits nicht rückfällig zu werden und andererseits neue Verhaltensweisen und Reaktionsmechanismen zu erlernen und zu trainieren. Bis zum Abklingen der Symptome gehört er jetzt aber erst mal in Beobachtung.

An symptomatischer Akuttherapie sind jetzt kontinuierliches Atem- und Kreislaufmonitoring angesagt, außerdem braucht er einen venösen Zugang. Darüber bekommt er dann eine E'lyte sowie Benzodiazepine i.v. (Valium, Dormicum) zum Sedieren und als Antikonvulsivum. Den Blutdruck und Tachykardie versucht man mit Clonidin (Catapressan) und/oder Urapidil (Ebrantil) in den Griff zu kriegen. Vorsicht mit Nitraten: Die steigern die Tachykardie! Betablocker werden hier zurzeit noch kontrovers diskutiert.

Weitere Infos

Kokain erhöht die Dopaminspiegel im mesolimbischen und mesokortikalen Traktus, indem es die Wiederaufnahme von Dopamin in die Neurone hemmt. Es gibt Versuche (an Tieren), aus denen deutlich hervorgeht, dass eine solche Dopaminerhöhung das Lernen durch positive Verstärkung fördert. Mit anderen Worten: Auf die Einnahme der Droge folgt unmittelbar die Belohnung in Form von veränderten Transmitterkonzentrationen. Bei wiederholter Einnahme scheint die Belohnung größer zu werden. So wird man konditioniert: Einnahme der Droge – Belohnung, Einnahme – Belohnung usw. Damit ist der Weg in die Abhängigkeit ja schon bestens gepflastert ... Außerdem streiten sich die Gelehrten noch darüber, ob Kokain nicht auch die Norepinephrin- und Serotoninkreisläufe beeinflusst. Die Veränderungen am Herz-Kreislauf-System jedenfalls sind eindeutig sympathomimetisch.

Kokain ist mit einem Männerüberhang von 4 : 1 beim starken Geschlecht offensichtlich wesentlich beliebter, den stärksten Reiz

---

Diagnose Patient 14: Kokainabhängigkeit.

übt es scheinbar auf Männer in der dritten und vierten Dekade aus. Schaut man sich die Statistiken mal so an, hat rund jeder zehnte Student sich irgendwann schon mal 'ne Prise Sonnenschein in die Nase gepfiffen …

Man unterscheidet den Kokainabusus von der Kokainabhängigkeit dadurch, dass bei einer einmaligen Überdosis die sozialen Fehltritte (wie Arbeitsplatzverlust, Chaos im Privatleben etc.) sowie auch die Entzugserscheinungen fehlen. Diese sind regelmäßig bei der Kokainabhängigkeit vertreten. In Manhattan/New York werden übrigens 50 % des gesamten US-Kokains verkonsumiert.

So, nun aber schnell in die Falle, ehe sich der Piepser das wieder überlegt!
Das war ein frommer Wunsch. Eine ganze halbe Stunde gibt's Ruhe, bis sich punkt zwei die Polizei hier meldet: Eine durchreisende Familie hat an einer Autobahnraststätte eine Frau mit zerrissener, blutiger Kleidung vorgefunden. Die bringen sie jetzt hier vorbei.

Patientin 15

Die Frau ist schätzungsweise mal höchstens Anfang 20. Sie spricht kein Wort, hat sich auch geweigert, mit den Leuten mitzufahren, die sie gefunden haben. Sie hat ein blaues Auge, die Unterlippe ist blaurot geschwollen und aufgerissen.
RR 120/80, P 108, Temp. 36,8 °C, Tachypnoe (22/min).

Anamnese & Befund

Die Patientin wirkt teils scheu, teils apathisch. Am Hals, an den Armen und über den Rumpf verteilt hat sie mehrere frische Hämatome. Die gesamte Rückseite ihres Körpers ist von Zweigen aufgekratzt. Wahrscheinlich ist 'ne gynäkologische Untersuchung das Letzte, was sie jetzt will, noch dazu von einem Mann. So behutsam wie möglich inspiziere ich die Abschürfungen der Vulva mit Rissverletzungen der kleinen Schamlippen und des Anus. Über dem Mons pubis und den Adduktoren klebt getrocknetes Sekret, vermischt mit Blut.
Neben dem Routinelabor mit kleinem Blutbild müssen sämtliche Geschlechtskrankheiten (Abstriche aus Mund, Rachen, Vagina

SO

und Anus, HIV-Test) ausgeschlossen werden, um einen Ausgangs-befund zu dokumentieren. Natürlich muss man die ganzen Unter-suchungen dann später nochmal kontrollieren. Außerdem sollte unbedingt ein Schwangerschaftstest gemacht werden. Das ist wichtig, um nicht evtl. mit der „Pille danach" bei bestehender Schwangerschaft das Ungeborene zu schädigen oder gar einen ungewünschten Abort einzuleiten. Und dann hätte ich noch gerne einen Rö.-Thorax, um irgendwelche Frakturen auszuschließen.

Untersuchung & Ergebnisse

Das Routinelabor ist unauffällig. Der Urinstatus zeigt eine leichte Hämaturie – kein Wunder! – aber ohne Behandlungsbedarf. Keine Frakturen auf dem Rö.-Bild. Die Kulturergebnisse brauchen einige Tage, kommen aber dann alle negativ auf Chlamydien und Gonokokken zurück. Der HIV-Test ist auch negativ. Er sollte nach einem halben Jahr wiederholt werden. Bei hoher Wahrscheinlich-keit der Infektion evtl. auch früher und mehrmals, um den Ängsten der Patientin entgegenzuwirken. Evtl. ist auch eine anti-virale prophylaktische Behandlung ab dem Zeitpunkt der Unter-suchung erforderlich. Schwanger ist sie übrigens nicht.

Diagnose

Therapie & Komplikationen

Auf keinen Fall Kritik üben oder sich sonst irgendwas anmaßen, was einer Beurteilung ähneln könnte. Die Patientin verdient un-bedingten Respekt! Wahrscheinlich braucht sie professionelle psychotherapeutische Hilfe, um darüber hinwegzukommen.

Im Rahmen der routinemäßigen Wundversorgung unbedingt auch Abstriche bzw. Proben von Beweismaterial sammeln (Haare, Sekrete etc.), ggf. mit Fotodokumentation. Mit dem Wood-Licht lässt sich Sperma identifizieren. Dabei ist es wichtig, dass ein Zeu-ge anwesend ist, am besten eine Frau. Wer sich unsicher ist, kann im nächsten rechtsmedizinischen Institut anrufen und nachfra-gen, wie und was asserviert werden muss.

Und ganz wichtig, nicht vergessen: mit der Patientin über die Not-fallverhütung reden. Will sie zwar jetzt garantiert nicht hören, aber besonders viel Zeit bleibt ihr nicht für die Pille danach. Und die ist allemal angenehmer als ein Abbruch oder ein ungewolltes Baby, das man vielleicht wegen der schlimmen Erinnerungen verabscheut.

Weitere Infos

Die Vergewaltigung ist eine Straftat, welche auch vom Ehepartner begangen werden kann. Es handelt sich dabei um das Eindringen in eine Körperöffnung des Opfers gegen dessen Willen. Der genaue Wortlaut ist in § 177 StGB niedergeschrieben. Man geht davon aus, dass mehr als die Hälfte aller Vergewaltigungen nicht gemeldet werden. Unter den gemeldeten Fällen sind den meisten Opfern die Täter gut bekannt. Die Zahl der berichteten männlichen Opfer steigt, ist aber in klarer Unterzahl im Vergleich zu den weiblichen Opfern.

Häufig kann es nach einem solchen Ereignis zu einer akuten Belastungsreaktion kommen, z.B. mit psychosomatischen oder psychischen Symptomen, die das Vollbild einer Panikstörung oder einer depressiven Episode erreichen können. Dann ist professionelle psychiatrisch-psychotherapeutische Hilfe erforderlich. Ob sich eine posttraumatische Belastungsstörung entwickelt (die Diagnose würde erst nach einem halben Jahr gestellt werden), ist auch abhängig von der Qualität der Erstversorgung und der Nachsorge. Ist die Tat polizeilich aufgenommen, kann eine Sedierung/Anxiolyse z.B. mit Lorazepam die Bewältigung deutlich erleichtern.

Watt denn, watt denn! Es piept mal wieder. Im Halbschlaf lang ich zum Telefon. Junge, Junge, das freut einen doch, wenn sich mitten in der Nacht ein paar besoffene Penner in die Wolle kriegen und sich dabei krankenhausreif prügeln. Um die dann wieder zusammenzuflicken, steh ich echt gerne nachts um vier wieder auf ...

Patient 16

Also, ich weiß ja nicht, wie alt der Mann ist. Aber wenn er nicht mindestens 15 Jahre jünger ist, als er aussieht, fress ich einen Besen. Es ist einer von den runtergekommenen Typen, die ständig mit 'ner Pulle Bier – oder was Stärkerem – am Bahnhof rumlungern, und schiebt eine Fahne vor sich her, dass mir ganz anders wird. Er drückt sich ein paar Papierhandtücher gegen die linke

Kopfhälfte, die ganz blutverschmiert ist. Die Papierdinger sind auch schon ganz braunrot durchtränkt. Ich laufe um ihn herum und stelle mich hinter ihn, um seiner Fahne aus dem Weg zu gehen. Schiebe ihm einen Stuhl in die Kniekehlen.

Anamnese & Befund

Links parietal prangt zwischen den blutverklebten Haaren eine ca. 4 cm lange, scharfe Schnittwunde, aus der noch immer Blut suppt. Die Ränder sind ein bisschen ausgefranst, insgesamt ist der Schnitt ein bisschen in sich gebogen. Sieht aus wie ein kräftiger Hieb mit einem abgebrochenen Flaschenhals oder so.

Diagnose

Therapie & Komplikationen

Zunächst ziehe ich die Wundränder großzügig auseinander, inspiziere sie und spüle mit Kochsalzlösung. Es blutet heftig (der Skalp ist stark kapillarisiert!), spritzt aber nicht. So gut es geht (und es geht so gut wie gar nicht) versuche ich dem unruhigen Companiero 'ne Lokale zu setzen. Irgendwann verliere ich dann die Geduld und nehm mir den Tacker und setze die Klammern über die Wundränder – aber er ist so betrunken, dass er die Stiche nicht einmal kommentiert. Dann noch ein Druckverband und fertig. Der Tetanus-Schutz wurde schon bei einem seiner zahlreichen Besuche in den letzten Wochen und Monaten aufgepeppt.

Aus forensischen Gründen muss ich jetzt aber noch seinen Schädel in zwei Ebenen röntgen lassen. Da ist aber alles unauffällig.

Weitere Infos

Die Kopfschwarte ist sehr gut kapillarisiert und blutet deshalb extrem krass. Schmutzige Wunden sollten gut inspiziert und ausgespült sein. Infektionen können sich sonst entlang der Faszie ausbreiten. Wichtig ist, egal wie notorisch bekannt so ein Kunde auch sein mag, dass man Hirnblutungen ausschließt. Den möchte ich sehen, der so aus dem Stand einen torkelnden Besoffenen mit Hirnblutung von einem ohne unterscheiden kann …

Diagnose Patientin 15: Vergewaltigung.

Wenn man da unsicher ist, sollte man den Patienten beobachten und alle halbe Stunde aufwecken und nach Glasgow Coma Scale untersuchen. Bei „normaler" Besoffenheit ohne Komplikationen ist er innerhalb von wenigen Stunden wieder wach und „normalisiert", sonst mit CT abklären.

Ich wanke zurück in die Falle, aber das hätte ich mir auch sparen können. Kaum bin ich eingeduselt, reißt mich das Telefon aus dem Schlaf.

Patientin 17

Die Nachtschwester der Allgemeinchirurgie zitiert mich auf ihre Station, wo eine 74-jährige Frau seit einigen Minuten an einer akuten Dyspnoe in Ruhe mit stechendem Brustschmerz leidet.

RR 70/45, P 138, Temp. 36,8 °C.

Ich pell mich aus den Federn und ordne also erst mal ein EKG an. Auf dem Weg zur Station geht mir mächtig die Düse. Ich versuche mich auf alle möglichen Fälle innerlich vorzubereiten … was könnte mich auf Station erwarten?

DD-Vorüberlegungen

Nicht unwahrscheinlich, vor allem um die Uhrzeit, ist ein **akuter Myokardinfarkt**, der durch den Verschluss einer oder mehrerer Koronararterien hervorgerufen wird. Auch hierbei kommt es zu Dyspnoe und kaltschweißiger Haut. Dann würde mich auf dem EKG wahrscheinlich eine ST-Hebung oder, abhängig von der Ausdehnung des Infarkts, auch eine ST-Senkung in den jeweiligen Ableitungen anspringen. Laborparameter, die ich dann unbedingt checken muss, sind das Troponin, das schon innerhalb der ersten Minuten, und CK-MB, das in den Stunden nach dem Infarkt ansteigt. Wichtig sind schnell reichlich Sauerstoff und Morphin gegen die Schmerzen, außerdem Aspirin und die Wiedereröffnung der verschlossenen Koronararterie durch eine Lyse oder eine PTCA (vielleicht sogar eine Bypass-Operation?).

Vielleicht habe ich es aber auch nur mit einer **Angina pectoris** zu tun, die aber, wenn sie so aus der Ruhe heraus auftritt, so eine Art Vorstufe zum Infarkt darstellt. Die Schmerzen zeigen eine

SO

Minderversorgung des Herzmuskelgewebes mit Sauerstoff an. Im EKG zeigt sich das als ST-Senkung und Abflachung der T-Welle. Hier ist Nitro-Spray bzw. Kapseln sublingual die erste Handlung und auch differenzialtherapeutisch aufschlussreich: Während bei einer Angina der Schmerz auf Nitro nachlässt, bleibt er beim Infarkt unvermindert. Anschließend sollte man dringend internistisch abklären, mit was für einer Form von Angina man es da zu tun hatte (stabile, instabile, Prinzmetal etc.). Das wäre aber ein Buch für sich.

Jetzt habe ich vergessen, nach der genauen Krankengeschichte zu fragen – ist ja auch noch mitten in der Nacht, da schläft mein Hirn noch! Aber wenn die alte Dame zum Beispiel wegen einer Schenkelhalsfraktur im Hause weilt, könnte es auch eine **Fettembolie** sein. Die sind bei Frakturen langer Röhrenknochen gar nicht so selten. Präsentiert sich ebenfalls mit Dyspnoe, Zyanose und Hypotension. Wenn man genau hinschaut, kann man manchmal Petechien an Haut und Konjunktiven erkennen. Durch die Perfusionsstörung kommt es zu einem erniedrigten arteriellen pO_2. Durch gleichzeitige Hyperventilation fällt der arterielle pCO_2. Mein Hauptziel würde dann darin bestehen, die Oxigenierung durch Sauerstoffgabe aufrechtzuerhalten. Am besten kommt bei so was natürlich die Vorbeugung, indem man besonders Frakturen im Bereich der langen Röhrenknochen früh versorgt.

Apropos Embolien: Es kann natürlich auch das bei OP-Patienten nahe liegen: die **Lungenembolie.** Typischerweise löst sich so ein Thrombus aus den tiefen Beinvenen, wandert zum Herzen, tanzt durch den rechten Ventrikel in die Pulmonalarterie und bleibt dort gemäß seinem Kaliber stecken – und blockiert so die Perfusion von ventiliertem Lungengewebe. Je nach Ausprägung unterscheidet man verschiedene Stadien:

- ▶ Stadium I: leichte Dyspnoe, thorakaler Schmerz → Verschluss peripherer Äste
- ▶ Stadium II: akute Dyspnoe, Tachypnoe, Tachykardie, Thoraxschmerz → Verschluss von Segmentarterien
- ▶ Stadium III: Zyanose, Synkope, Unruhe → Verschluss eines Pulmonalarterienastes
- ▶ Stadium IV: Schock, Reanimation → Verschluss von Pulmonalarterienhauptstamm oder mehrere Lappenarterien.

Diagnose Patient 16: Schnittverletzung am Kopf.

Wie man sieht, gibt's also auch hier Dyspnoe, Brustschmerz, niedrigen Blutdruck, arterielle Hypoxie bei gleichzeitiger Hypokapnie (erniedrigtes CO_2). Typischerweise sind die Jugularvenen erweitert und das Herz galoppiert mit weit gespaltenem S2-Rhythmus dahin. Zur Akutversorgung gibt's erst mal Sauerstoff. Wenn der Blutdruck völlig im Keller ist, Antikoagulation und Lyse. Diagnostisch können eine Pulmonalisangiographie (Goldstandard) oder ein Spiral-CT hilfreich sein. Wenn man Zeit hat, kann man auch ein Ventilations-/Perfusionsszintigramm machen. Nicht zu vergessen – im EKG sieht man vielleicht den „Klassiker" S_IQ_{III}.

Möglicherweise steckt auch ein **Ösophagusspasmus** hinter den Beschwerden. Der macht ja auch retrosternale Schmerzen, während der sonstige klinische Befund und auch das EKG unauffällig bleiben. Da müsste dann eine Röntgenkontrastaufnahme des oberen Verdauungstraktes her. Erwartungsgemäß mit typischer Korkenzieherstruktur des Ösaphagus. Auch hier Nitroglyzerin sublingual bzw. Kalziumkanalblocker und dann bloß wieder schnell ins Bett. Halt! Vorher noch ein internistisches Konsil anfordern.

Vielleicht ist es ja auch nur **vertebratogen?!** Schließlich ist „Im-Bett-Liegen" nicht gerade die physiologischste Wirbelsäulenbelastung. Da kommt es leicht mal zu einer Fehlbelastung der Wirbelsäule mit Schmerzausstrahlung nach ventral. In diesem Falle ist eine gute Schmerzmedikation viel wert. Je nach Initialdiagnose eine kleine Notiz für die Krankengymnastik zur gezielten Mobilisierung der Wirbelsäule bzw. Kräftigung der Wirbelsäulen-stabilisierenden Muskulatur.

Anamnese & Befund

Auf Station angekommen, finde ich eine Patientin vor, die von Panik ergriffen aufrecht im Bett sitzt und trotz Hyperventilation einen recht zyanotischen Eindruck macht. Jetzt fällt auch auf, dass die Frau am Knie operiert worden ist. Die Schwester bestätigt die Implantation einer Knieprothese links vor vier Tagen. Weder mein Erscheinen noch mein Zureden scheinen die Dame zu beruhigen. Also mach ich mich an die Arbeit:

Bei der Inspektion fallen erweiterte Jugularvenen bei gut palpablen peripheren Pulsen auf. Links hat sie einen deutlichen Wadendruckschmerz und das Homanzeichen ist auch positiv (das ist dieser Plantardehnungs- und -druckschmerz). Bei der Thoraxauskultation höre ich über der rechten Thoraxhälfte ein pleurales Reiben.

SO

Außerdem ist der S_2-Herzton weit gespalten, was aber durchaus normal sein kann.

Ganz dringend brauche ich jetzt ein EKG sowie ein Blutbild samt Blutgasanalyse.

Untersuchung & Ergebnisse

Die Schwester bringt schon ein frisches EKG … und siehe da: Die Herzachse zeigt einen Rechtslagetyp und in Ableitung III ist die T-Welle umgekehrt. Außerdem besteht eine Sinustachykardie!

Inzwischen liegen auch die restlichen Laborwerte vor. Das Blutbild ist bis auf die erhöhten Leukos (16 000/µl) normal. Die arterielle Blutgasanalyse schaut ungefähr so aus, wie ich vermutet hatte: paO_2 erniedrigt bei erniedrigtem $paCO_2$.

Diagnose

Therapie & Komplikationen

Notfall! Die Patientin gehört umgehend auf die Intensiv! Die Therapie hier beläuft sich zunächst im Wesentlichen auf eine Heparininfusion, allerdings nur, wenn der Patient kein Bluter bzw. kein Frischverletzter ist. Es gibt auch Applikationsschemata für andere Antikoagulanzien (Monoembolex, Fraxiparin etc.) bei einem solchen Geschehen. Anschließend werden die Patienten mittelfristig markumarisiert. Rezidiviert so eine Lungenembolie, sollte man das Markumar lebenslang beibehalten.

Vorsicht ist jedoch bei Schwangeren geboten! Kumarinderivaten werden schlimmste teratogene Nebenwirkungen nachgesagt – zu Recht!

Eine thrombolytische Therapie mit tPA, Urokinase oder Streptokinase kann für Patienten mit vorausgegangenen Infarkten oder Operationen ein beträchtliches Risiko bedeuten. Auch ein Ulkus im Magen-Darm-Trakt könnte bei dieser Therapie zum Verhängnis werden, weil es zu schweren Blutungen kommen kann.

Bei rezidivierenden Lungenembolien kann man auch einen Kava-Filter einsetzen. Das Ding sieht aus wie eines dieser schicken Schirmchen, mit denen Eisbecher oder Cocktails dekoriert werden – nur dass dieser durch die Femoralvene in die untere Vena cava gelegt und aufgespannt wird, um vorbeikommende Thromben vorzeitig abzufangen.

Weitere Infos

Je nachdem, wie groß der Embolus respektive das Gefäß ist, das er verschließt, macht so eine Lungenembolie mehr oder weniger Symptome. Kleinere bleiben nicht selten subklinisch und daher unerkannt. Hinzu kommt, dass sich die meisten dieser Lungenembolien innerhalb der ersten vier bis sieben Tage von selbst auflösen. Dies liegt an dem körpereigenem fibrinolytischen System. Es kommt also nicht bei jeder Lungenembolie zu einem Lungeninfarkt! Darauf hier zu spekulieren und einfach zurück ins Bett zu laufen würde einen aber höchstwahrscheinlich die Approbation und „die Patientin ihren Kopf" kosten.

Aber am Anfang der ganzen Misere steht ja die tiefe Beinvenenthrombose. Wie es dazu kommt? Mal physikalisch ausgedrückt: Die Viskosität unseres Blutes ist umgekehrt proportional zu dessen Fließgeschwindigkeit. Oder für weniger naturwissenschaftlich angehauchte Mediziner: Je langsamer das Blut fließt, umso dickflüssiger wird es, und je dickflüssiger es wird, umso langsamer wird es fließen und immer so weiter. Am Ende dieser Teufelsspirale steht die Entstehung eines Blutkoagels. Außerdem können Veränderungen in der Gerinnungsfähigkeit des Blutes (Mangel an Gerinnungsfaktoren) oder Abnormalitäten der Gefäßwand zur Thromboseentstehung beitragen. (Erinnert sich jemand an die Virchow-Trias? Genau.)

Gerade bei bettlägerigen Patienten oder während einer OP, aber auch beim langen Sitzen im Langstreckenflieger kommt es zur Stase in den großkalibrigen, tiefen Beinvenen. Das kann in diesem Stadium dazu führen, dass die Waden druckschmerzhaft sind und/oder das Homanzeichen positiv wird. Wiederholungstäter sind häufig, deshalb: Wer schon mal eine solche tiefe Beinvenenthrombose hatte, gehört in jedem Fall zur Risikogruppe.

Auf dem Röntgenbild kann man das typische radiologische Korrelat einer solchen Embolie mit keilförmiger Verschattung im rechten Lungenoberfeld sehen. Sehr gut zu erkennen sind die Perfusionsausfälle im Perfusionsszintigramm, besonders, wenn man es mit dem Inhalationsszintigramm vergleicht. Da sieht man dann auch gut, wie sehr die Lungenembolie intrapulmonal den funktionellen Totraum vergrößert.

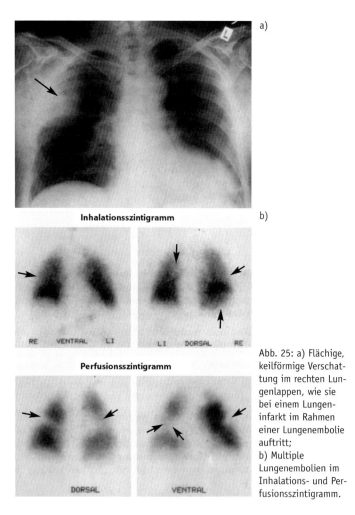

a)

Inhalationsszintigramm   b)

Perfusionsszintigramm

Abb. 25: a) Flächige, keilförmige Verschattung im rechten Lungenlappen, wie sie bei einem Lungeninfarkt im Rahmen einer Lungenembolie auftritt;
b) Multiple Lungenembolien im Inhalations- und Perfusionsszintigramm.

Allerdings ist im Ernstfall nicht immer die Zeit für so viel schicke Diagnostik.

Je größer das Kaliber des embolisierten Thrombus, desto stärker steigt auch der Widerstand in der Pulmonalarterie. Schlimmstenfalls kann diese pulmonale Hypertension bis hin zum akuten Rechtsherzversagen führen. Letztendlich kommt eine verminderte Blutmenge im linken Herzen an, sodass das Herz durch Tachykardie das verminderte Schlagvolumen zu kompensieren versucht.

Diagnose Patientin 17: Lungenembolie nach tiefer Beinvenenthrombose.

Patienten können das Bewusstsein verlieren (Synkope), und auch Herzrhythmusstörungen kommen vor.

Völlig geschafft wanke ich Richtung Kaffeemaschine und gieße mir eine Tasse ein. Während ich die in mich reinkippe, seh ich August durch die Tür treten. Mensch, selten habe ich mich so gefreut, den Mann zu sehen. Er übernimmt hier und ich verkrieche mich nach Hause in meine Höhle. Telefon ausstöpseln, und wer es heute vor vier Uhr nachmittags wagt, an der Tür zu klingeln, wird standrechtlich in den Schwitzkasten genommen.

▶▶ *Was habe ich heute gelernt?*

- Status epilepticus ▶ kann viele Ursachen haben
- Diskusprolaps ▶ frühe Mobilisierung, OP-Vermeidung in > 90 %
- Spannungspneumothorax ▶ trotz PEEP eine kollabierte Lunge!
- akutes Lungenversagen (ARDS) ▶ entwickeln sich schneller, als man denkt
- vollständiger Abort ▶ leerer Uterus ohne fetale Aktivität
- akuter adrenaler Schock ▶ vor der OP immer nach chronischer Steroideinnahme fragen!
- Lithiumvergiftung ▶ kann einen ernst zu nehmenden Notfall darstellen.
- Lebensmittelvergiftung (Bacillus cereus) ▶ „Be Cereus, Doc! Antibiotika helfen nicht!"
- Epididymitis ▶ im Zweifelsfall: Sack auf!
- Salmonelleninfektion ▶ Geschichte mit langem Bart: Mayonnaise, Softeis, rohe Eier etc.
- Prostatitis ▶ am häufigsten zusammen mit transrektaler Biopsie und E. coli
- Torsade de pointes ▶ eine Form der ventrikulären Tachykardie
- atriales Myxom ▶ in der Regel im linken Vorhof, sporadisch oder autosomal dominant
- Kokainabusus ▶ „She don't lie, she don't lie, she don't lie … Cocaine!" Sympathische Symptomatik

- Vergewaltigung ▶ professionelles und politisch korrektes Auftreten oft schwerer, als man denkt
- Schnittverletzung am Kopf ▶ meist banaler Alltag in der Notaufnahme
- Lungenembolie ▶ ganz kleine können unbemerkt, große dafür tödlich ablaufen

Register

A

Ablatio placentae 175
Abortus
– completus 271, 274
– imminens 271
– incipiens 271
Absence 288
Abszess
– des Zungengrunds 86
Acetylsalicylsäure-Intoxikation 94
Achalasie 192
Addison-Krise 274
Adenomyose 2
Adnexitis 119
Akustikusneurinom 40
Alkohol-Embryofetopathie-Syndrom 76
Alkoholabusus
– während der Schwangerschaft 78
Alpträume 122
Alzheimer-Demenz 13, 109
Amphetaminüberdosis 297
Analekzem 47
Anaphylaktische Typ-I-Reaktion 93
Aneurysma dissecans 295
Anfälle
– epileptische 122
– fokal-motorische 213
– Jackson-Typ 257
Angina pectoris 33, 264, 295, 303
Anorexia nervosa 219
Antibiotika-assoziierte Kolitis 45
Aortenisthmusstenose (ISTA) 10, 12, 153
Apoplex 22, 222
Appendizitis 119, 228
ARDS (acute respiratory distress syndrom) 267, 270
Arrhythmie, kardiale 222
Arteriitis temporalis Horton 167
Arthrose, degenerative 207
Aspiration 267

ASS-Intoxikation 91
Asthma bronchiale 85
Atriales Myxom 296
Aufmerksamkeitsdefizit-Hyperaktivitätsstörung (ADHS) 243

B

Bakerzyste 207, 210
Bänderriss 207
Bandscheibenprolaps 128, 259
Bandscheibenprotrusion 128, 259
Barton-Fraktur 113
Beinvenenthrombose 208
Benigner paroxysmaler Lagerungsschwindel 42
Bergkrankheit 23
Beschäftigungskrämpfe 67
Boerhaave-Syndrom 139, 296
Botulismus 7, 10, 173
Bradykardie, symptomatische 289
Bridenileus 30
Broca-Aphasie 231, 234
Bronchiolitis 182
Brown-Séquard-Syndrom 127, 130
Bruton-Syndrom 252

C

Chassaignac-Lähmung 62
Choledocholithiasis 142
Cholera 70
Cholezystitis 240
Chondrokalzinose 134
Chorea Huntington 14, 19, 109
Chorea senilis 19
Christ-Siemens-Touraine-Syndrom (ektodermale anhydrotische kongenitale Dysplasie) 183, 186
Cluster-Kopfschmerz 166, 169
CO-Vergiftung 107

Literaturquellen

Aicardi J.: Pavor nocturnus, Diseases of the Nervous System in Childhood, Mac Keith Press, 1992, S. 1024

Alpert J.S.: Cardiology for the primary care physician, Hoechst marion Roussel, 1997

Altmeyer P., Bacharach-Buhles M.: Katzenkratzkrankheit; Dermatologie, Allergologie und Umweltmedizin, 1. Aufl., Springer, 2002

Altmeyer P., Dirschka Th., Hartwig R.: Klinikleitfaden Dermatologie, Urban & Fischer, 2. Aufl., 2002

Anderson E. et al.: Risks of acute traumatic intracranial hematoma in children and adults: Implications for managing head injuries, BMJ, 1990, 300:363–367

Barcia T.C. et al.: Reduction pneumonoplasty for emphysema. Early results. Ann Surg. 1995, *222:* 365–371; discussion 371–364

Barrow D.L., Mizuno J., Tindall G.T.: Management of Prolactinomas Associated With Very High Serum Prolactin Levels, J. Neurosurg., 1988, 68: 554–8

Beatty R.A.: Cervical-peritoneal shunt in the treatment of pseudotumor cerebri. J. of Neurosurgery, 1982, 853–855

Beham A. et al.: Molecular cancer disposition diagnosis exemplified by colorectal carcinoma. What is the contribution of pathology? Pathologe, 1998, *19:* 269–278

Beham A. et al.: Coloproctological diseases of the pelvic floor; Radiologe, 2000, *40:* 446–450

Behrman R.E. et al.: Nelson Textbook of Pediatrics, Saunders, 17th Ed. 2004, p. 947–950

Bello J.A.: Wallenberg's lateral medullary syndrome, Clinical-magnetic resonance imaging correlations, Arch. Neurol., 1993, 50, 609–614

Benjamin E.J. et al.: Prevention and Rehabilitation of Stroke – Risk Factors, Stroke Journal, American Heart Association, 1997, 28: 1507–1517

Berghaus A., Rettinger G., Böhme G.: Hals-Nasen-Ohren-Heilkunde, Duale Reihe, 1. Aufl., Hippokrates, 1996

Blevins L.S.: Medical Management of Pituitary Adenomas, Contemp Neurosurg., 1997, 19(11): 1–6

Boley S.J., Brandt L.J.: Vascular ectasias of the colon, Dig. Dis. Sci., 1986, *31:* 26S–42S

Boulos P.B.: Complicated diverticulosis; Best Pract. Res. Clin. Gastroenterol., 2002 Aug.,16(4):649–62

Bousser M.G.: Cerebral venous thrombosis: diagnosis and management, J. of Neurology, 2000, 247(4):252–258

Braun-Falco, Plewig, Wolff: Dermatologie und Venerologie, Urtikaria, Angioödem und Anaphylaxie, 4. Aufl., Springer, 1996

Braunwald E.: Heart Disease, 6th Edition, W.B. Saunders Company, 2001

Braveny, Maschmeyer: Infektionskrankheiten – Diagnostik, Klinik, Therapie, medco, 2002

Bricolo A.P., Pasut L.M.: Extradural haematoma, Toward zero mortality, Neurosurgery, 1984, 14:8–12

Brigden M.L, Pattullo A.L.: Prevention and management of overwhelming postsplenectomy infection –

an update. Crit. Care Med., Apr. 27, 1999

Brune K. et al.: Die Behandlung des Kopfschmerzes vom Spannungstyp, Nervenheilkunde, Schattauer, 1998, 17:91–100

Brune K. et al.: Therapie der Migräneattacke und Migräneprophylaxe, Nervenheilkunde, Schattauer, 2000, 19:335–345

Buchler M.W. et al.: Peritonitis in diverticulitis, the Bern concept; Zentralbl Chir., 1998, 123(12): 1394–9

Busch V., May A.: Das Praxisbuch Kopf und Gesichtsschmerzen, 1. Aufl., Urban & Fischer, 2002

Buyukpamukcu N.: Diagnosing bleeding Meckel diverticulum in children; Eur. J. Pediatr., 1999 Jan.,158(1):84

Case Records of the Massachusetts General Hospital, N. Engl. J. Med., Apr. 17, 2003, 348:1574–1585

Corbett J.J.: Problems in the diagnosis and treatment of pseudotumor cerebri, Can. J. Neurol. Sciences, 1983, 10: 221–229

Cotran R.S., Kumar V., Collins T.: Robbins pathologic basis of disease, 6th Edition, Saunders, 1998

Deeg K.H. et al.: Minderperfusion des Hirnstammes durch Kompression der Vertebralarterien bei Kopfrotation – Eine Ursache von SIDS? Klinische Pädiatrie Vol. 213(3), Thieme, 2001, S. 124–133

Deutsche Gesellschaft für Neurologie: Therapieleitlinien der DGN, www.dgn.org/11.0.htmlv

Deutsche Migräne- und Kopfschmerz-Gesellschaft: Therapieleitlinien der DMKG, www.dmkg.org/index.htm

Deutschen Gesellschaft für Kinder- und Jugendpsychiatrie und -psychotherapie (Hrsg.): Leitlinie: Nichtorganische Schlafstörungen, 2. Aufl., 2003, www.uni-duesseldorf.de/WWW/AWMF/ll/kjpp-012.htm

DGPI-Handbuch, DGPI (Hrsg.), Futuramed-Verlag, 4. Aufl. 2003

Ebadi M.: Pharmacology, An illustrated review, 2nd Edition, Lippincott, 1996

Eckart, Forst, Burchardi: Intensivmedizin, 2. Aufl., Ecomed, 2002

Edelman G.M.: Assessment of understanding in global aphasia. In: Advances in Neurology, Vol. 42 (Progress in Aphasiology) Ed., F.C. Rose Raven Press, 1984, 277–289

Einhäupl K.M. et al.: Behandlung des akuten ischämischen Insultes; Deutsches Ärzteblatt, 1999, A 1131–1136

Engelhardt M. et al.: Gots Manual Sporttraumatologie, Verlag Hans Huber, 1997

Evers S. et al.: Therapie und Prophylaxe von Gesichtsneuralgien und anderen Formen der Gesichtsschmerzen, Überarbeitete Empfehlungen der Deutschen Migräne- und Kopfschmerzgesellschaft. Nervenheilkunde 2002, 21:255–268

Exercise-induced rhabdomyolysis. Curr. Sports. Med. Rep., 2002 Apr;1(2):59–60

Exertion-related heat stroke. Lethal multiorgan failure from accidental hyperthermia in a 23 year old athlete. Anaesthesist, 2001 Jul, 50(7):500–5

Feige et al.: Frauenheilkunde, 2. Aufl., Urban & Fischer, 2001

Fox J.L.: Intracranial aneurysms, Vol. I.; Springer, 1983, p.864

Fritsch: Dermatologie und Venerologie, Urtikaria und Angioödem, 2. Aufl., Springer, 2003

Fülgraff: Pharmakotherapie, 11. Aufl., Urban & Fischer, 2001

Giannoukas A.D. et al.: Incidence, complications, and management of Meckel's diverticulum; Arch. Surg., 1995 Feb.,130(2):143–6

Haberl R.L.: Schlaganfall, Notfallbehandlung in den ersten Stunden; Der Notarzt, 1998, 14: 106–109

Hahn et al.: Medizinische Mikrobiologie und Infektiologie, 4. Aufl., Springer, 2001

Hahn: Innere Medizin; 4. Aufl., Thieme, 2003

Hansen K, Singer D.B.: Asplenic-hyposplenic overwhelming sepsis: postsplenectomy sepsis revisited, Pediatr Dev Pathol. 2001 Mar.–Apr.

Harrison: Harrisons Innere Medizin, 15. Auflage, McGraw-Hill/Hanser, 2003

Heat stroke: report on 18 cases. Lancet. 1980 Aug 9;2(8189):276–8

Hoppenfeld S.: Physical examination of the spine & extremities, Appleton & Lange, 1997

Hufschmidt A., Lücking C.H: Neurologie compact, 3. Aufl., Thieme, 2003

Kelsey J.L., White A.A.: Epidemiology and impact of low back pain, Spine Journal 5,133–142, 1980

Kerr GW, McGuffie AC, Wilkie S: Tricyclic antidepressant overdose: a review. Emerg Med J. 2001 Jul;18(4):236–41

Klippel J.H., Dieppe P.H. (eds): Rheumatology, Mosby, 1998

Knuckey N.W., Gelbard S., Epstein M.H.: The management of asymptomatic epidural hematomas. A prospective study; J Neurosurg., 1989, 70: 392–393

Köhler et al.: Medizinische Mikrobiologie, 8. Aufl., Urban & Fischer, 2001

Kretz, Beushausen: Das Kinder Notfall Intensiv Buch, 2. Aufl., Urban & Fischer, 2002

Krück: Pathophysiologie, Pathobiochemie; 2. Aufl., Urban & Schwarzenberg, 1994

Lanning F.P. et al.: Ultrasonography in traumatic splenic rupture; Clin. Radiol., 1992 Dec., 46(6):391–6

Lassus J. et al.: A safe surgical technique for the partial resection of the ruptured spleen. A clinical report; Injury., 1999 Dec., 30(10):693–7

Laws E.R. et al.: Pituitary Adenomas Associated with Hyperprolaktinaemia, Mayo Clinic Proc., 1985, 60: 753–62

Liebelt EL, Ulrich A, Francis PD, Woolf A: Serial electrocardiogram changes in acute tricyclic antidepressant overdoses. Crit Care Med. 1997 Oct; 25(10):1721–6

Lüderitz B.: Herzrhythmusstörungen, 5. Aufl., Springer, 1998

Malhotra A., Muse V. V., Mark E. J.: Case 12, An 82-Year-Old Man with Dyspnea and Pulmonary Abnormalities, 2003

Malthaner R.A., Miller J.D.: Lung volume reduction surgery: results of a Canadian pilot study. Canadian Lung Volume Reduction Surgery Study Group. Can J Surg., 2000, 43: 377–383

Mandell, Bennett, Dolin: Principles and Practice of Infectious Diseases, 5th ed., Churchill Livingstone, 2000

Marre R. et al.: Hautinfektionen durch Bakterien; Klinische Infektiologie, 1. Aufl, Urban & Fischer, 2000

Masuhr K.F., Neumann M.: Neurologie; Herpes Zoster, 3. Aufl., Hippokrates, 1996

McKissock W., Richardson A., Bloom W.H.: Subdural hematoma. A rewiew of 389 cases; Lancet, 1960, 1:1365–1369

Meinecke, F.-W.: Die Verletzung der Wirbelsäule mit Markschäden. In, Zenker R., Deucher F., Schink W. (Hrsg.): Chirurgie der Gegenwart, Bd. IV, Urban & Schwarzenberg, 1974

Miller J.D., Adams J.H.: The pathophysiology of raised intracranial pressure, in Adams J.H., Duchen L.W. (eds); Greenfield's Neuropathology, 5th ed., Arnold, 1992, pp 106–152

Monatsschrift Kinderheilkunde Band 151(5), Themenheft: Plötzlicher Kindstod, Springer, 2003

Mossman et al.: Asbestos-related disease, NEJM 1989, 320:1721

Neau J.P., Bogousslavsky J: Middle cerebral artery syndromes. In: Ginsberg, Bougousslavsky: Cerebrovascular disease, Blackwell Science, 1998

Nicolai, Th.: Pädiatrische Notfall- und Intensivmedizin, 1. Aufl., Springer, 1999

Norrving B., Cronquist S.: Lateral medullary infarction – prognosis in an unselected series, Neurology, 1991, 41: 244–248

Olesen J., Tfelt-Hansen P., Welch K.: The Headaches. 2nd ed. Philadelphia: Lippincott Williams & Wilkins, 1999

Page: Integrated Pharmacology, 2nd ed.; Mosby, 2002

Perkins B.A. et al.: Pathogenesis of cat-scratch disease, N Engl J Med., 1992, 327:1599–1600

Petersen E.E.: Infektionen in Gynäkologie und Geburtshilfe, 3. Aufl., Thieme, 1997

Piantadosi C.A.: Carbon Monoxide Poisoning, N. Engl J Med, Perspective, Oct. 3, 2002

Pinger St.: Repetitorium der Kardiologie, 2. Aufl., Ecomed, 2001

Powell M., Lightman S. L. (eds.): Management of Pituitary Tumors, Churchill Livingstone, 1996.

Probst R., Iro H., Grevers G.: Hals-Nasen-Ohren-Heilkunde, Thieme, 2000

Rassner, G.: Erkrankungen durch Varizellen-Zoster-Virus; Dermatologie, Lehrbuch und Atlas, 7. Aufl., Urban & Fischer, 2002

Reinus J.F., Brandt L.J., Boley S.J.: Ischemic diseases of the bowel; Gastroenterol. Clin. North. Am., 1990, *19:* 319–343

Rhabdomyolysis: an overview. Am. J. Nurs., 2002 Feb;102(2):75, 77, 79

Roberts P.L., Veidenheimer M.C.: Current management of diverticulitis. Adv Surg., 1994, *27:* 189–208

Römer Th., Straube W.: Pschyrembel Wörterbuch Gynäkologie und Geburtshilfe, 2. Aufl., de Gruyter, 1999

Sadick N.S. et al.: Comparison of detection of varicella-zoster virus by Tzank smear, immunofluorescence with a monoclonal antibody, and virus isolation, J. Am. Acad. Dermatol. 1987. 17:64–69

Schmoeckel Ch.: Lexikon und Differentialdiagnose der klinischen Dermatologie, 2. Aufl., Thieme, 1994

Scholmerich J.: Inflammatory bowel disease; Endoscopy, 2003, *35:* 164–170

Strutz J., Mann W.: Praxis der HNO-Heilkunde, Kopf- und Halschirurgie, 1. Aufl., Thieme, 2000

The other medical causes of rhabdomyolysis. Am. J. Med., Sci., 2003 Aug; 326(2):79–88

Thom S. R.: Hyperbaric-Oxygen Therapy for Acute Carbon Monoxide Poisoning, N. Engl. J Med., Editorials, Oct. 3, 2002

Thomas: Labor und Diagnose, 5. Aufl., TH-Books, 2000

Tindall G.T., Barrow D.L.: Current managment of Pituitary Tumors, Part I, Contemp. Neurosurg., 1988, 10: 1–6

von Hintzenstern: Notarzt-Leitfaden, 3. Aufl., Urban & Fischer, 2001

Weaver L. K., Hopkins R. O., Chan K. J., Churchill S., Elliott C. G., Clemmer T. P., Orme J. F. Jr., Thomas F. O., Morris A. H.: Hyperbaric Oxygen for Acute Carbon Monoxide Poisoning, N Engl J Med., Original Articles, Oct. 3, 2002

Weeden D., Smith G.H.: Surgical experience in the management of spontaneous pneumothorax, 1972–82. Thorax, 1983, *38:* 737–743

Wong S.K., Ho Y.H., Leong A.P., Seow-Choen F.: Clinical behavior of complicated right-sided and left-sided diverticulosis; Dis. Colon. Rectum., 1997 Mar., 40(3):344–8

Yasargil M.G.: Microneurosurgery, Vol II.; Thieme, 1984, pp 58–59

Zeidler, Zacher, Hiepe (Hrsg.): Interdisziplinäre klinische Rheumatologie, 1. Aufl., Springer, 2001

Zeitoun K., Carr B.R.: Is there an increased risk of stroke associated with oral contraceptives?, Drug Safety, 1999, 20: 467–473

websites

www.gifte.de/toxogonin.htm
www.immunize.org
www.toxinfo.org/
www.vh.org
www.webmd.com

Abbildungsnachweis

Berchtold: Chirurgie, 3.A., 2000, Urban & Fischer Verlag, München – Jena: Abb. 14

Hampton, EKG leicht gemacht, 8.A., 1999, Urban & Fischer Verlag, München – Jena: Abb. 1

Houghton/Gray, EKG, 1.A., 2001, Urban & Fischer Verlag, München – Jena: Abb.5, Abb. 23

Kauffmann/Moser/Sauer: Radiologie, 2.A., 2001, Urban & Fischer Verlag, München – Jena: Abb. 4, Abb. 6/7, Abb. 13, Abb. 18/19

Kremer/Dobrinski: Sonographische Diagnostik, 4.A., 1993, Urban & Schwarzenberg Verlag, München: Abb. 24

Lassere/Blohm: KLB Radiologie, 3.A., 2003, Urban & Fischer Verlag, München – Jena: Abb. 8, Abb. 10, Abb. 21, Abb. 25

Rössler/Rüther, Orthopädie, 18.A., 2000, Urban & Fischer Verlag, München – Jena: Abb. 9, Abb. 11, Abb. 12, Abb. 16, Abb. 20

Schirmer: Neurochirurgie, 9.A., 1998, Urban & Schwarzenberg Verlag, München: Abb. 15

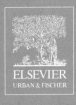
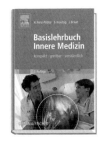

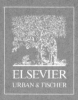
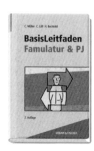